中高年のための

きみまろ式 笑ドリル

綾小路きみまろ

医学監修／内野勝行 脳神経内科医

SHUFUNOTOMOSHA

Introduction

はじめに

哀愁に満ちた中高年こそ今日も笑って頭を使おう

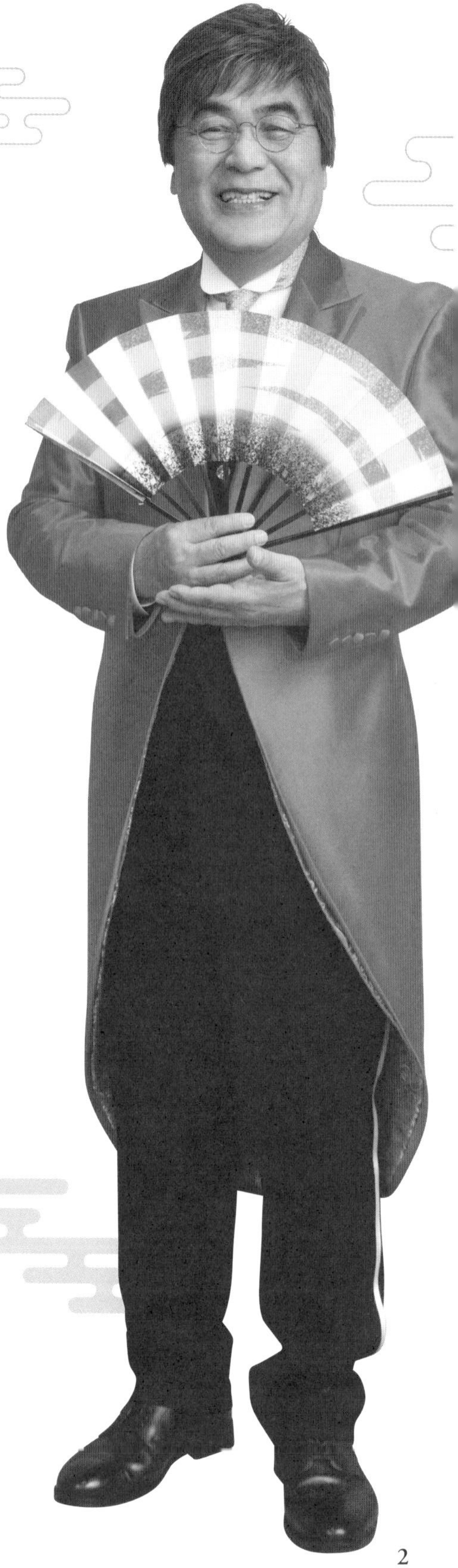

私、73歳になりました。立派な中高年でございます。日に日に忘却力がついてくるので、ネタをたたき込むのに頭を古回転《フル》させながら、全国を飛び回って爆笑ライブをお届けしています。それはもう、涙ぐましい努力をしているのでございます。

お笑い番組は人気だけど中高年が笑える場所は意外に少ない

私のライブにはいつも、たくさんのお客さまが来てくださいます。「今日は1000人入ってます」「今日の会場は1500人完売です」とまあ、来るわ来るわ。なぜ皆さん来てくださるのかなと考えるんですが、実はふだんあまり笑う機会がないんじゃないか。それで、きみまろで笑ってやるかと私を思い出してくださる。中高年が笑える場所は、意外に少ないのです。若者のお笑いは「何がおもしろいの?」とキョトンとしていらっしゃいます。

でも皆さん、本当はもっと笑いたいんですよね。

私のライブで客席の前のほうに座ったお客さまなんか、「奥さま、今日はよくお出かけになりましたね、そんなお顔で」なんて言われて大喜びなさっています。これ、若い芸人さんが言ったらムッとされると思うんですけど、なにしろこちらも古希を過ぎていますからね。年をとって、お客さまをいじるのがラクになりました。

ただ最近は悩みもありまして。お客さまに若いかたが増えているんです。先日は、いじられ確定の前席2列が20代と30代のお客さままで埋まっていました。どこかでチケット拾ったんでしょうかね……。

哀愁に満ちた中高年の暮らしを頭を使って笑いに変える

私のネタに「あれから40年、冷めたごはんに冷めた妻。温かいのは便座だけ」というのがあります。なんで布団やお風呂じゃなくて便座なんですか?と聞かれるんですが、便座には哀愁があるからいいのです。

男性は思い当たるはずですが、便座に座るのは一日に一回なんです。下痢してたら別ですけど。そのたった一回の数分だけが、ホッとできる温かい時間。でも便座に座る姿は実に情けない。背広なんか着てると特に。その哀愁が笑いにつながるわけです。

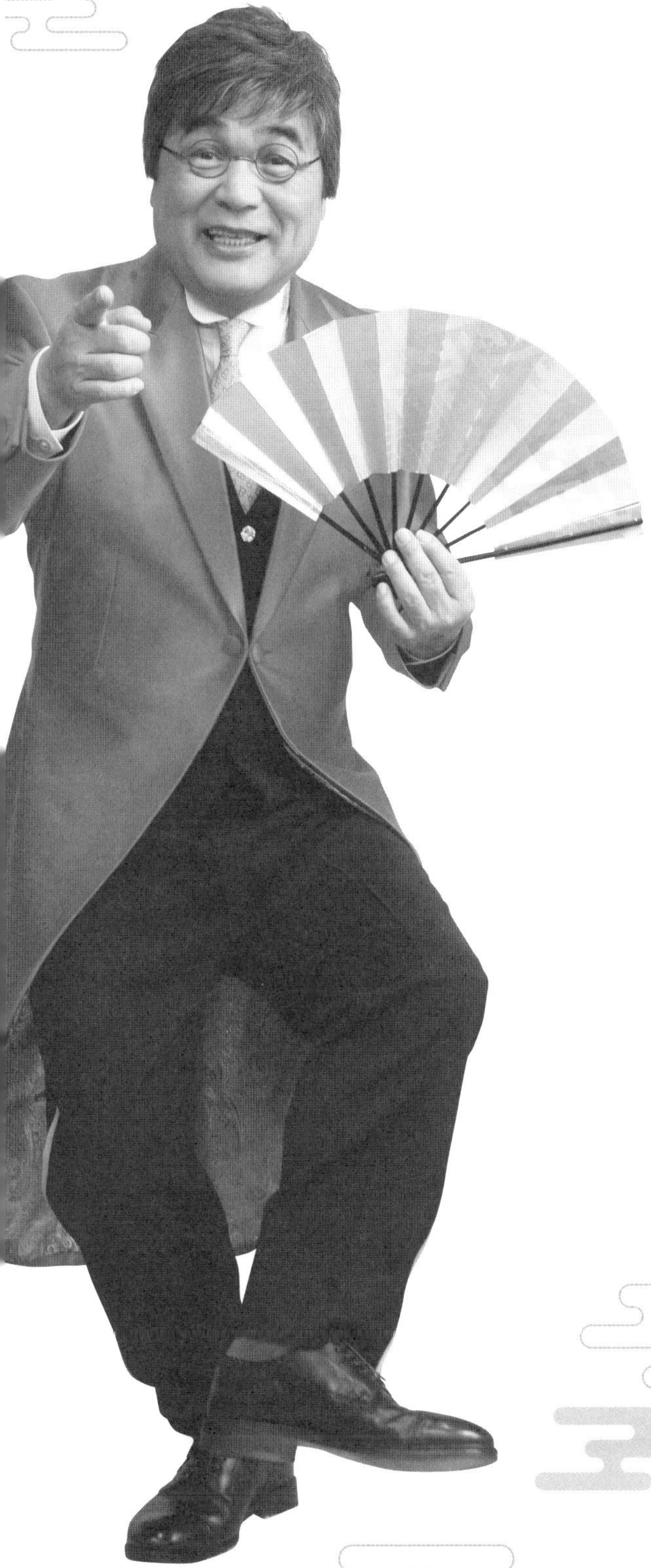

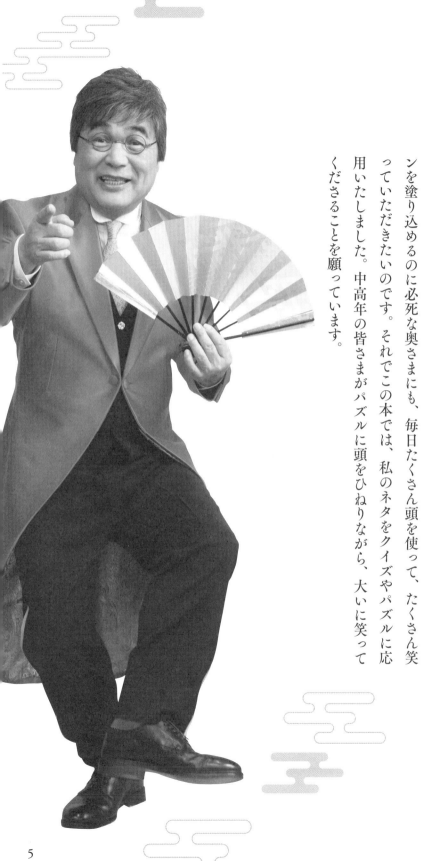

中高年の生活にはたくさん笑いの種があります。できなくなった、カッコ悪いことをどう笑い飛ばすか。私は自分の変化をネタにしようと、いつも頭を使っております。おかげで、だいぶ髪の毛が寂しくなりました。

定年になって毎日ボーッと過ごしていらっしゃるご主人や、ファンデーションを塗り込めるのに必死な奥さまにも、毎日たくさん頭を使っていただきたいのです。それでこの本では、私のネタをクイズやパズルに応用いたしました。中高年の皆さまがパズルに頭をひねりながら、大いに笑ってくださることを願っています。

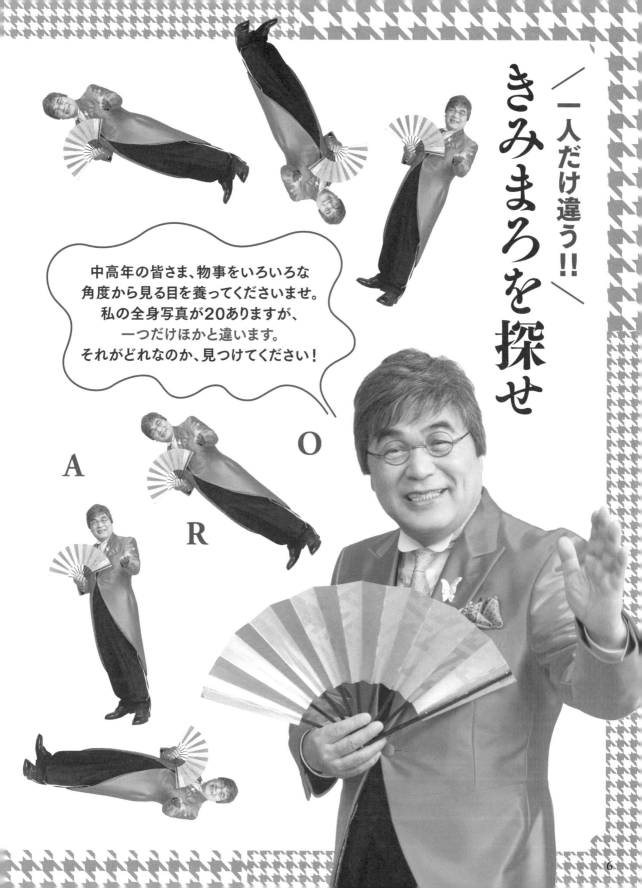

一人だけ違う!! きみまろを探せ

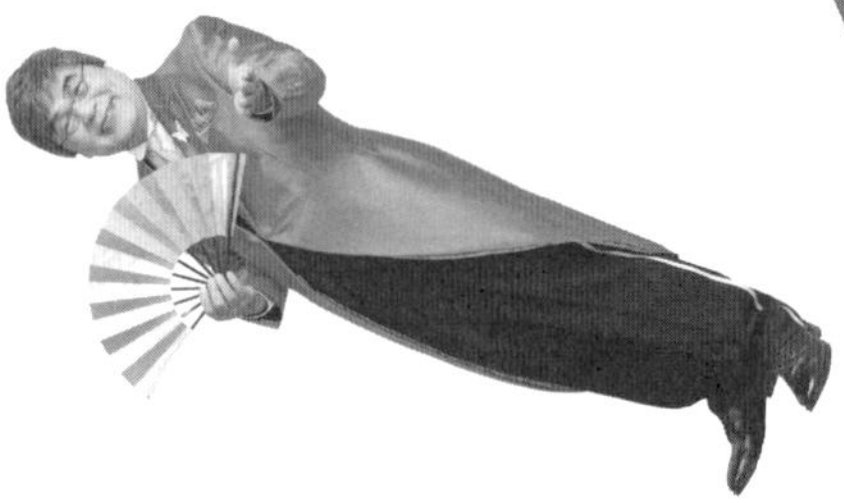

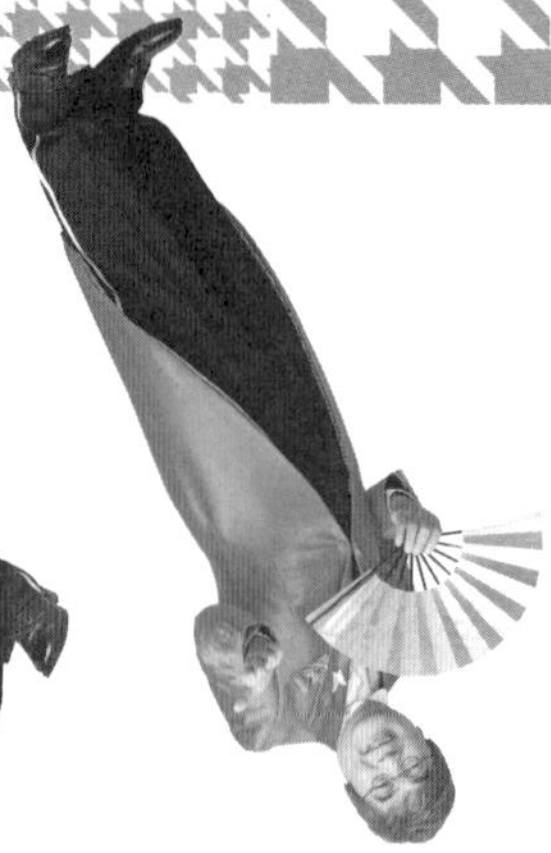

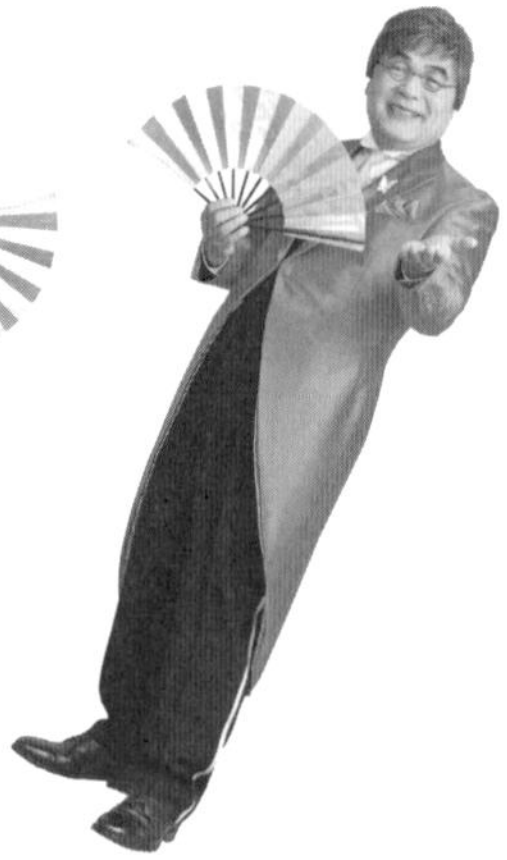

中高年の皆さま、物事をいろいろな
角度から見る目を養ってくださいませ。
私の全身写真が20ありますが、
一つだけほかと違います。
それがどれなのか、見つけてください！

O

A

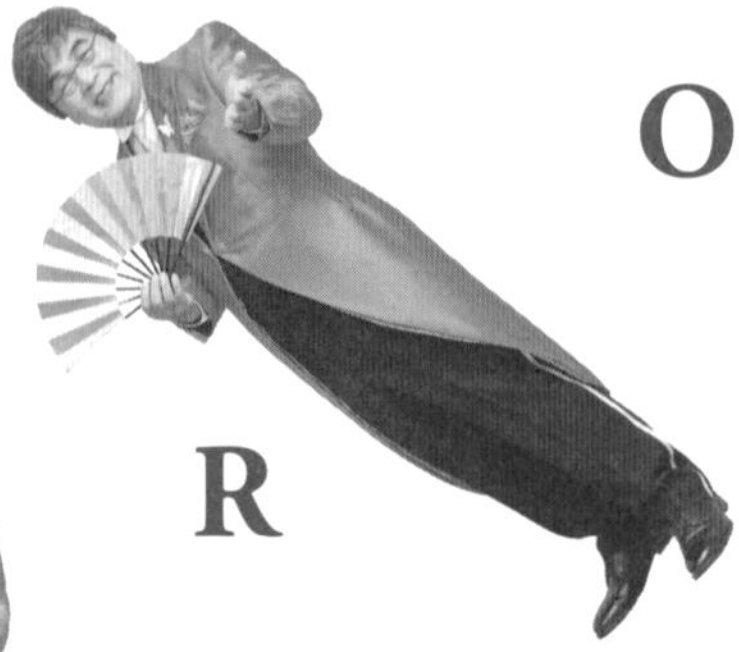

R

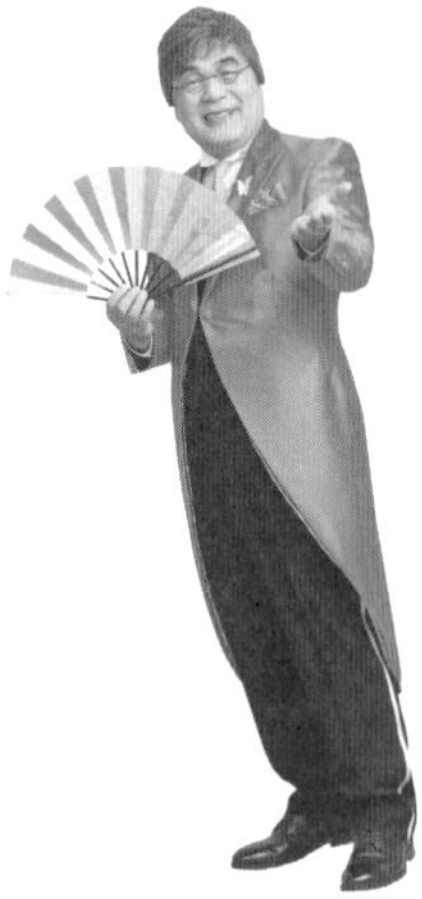

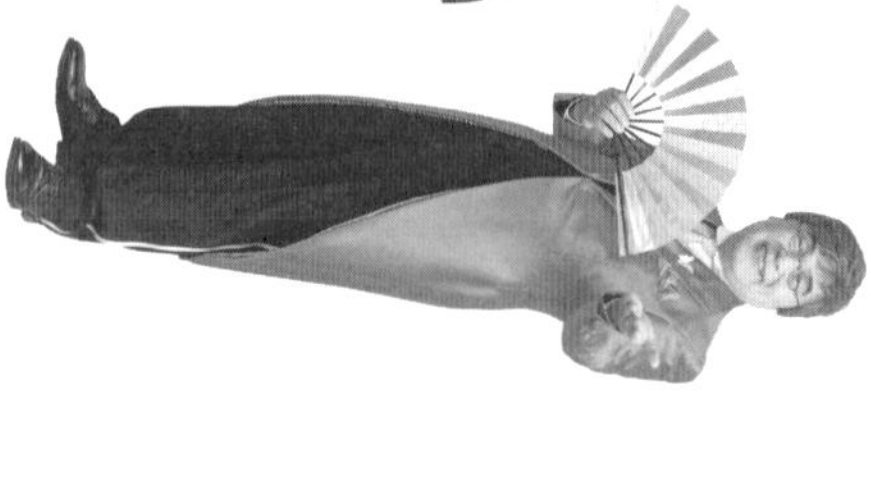

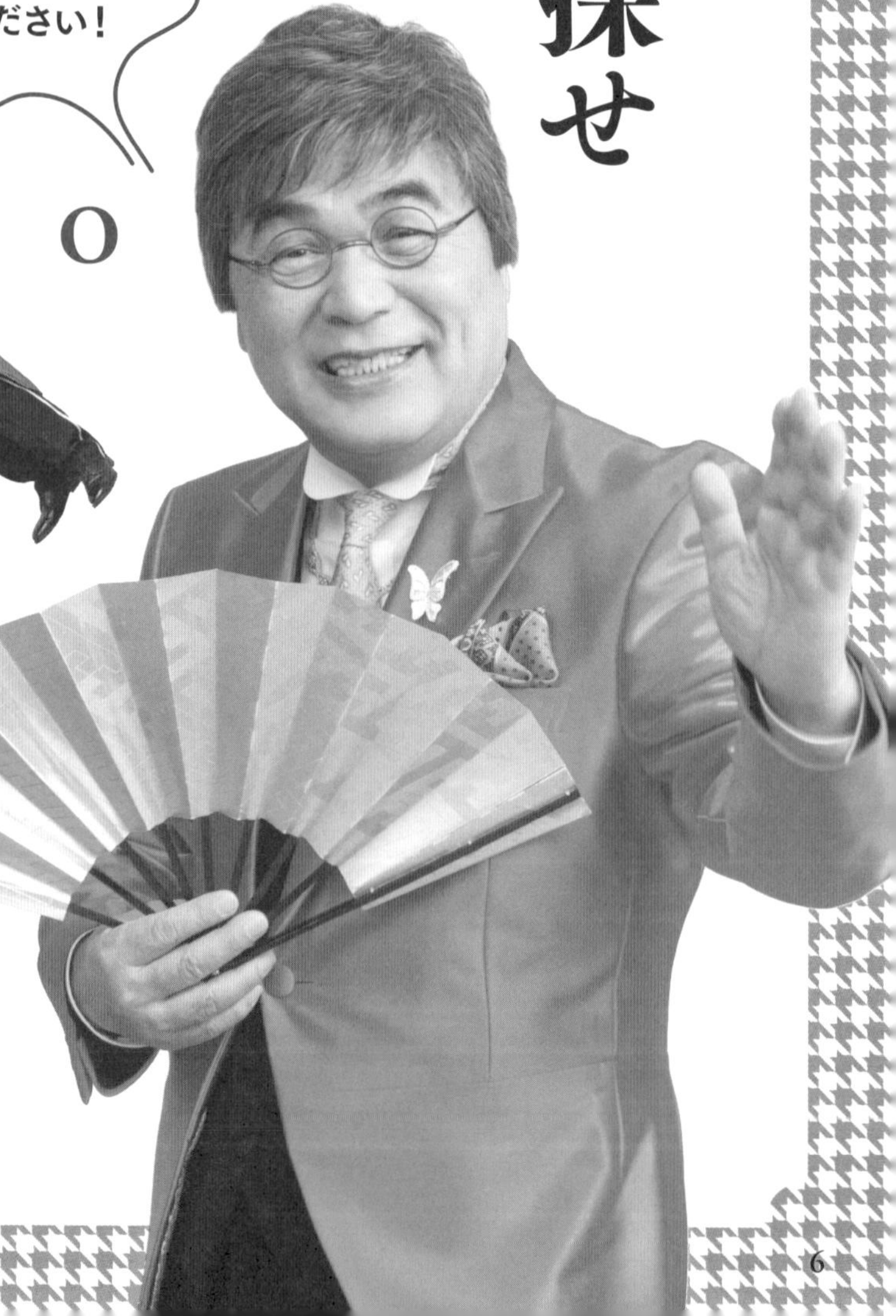

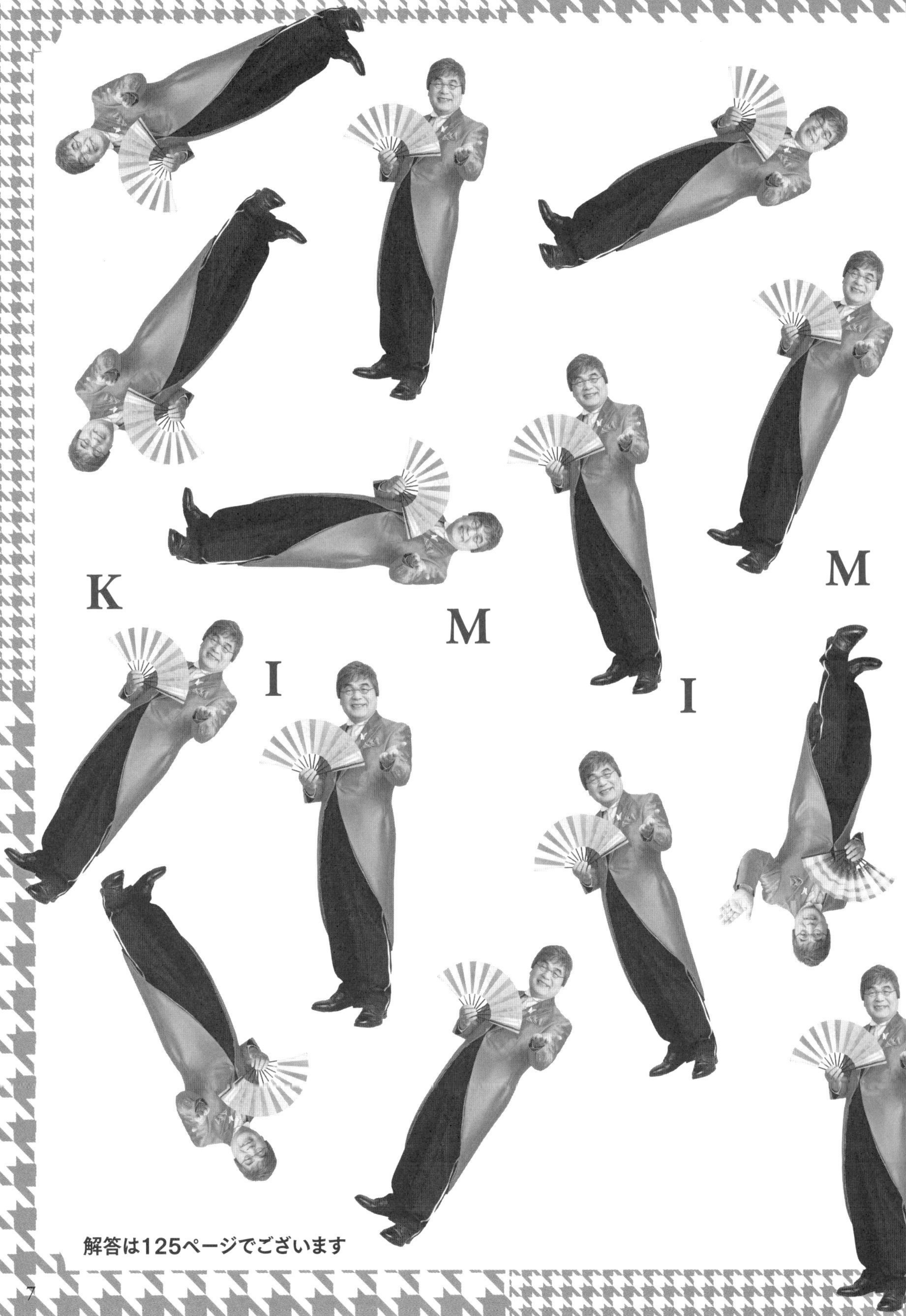

解答は125ページでございます

きみまろ式
一日一笑
Lesson
1

夫婦の会話が減るのは幸せの証し

昔ベタベタ、今ベツベツ。
いないと困るが、いたらじゃま

きみまろ式転換

言葉のない関係になるのが、
理想の夫婦の姿

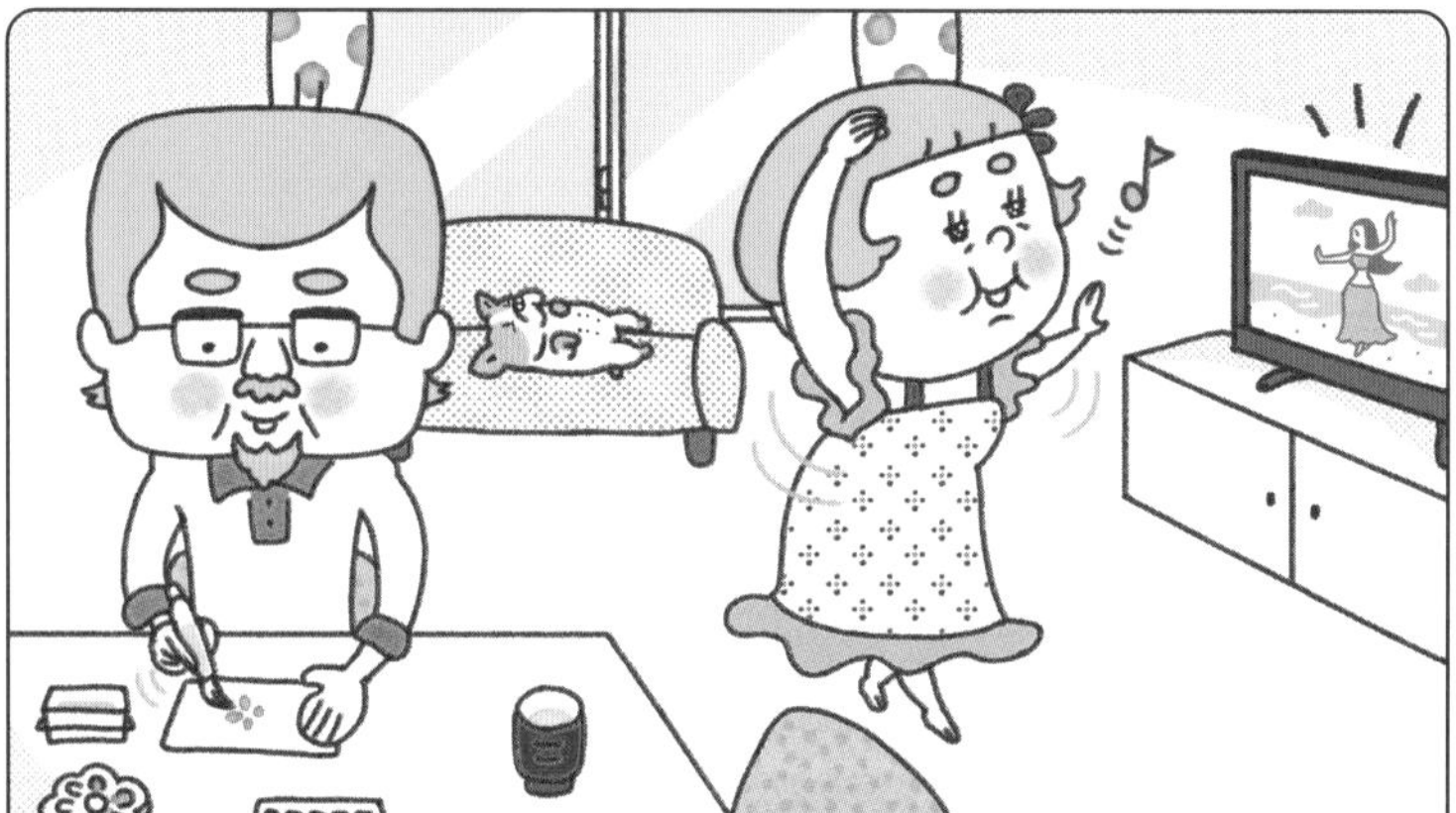

会話がないから
もめ事も起こらないのです

皆さまお元気ですか？　漫談界の大谷翔平、綾小路きみまろです。え？　大谷翔平とは似ても似つかないじゃないの、って？

そうはおっしゃいますけどね、若いころはこれでけっこういい男だったんですよ。奥さまだってご主人のこと、昔は「ステキ♡」と思ってらしたでしょ？　それがまあ、ねえ……。ダーリンと呼んでた夫、今ダラリン。出かけりゃ心配、帰ってきてガッカリ。ご主人だって思っています。ときめいた妻のにおいに今めまい。

連れ合いなんて、10年もすればつれないになるんです。でも、それこそが夫婦のあるべき姿。夫婦がうまくいくコツは、あまりしゃべらないことなのでございます。

あれ、それ、で事足りる。「あれ何だっけ」「それよ」なんて。「ウソ？」「ホント！」「信じられない！」で一日が終わっていく。最短距離の会話で通じるから、もめ事も起こらない。会話がないのは幸せな証拠なのです。

夫婦は上から読んでも下から読んでも「ふうふ」です。だから上下関係はありません。お互いに支え・支えられている。老いが進んだら、おーい、おーいと言い合って、いつ終わるとも知れない命を後生大事にかかえながら、末永く幸せに暮らしてください。

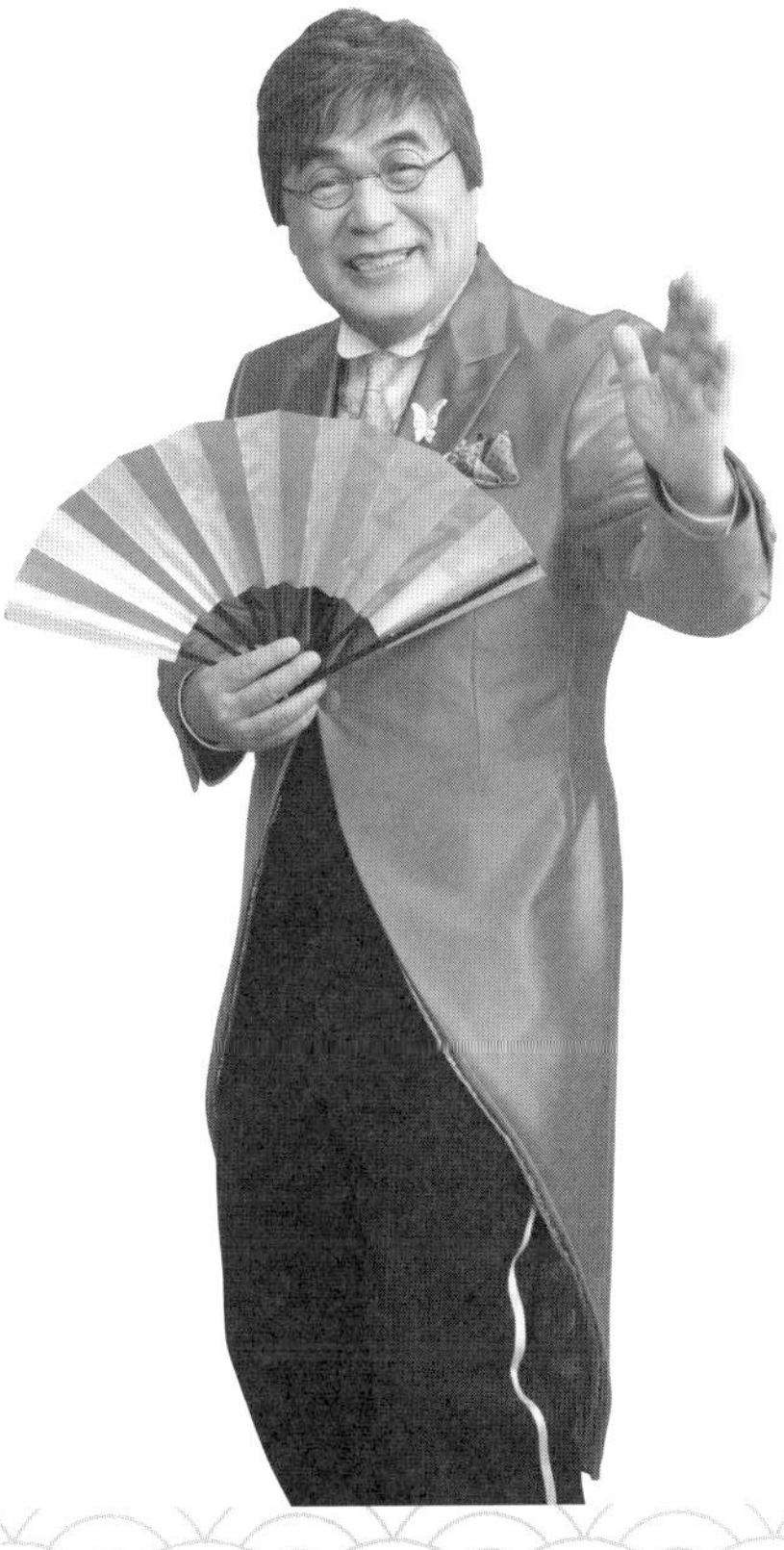

きみまろ式
一日一笑
Lesson 2

人生は変わっていくからおもしろい

昔は食べたくなるほど
かわいかった。ああ、あのとき
食べちゃえばよかった

きみまろ式転換

変化が大きいほど、
笑いも大きくなる

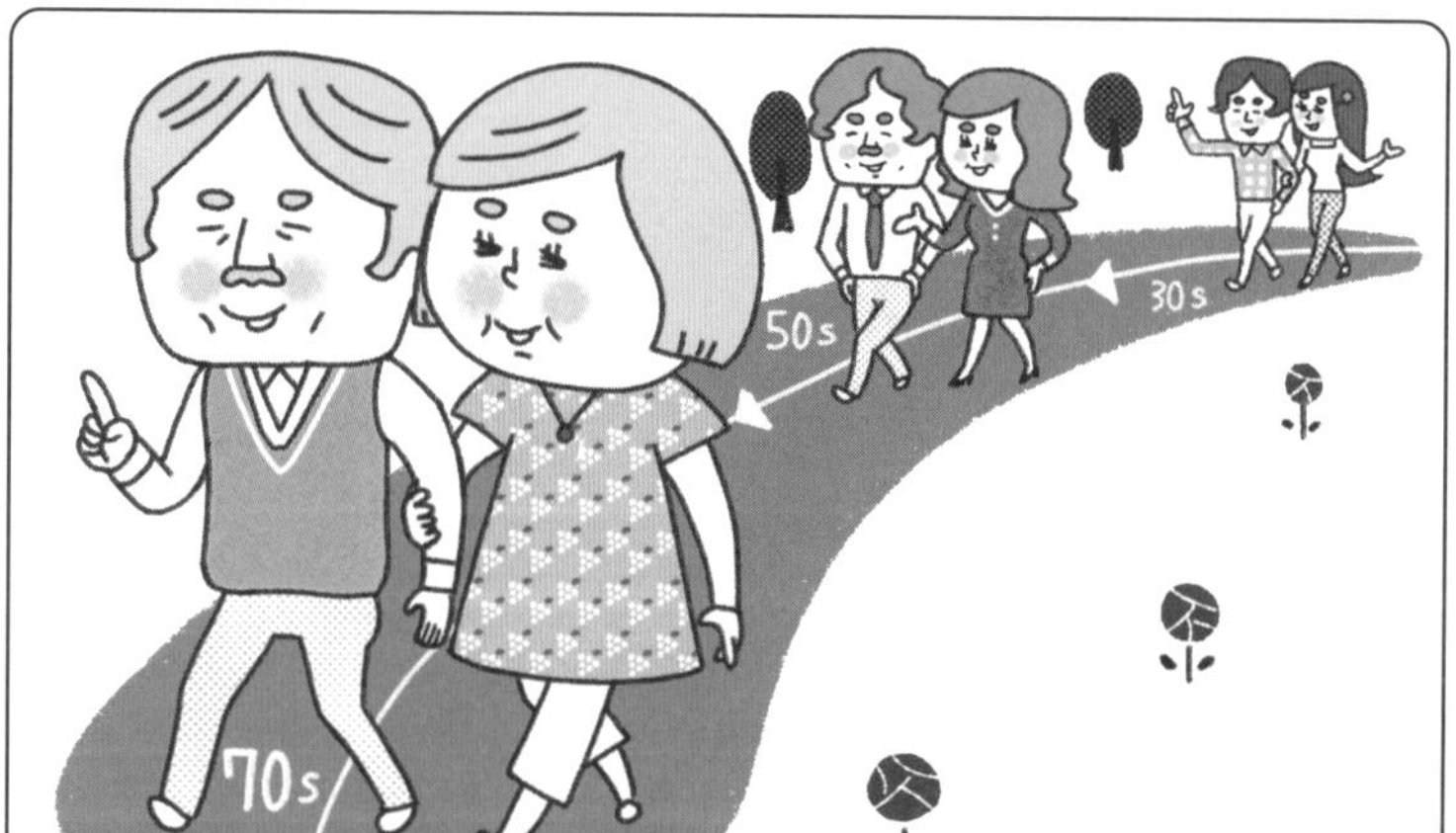

若者には決して味わえない変化を楽しめるのです

奥さま、毎朝鏡を見てため息をついていらっしゃいませんか？　なんだかシワが増えた、顔がふっくらしたみたい、これはまさかシミ？　年月は誰にでも平等に過ぎるもので、ため息をついているのは奥さまだけではありません。

人間、年を重ねれば否応なく容姿は衰えます。必死に努力したって、あらがいきれるものじゃありません。イケメンと呼ばれたご主人は今や残念十人並み。そちらの奥さま、おなかにかかえていらっしゃるのは鏡餅ですか？

容姿を笑いものにするなと叱られそうですが、変化は嘆くより笑ったほうがいいんです。目尻もおっぱいも下がって、よだれやら鼻水やら、体じゅうの穴という穴がゆるむ。ついでに心もゆるませてやれば、余裕が生まれて笑いにつながります。シミはブローチ、たるみはネックレス。高いお金を出してアクセサリーを買う必要がありません。

昔はよかったといいますが、若いころはエネルギーにまかせて一直線に歩いていただけなんです。だけど、寄り道があるほうがおもしろいじゃないですか。湯ぶねにつかると、ふんわりゆるんで脱力しますよね。あの脱力感が最高。シャワーでサッとすませちゃう若者が知らない至福の時間を、中高年は楽しめるのです。

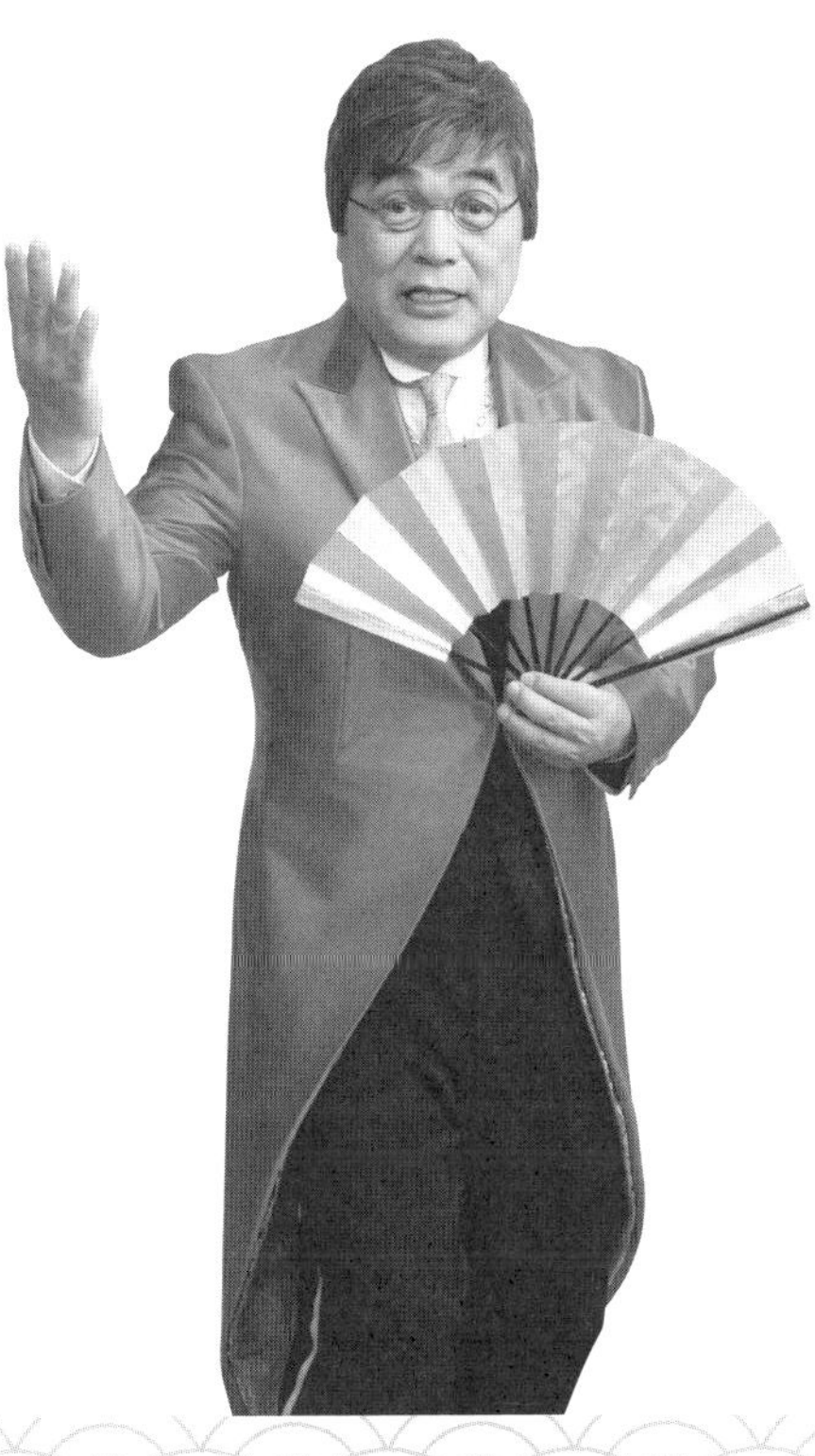

きみまろ式
一日一笑
Lesson 3

健康は命より大切にするべし！

健康器具を買い求め、
3日がんばり2日寝込む。
やせると信じた補正下着で
みみず腫れ

きみまろ式転換

食べて寝てさえできれば
元気で過ごせる

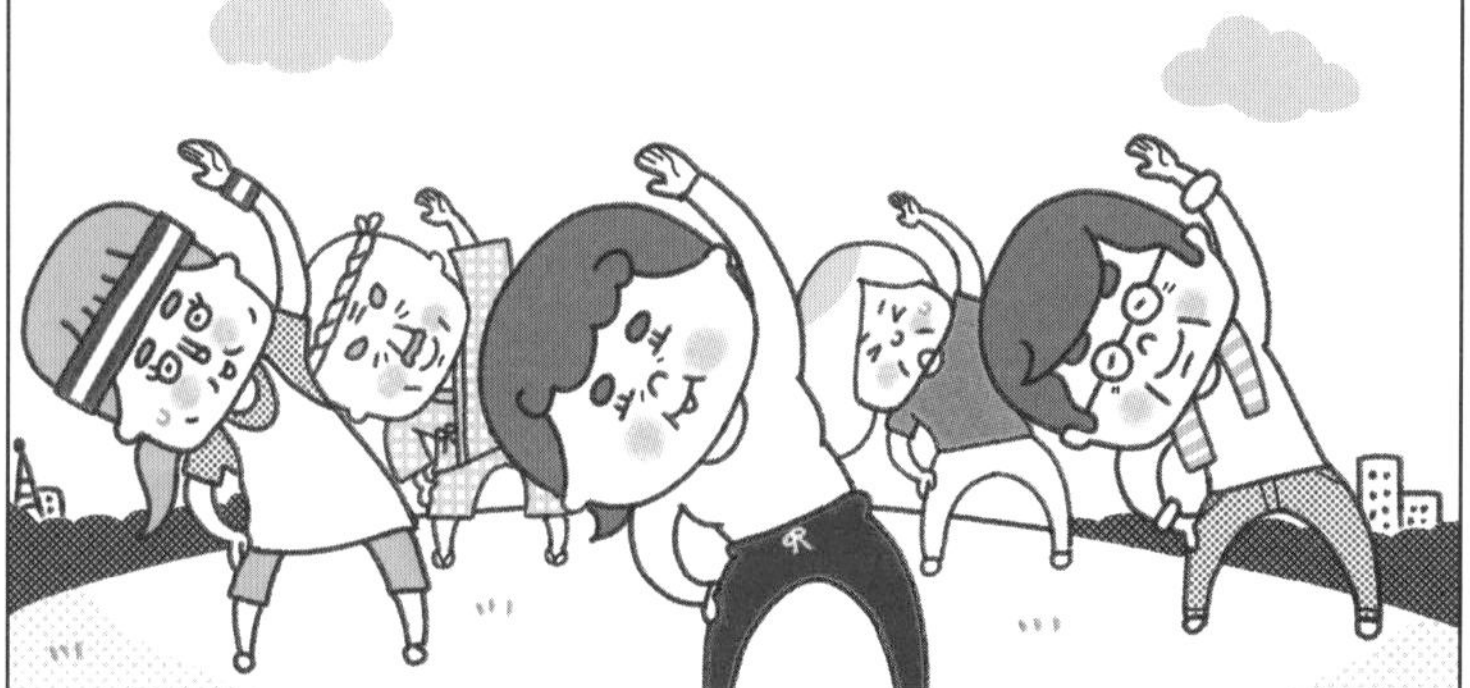

中高年は健康さえあれば笑って生きられるのです

物忘れがひどくなってきたので、いつもノートとペンを持ち歩いています。なんでもメモして忘れないようにしようと思って。ところが最近は、メモしたことすら忘れてしまうのでございます。困ったことです。

聞くところによれば、人間が最後まで忘れないのは食べることと寝ることなんだそうです。食べる・寝るさえできていれば、まだまだ元気でいられる。90歳を超えてなお、テレビで闊達《かったつ》なおしゃべりを披露している黒柳徹子さんを見習いたいと思います。

おいしく食べてぐっすり寝るためには、やっぱり健康でなくちゃいけません。中高年は体重が増えて体力が落ちる。私も片足で立てなくなって、壁ドンしないとパンツもはけなくなりましたが、なるべく鍛えようと思ってジム通いをしています。周囲の中高年もいろいろやっていらっしゃいますよ。毎日○千歩歩くとか、ラジオ体操とか。

体の調子がいいとよく笑える。笑えるのは健康な証拠です。鼻なんか低くていいのです、息ができれば。尻は大きくていいのです、座布団がいらない。健康だけは心がけましょう。筋トレもダイエットも、その心意気やよし。健康は命より大切なんですから。

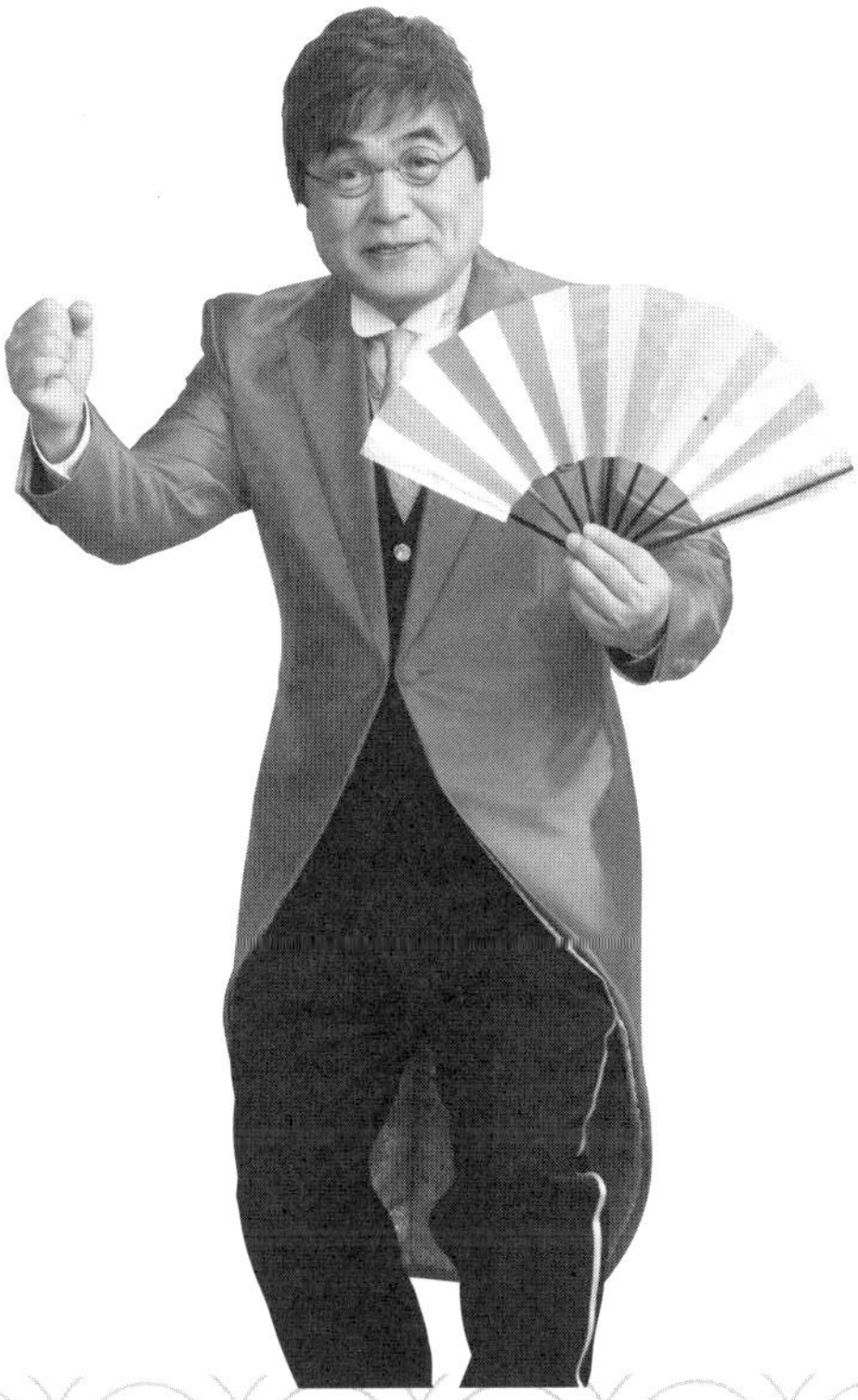

きみまろ式
一日一笑
Lesson 4

孤独は一人を楽しむ大チャンス

流木集めて仏像彫り。ガラクタは、最後は誰かがなんとかしてくれる

きみまろ式転換

自分の世界にとことん没頭してみよう

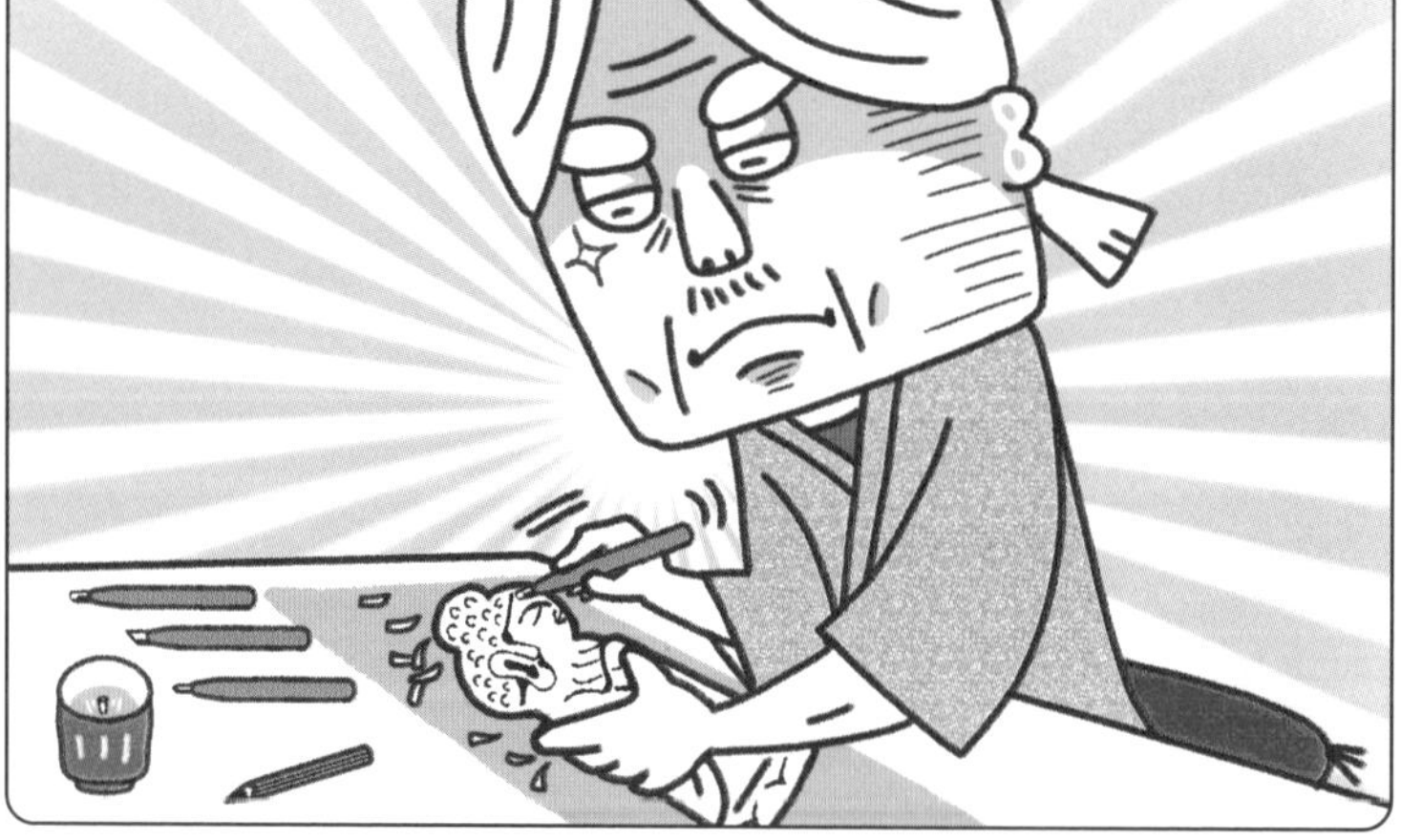

終活なんて気にしないで好きに生きればいいのです

男って悲しい生き物です。働いても働いても、妻にかけてもらえるのは温かい言葉じゃなくて生命保険。自宅でくつろげばじゃま者扱い。おや、「定年後も亭主元気で留守がいい」と奥さまのつぶやきが。

仕事一筋できた男性に限らず、年を重ねると孤独を感じるかたが多いようです。親しい人が一人二人と亡くなっていく。近づくとなぜか女房（旦那）は離れていく……。

よろしいのです。そういう年齢になられたのです。孤独は一人を楽しむチャンスだと思って、ご自分の世界を築きましょう。

私の知り合いに、流木を集めている人がいました。水や天日にさらされ、そがれ、自分のところにたどり着いた流木。そこにドラマを感じて、拾った流木に仏像を彫るんですって。そのよさ、他人にはわかりません。でも、自分が楽しければいいじゃないですか。

実は私も骨董《こっとう》を集めています。女房には「どうすんのこれ？」と叱られますが、楽しいんだからいいの。現世で持っているものは全部、骨董もカツラも預かり物です。死んだらすべて天にお返しする。誰かがなんとかしてくれるから、「終活だ」なんて頑張らず、好きなようにモノ集めをするつもりです。

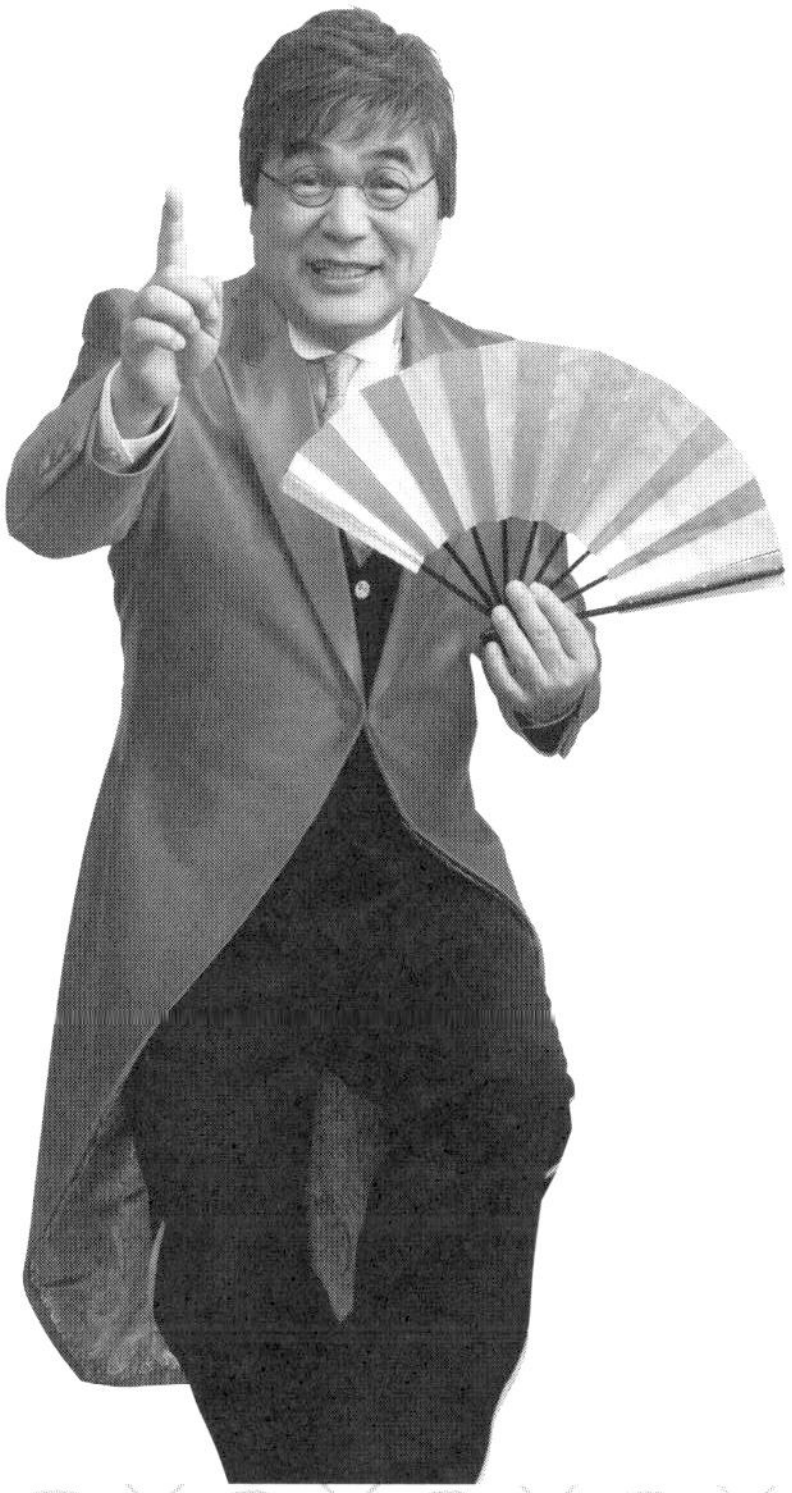

きみまろ式
一日一笑
Lesson 5

今日と明日のことだけを考える

「いつ死んでもいい」
と言いながら
そんなお顔で今日も生きてる

きみまろ式転換

人生は一笑懸命の積み重ね

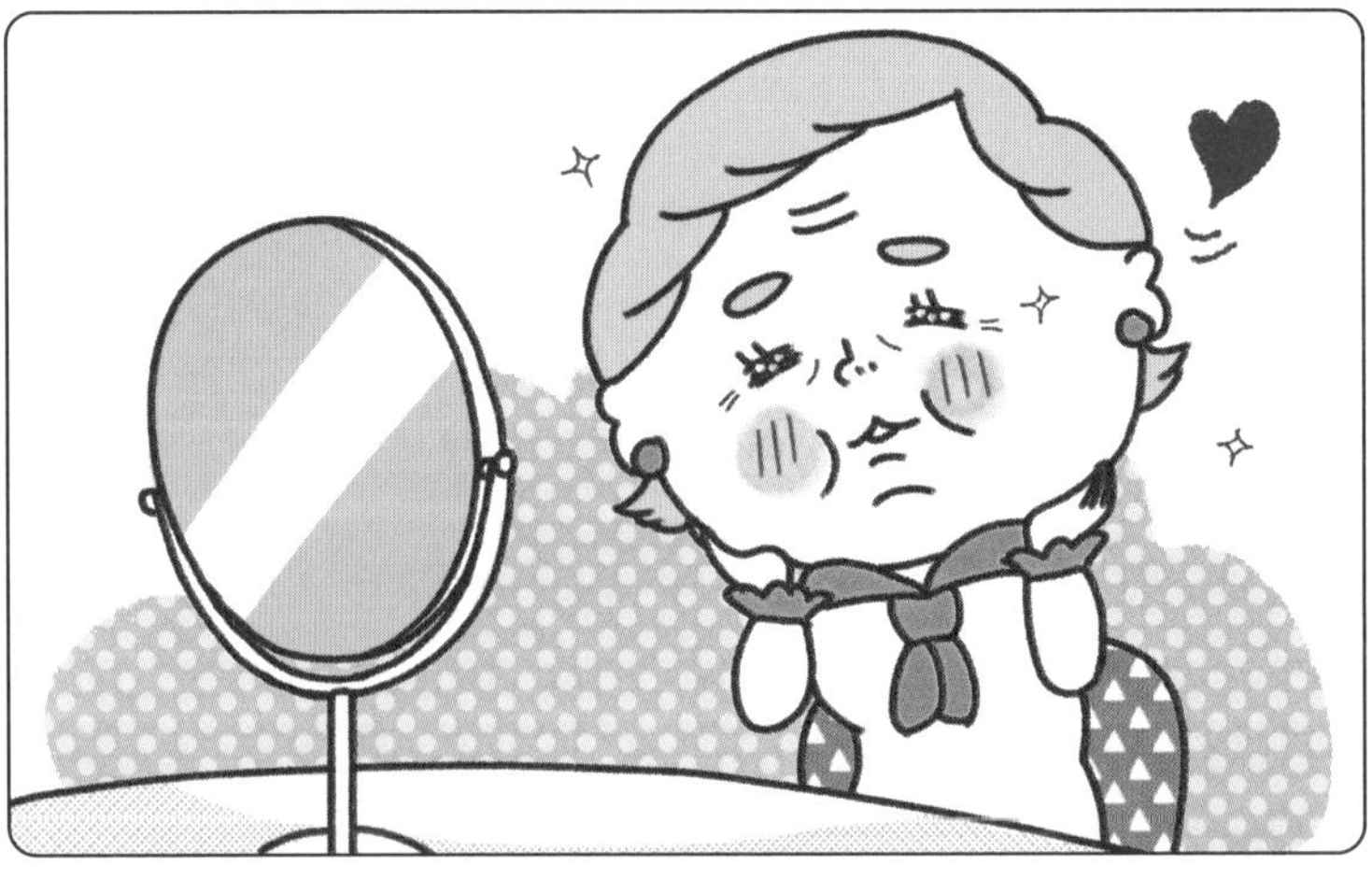

笑っていても怒っていても1時間は1時間なのです

インスタばえはどんな蠅《はえ》？　年齢隠さず顔隠せ。売れたらビル建つ売れなきゃ腹立つ——。

私はこんなふうに毎日、くだらないことばかり考えて生きております。たまに自分の言ったことにプッと噴き出して、そうすると「これはネタで使えるぞ！」とうれしくなって、タヌキのポンポコ踊りをいたします。

きみまろは悩みがなさそうでいいなあ、ですって？　いえいえ、私にだって人には言わない悩みがいろいろとございますよ。でも、そういうことをジーッと考えて下を向いていたくはないのです。とにかく明るく生きていたいじゃないですか。笑っていてもしかめっ面《つら》をしていても、1時間は1時間。だったら楽しいほうがいいでしょう？

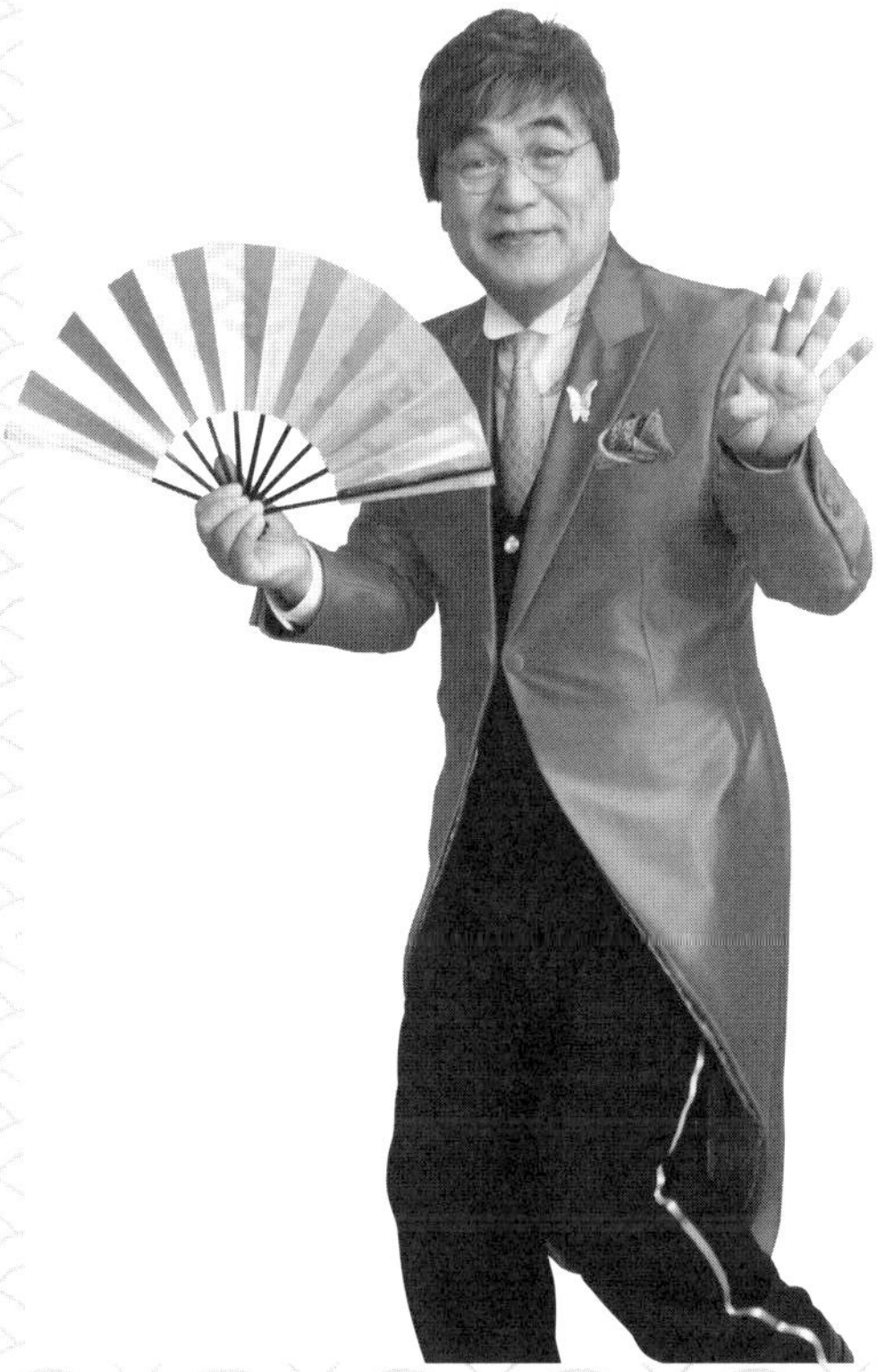

先のことまでクヨクヨ考えたってしかたがありません。私のネタに「あの世というのは、どうもいいところらしいなあ。戻ってきた人が誰もいないんだから」というのがありますが、このくらい達観して生きるのがいいんじゃないでしょうか。

私は、今日と明日のことだけ考えています。あさってはもう、この世にいないかもしれない。だから今日と明日を笑って過ごせるように、一笑懸命に生きております。

Contents

◉目次

2 はじめに *Introduction*

6 きみまろを探せ

きみまろ式 一日一笑レッスン

8 ①夫婦の会話が減るのは幸せの証し

10 ②人生は変わっていくからおもしろい

12 ③健康は命より大切にするべし!

14 ④孤独は一人を楽しむ大チャンス

16 ⑤今日と明日のことだけを考える

20 中高年の不安を不安のままにしない。きみまろ式の笑い+脳トレで元気になろう!

脳神経内科医 内野勝行

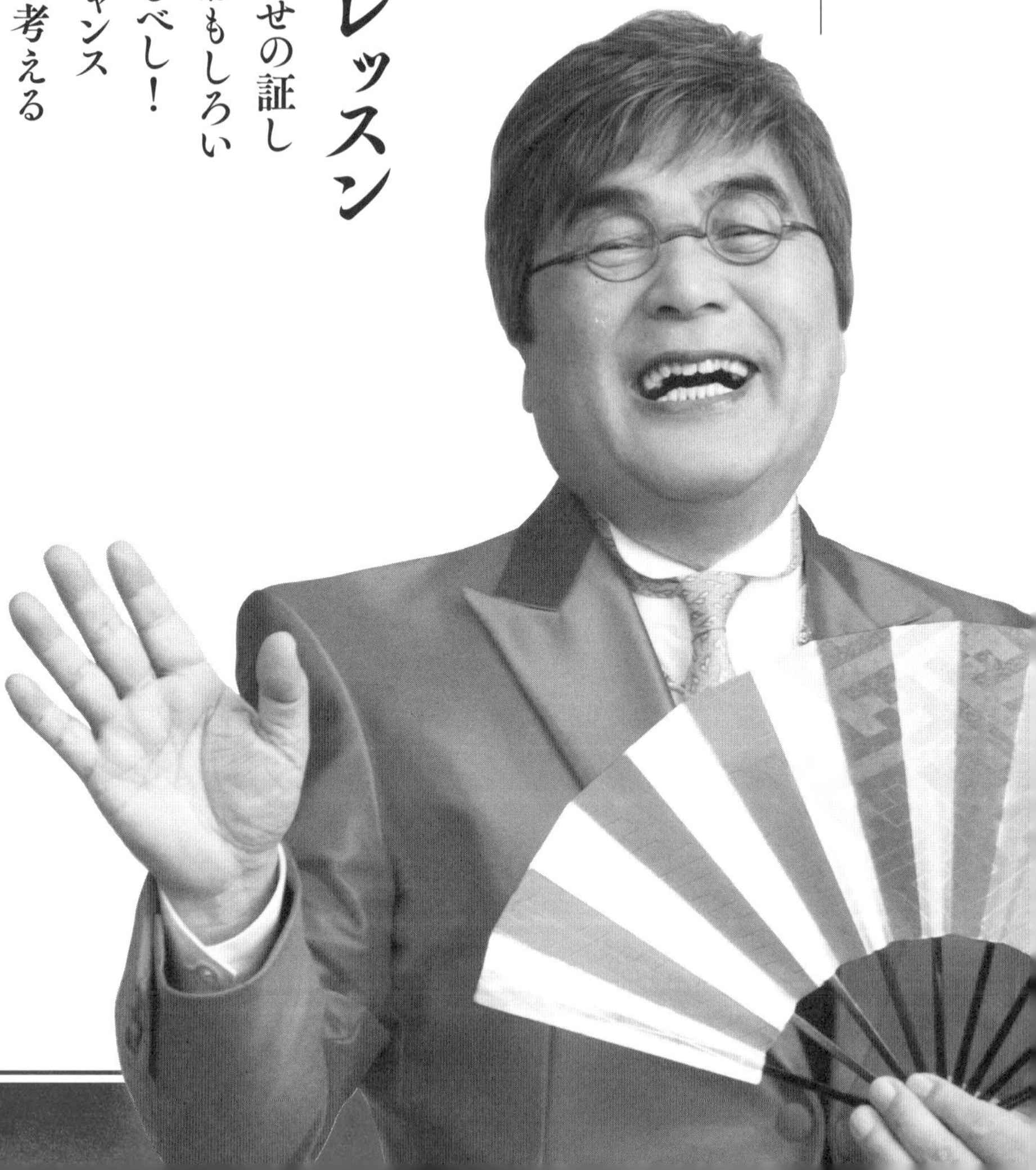

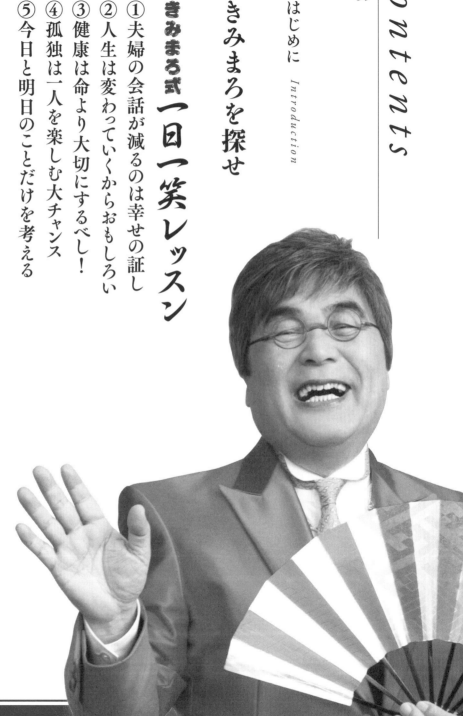

この本の使い方 23

笑ドリル

01 言語能力――ものは言いようなのです 24
コラム　きみまろ式健康法① 55
02 記憶力――いいことだけ覚えておきましょう 56
コラム　きみまろ式健康法② 85
03 集中力――夢中になるのが若さの秘訣なのです 86
コラム　きみまろ式健康法③ 115

おまけ問題　スペシャル点つなぎ 116
笑ドリル解答 118
おわりに　Epilogue 126

中高年の不安を不安のままにしない。きみまろ式の笑い＋脳トレで元気になろう！

Doctor

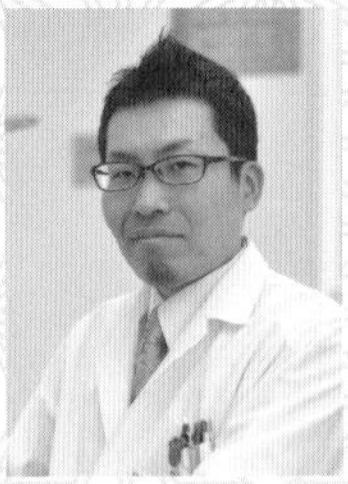

脳神経内科医　金町駅前脳神経内科
監修　内野勝行
金町駅前脳神経内科院長。厚生労働省認定認知症サポート医。主な著書に『記憶力アップ×集中力アップ×認知症予防1日1杯脳のおそうじスープ』（アスコム）など。

脳神経の専門医である内野先生は、
「きみまろさんが中高年にウケる理由がわかる気がします」とおっしゃいます。
きみまろ式の笑いにパズルなどの脳を使う活動を組み合わせることで、
脳が活性化して体も元気になる理由を解き明かしてもらいました。

笑うことを忘れると心身の不調が増す

生きていると時にはイヤなこと、つらいこと、腹の立つことに直面します。誰にでも思い出したくないような記憶があるはずですが、忘れてしまいたい記憶ほど、いつまでもしつこく忘れられないと思いませんか？　きみまろさんの「あれから40年」ではないですが、昔を思い出してみてください。スイートな恋愛よりも苦い失恋の記憶のほうが、深く心に残っているのではないでしょうか。実は人間の脳は、ネガティブな感情をより強く記憶するようにできているのです。

でもネガティブが居座っていると、ドパミンやセロトニン、アドレナリンなどの快楽ホルモンが脳から出にくくなり、脳の活性が弱まります。年齢を重ねてネガティブが蓄積されるほどに、脳の機能が落ちて感情の起伏が減り、うつや認知症が疑われるような様子にもなりがちなのです。

そういう状態に風穴を開けてくれるのが、笑いです。笑いは快楽ホルモンの分泌を助け、脳の深い部分を活性化します。すると脳の血流が上がって認知機能が高まる。免疫力がアップし、動脈硬化の予防にもなります。笑っているときは腹式呼吸になるから、おなかの筋肉がしっかり動いて体じゅうに酸素が行き渡る。いいことずくめです。

私は診察室を訪れた患者さんとやりとりしながら、たびたびジョークを飛ばします。そこで「ワハハッ」「ウフフ」と笑えたら、診察は終わりです

……というのは半分冗談ですが、実際、症状の重い人ほど笑えません。笑える人は総じて軽症だし、治るのも早い。これは、脳神経内科医として多くの患者さんに接してきた私の実感です。

ネガティブな感情がもたらすストレスは、人間の行動力の源でもあります。若くてエネルギーが満ちているときは、反骨心で動くのも悪くありません。でも、中高年といわれる年齢になったら、ストレスは負の影響のほうが大きい。好きなこと、楽しいことで脳を喜ばせてあげたほうがいい

ドパミン　脳内に分泌される神経伝達物質で、やる気を出したり、意欲をアップさせたりする働きを持つ。
セロトニン　脳内に分泌される神経伝達物質。幸せホルモンと呼ばれ、心身の安定や幸福をもたらす。
アドレナリン　ホルモンの一種で、集中力や注意力を高める働きを持つ。

のです。

きみまろ式の笑いには薬を飲むような効果が!?

そうはいっても、実際にはシニア世代の日常はなかなか厳しいものです。体はあちこち痛むし夫婦の会話は途切れがち。愛しい子どもたちは巣立ち、介護の負担がのしかかる。年金だって心もとない。ストレスだらけ、不安だらけです。

そういう不安を不安のままにせず、笑いにしてくれたのが綾小路きみまろさんです。ネガティブな事柄を笑い飛ばすことで、脳にはある種の安心感が芽生えます。これは医療的な笑いといってもいい。

年だからしかたがない、無理だとあきらめず、今の自分を愛おしんで笑って生きましょうよ。きみまろさんの漫談には、そんな思いが込められているように感じます。まさに中高年の星ではありませんか!

脳を活性化するには、二つ以上のことを同時に行うマルチタスクもおすすめです。段取りを考えながら体を動かす料理なんか、とてもいいですね。中高年男性も「男子厨房《ちゅうぼう》に入らず」なんて古くさいことを言っていないで、どしどし料理に挑戦してください。

マルチタスクをとり入れれば、笑いの効果だってもっと高まります。ごはんは笑いながら食べたほうがいい。フルコースのフランス料理を黙って一人で食べるより、カップラーメンを家族で談笑しながら食べるほうが、脳にはいい刺激になります。この本は笑いながらまちがい探し、笑いながらクロスワードパズルというように、笑いと脳トレを組み合わせていますが、これも脳の活性化にとても効果的だと思います。

脳は使わなければ怠けぐせがつきます。だから新しいことや知らないことにチャレンジして、常にいいあんばいにエンジンをかけておくことが大切なのです。やることがなくてボンヤリしていると、認知症のリスクも高まりますからね。

さあ皆さん、中高年こそ大いに笑おうではありませんか。笑いながらたくさん頭を使って、心と体をグイッと若返らせましょう!

How to use

この本の使い方

この本は中高年の皆さまが明るく笑って生きるための本です。どこから読んでもけっこうですが、まずは「きみまろ式一日一笑レッスン」を読むのがおすすめです。悩み多き毎日がガラリと変わる、きみまろ式の発想転換法をお伝えしています。

それから「笑ドリル」で脳に刺激を与えてくださいませ。私のネタをもとに作ったドリル、解いて頭ハッキリ、ネタで気持ちスッキリ、心身ともに元気になれます！

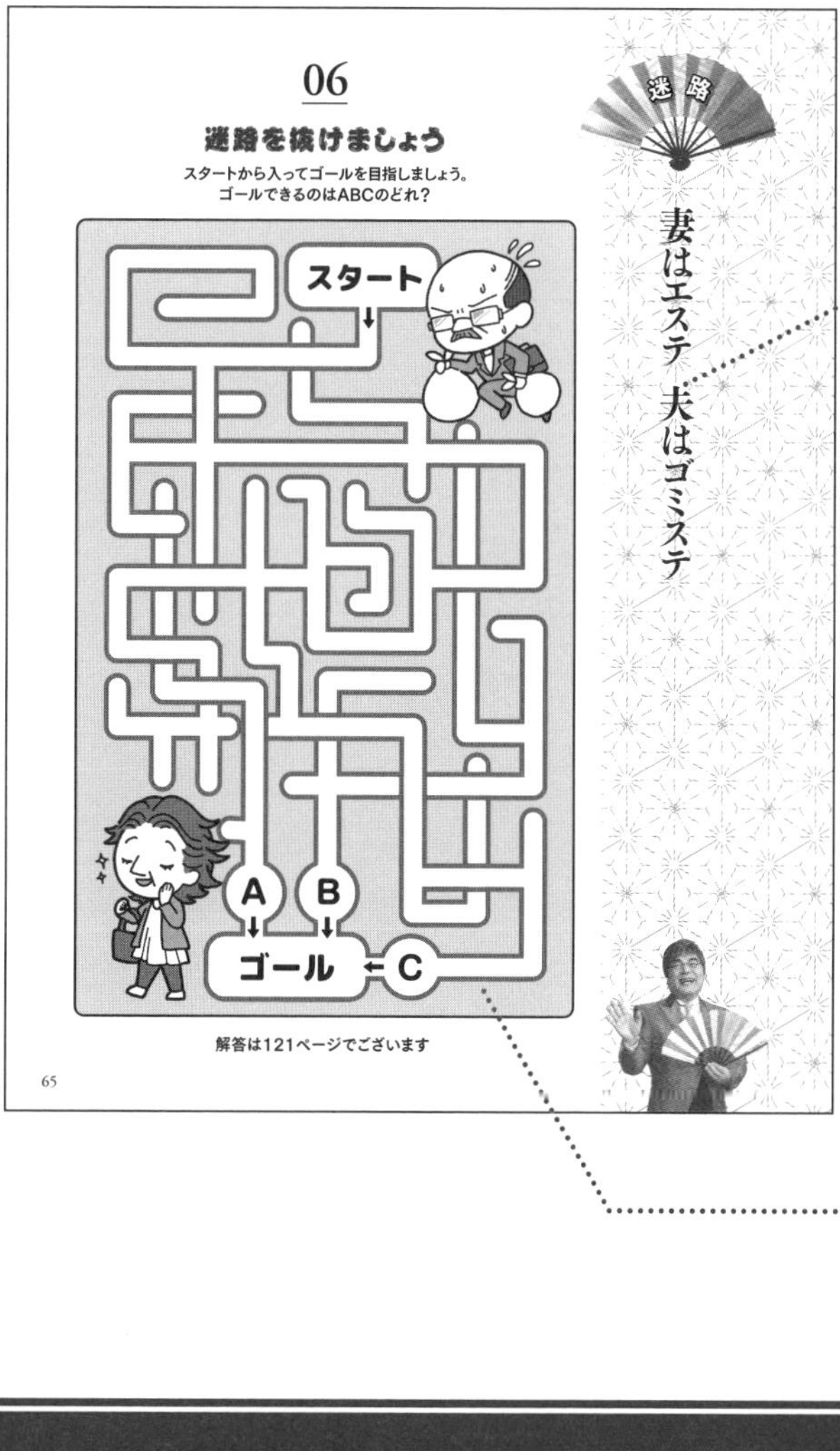

06
迷路を抜けましょう
スタートから入ってゴールを目指しましょう。
ゴールできるのはABCのどれ？
スタート
A
B
C
ゴール
解答は121ページでございます
65
迷路
妻はエステ　夫はゴミステ

ドリルのもととなるネタです。問題を解くヒントでもあります。解きながらクスリと笑ってください。

言語能力、記憶力、集中力に刺激を与えるドリルをそれぞれ用意しました。一日一問でもOK。脳を活性化させましょう。

笑ドリル❶

言語能力

Chapter 01

ものは言いようなのです

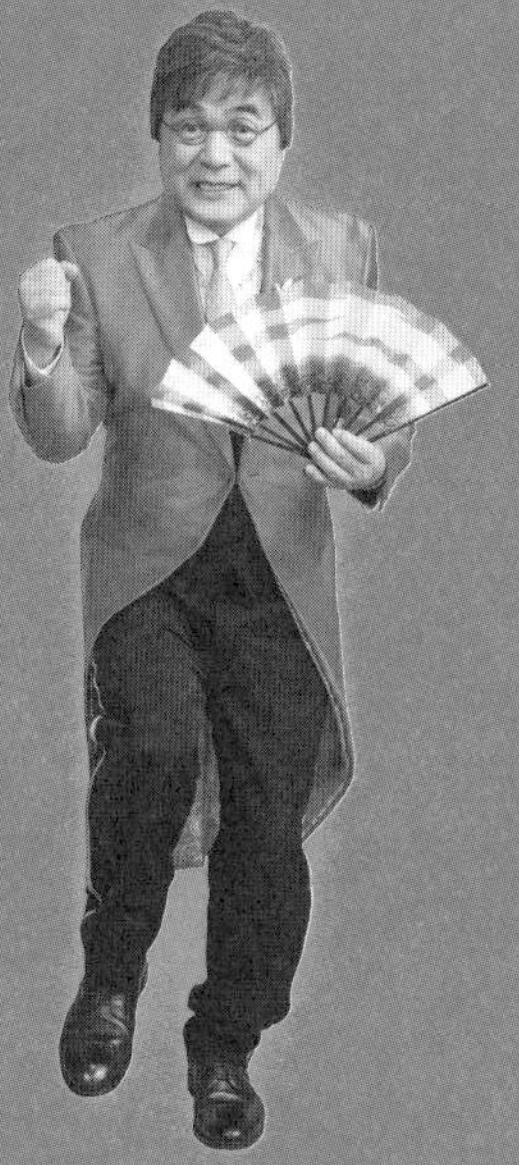

若夫婦は熱々ラブラブ、40年たてば冷え冷えベツベツ。
会話のなくなった夫婦の現状も、
言葉遊びにしてしまえば笑い飛ばすことができます。
言葉の引き出しをたくさん手に入れて、
思いっきり脳みそを回転させてください。

それぞれの文章の(　　)に当てはまる言葉を
左の①～③の中から選んでくださいませ

穴うめパズル

01

昔は温かいごはんに新妻。あれから40年!!
今は冷めたごはんに冷めた妻。
家の中で温かいのは(　　　　　　)だけ

①机　②便座　③玄関

02

若いころは、毎日のように女房の体を触りました。
あれから40年!!
今、毎日触るのは(　　　　　　)くらいです

①手すり　②池の鯉　③お好み焼き

03

若いころは命がけでした。恋に命をかけました。
あれから40年!!
今は(　　　　　　)をかけています

①ハンガー　②生命保険　③塩こしょう

04

出会ったころは、夫の顔を見ているだけで心がときめいたものです。あれから40年!!

今は、見るだけで（　　　　）です

①不整脈　②盆踊り　③たいこ腹

05

新婚時代は手をとり合いながら生きてきました。あれから40年!!
今は、なんと（　　　　）をとり合いながら生きています

①リズム　②財産　③足

06

添加物を気にするわりには（　　　　）

①しかめっ面《つら》　②相撲取り　③厚化粧

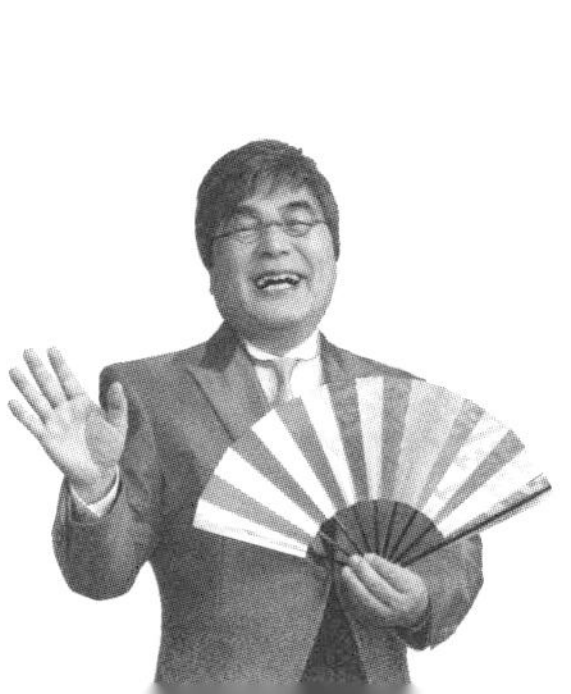

解答は118ページでございます

穴うめパズル

それぞれの文章の（　　）に当てはまる言葉を
左の①〜③の中から選んでくださいませ

07

友達にやせる下着を紹介され、やせると信じた下着で（　　　）

①みみず腫れ　②あっぱれ　③晴れ晴れ

08

若いころは、恋に落ちたこともありました。
あれから40年!!
今は、（　　　）に落ちるようになりました

①語る　②腑《ふ》　③溝

09

豊かな教養 あふれる美貌に こぼれる（　　　）

①たんぱく質　②炭水化物　③脂肪

10 牛乳を飲んでいる人よりも（　　　）人のほうが健康だそうです

①いばっている　②困っている　③配っている

11 安定剤 会社で1錠（　　　）見て3錠

①映画　②枯れ葉　③女房の顔

12 中高年、朝ぼちぼち、昼まあまあ、夜（　　　）

①ぐったり　②とっぷり　③こっそり

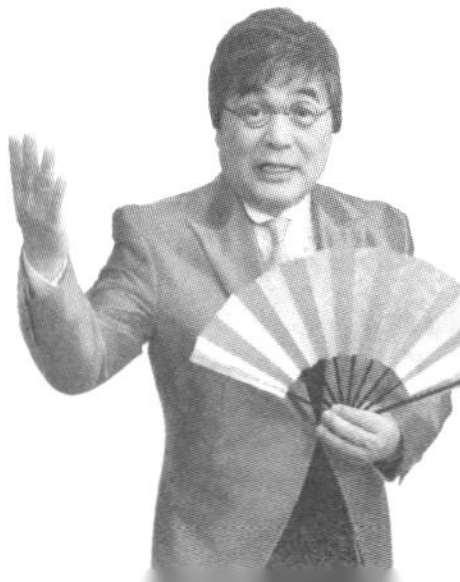

解答は118ページでございます

（　　）に当てはまる言葉を①～③から選んでくださいませ。
同じ文に2つ（　）があるときは同じ言葉が入ります

13
一つ覚えて三つ（　　　　）毎日

①忘れる　②数える　③買い込む

14
ローンで家を建てて、払い終わるころには家は（　　　　）、体も（　　　　）

①ギラギラ　②ボロボロ　③ほどほど

15
「おじいちゃん、ちょっと聞きますけど、長生きの秘訣はなんですか？」
「長生きの秘訣か!?（　　　　）をすることを忘れないことだ！」

①屁《へ》　②旅　③息

16

よいしょと言わないと立てない。
よっこらしょと言わないと（　　　）ない

①頼め　②座れ　③教え

17

昔は恋にもつれていた!!
今は（　　　）がもつれるようになった

①舌　②下　③叱咤《しった》

18

中高年が無理してダイエット、やせたねと言われる
つもりが、（　　　）と言われる

①はずれたね　②冷めたね　③やつれたね

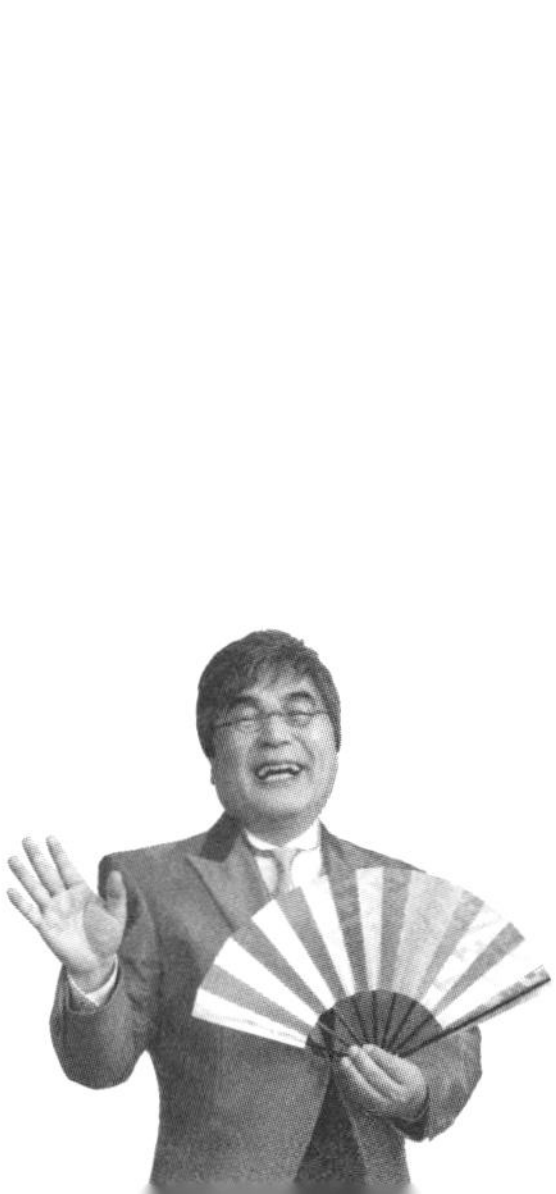

解答は118ページでございます

穴うめパズル

（　　）に当てはまる言葉を①～③から選んでくださいませ。
23番は当てはまる組み合わせを①～③から選んでください

19

あっちがしびれ、こっちがしびれ、油をつけてマッサージ。これがほんとの（　　　）マッサージ

①大入り　②老いる　③おいおい

20

うるんだ瞳に、輝く（　　　）

①目ヤニ　②金庫　③浜辺

21

人間なんてしょせん、（　　　）に始まり（　　　）に終わる

①ライブ　②故郷　③おしめ

22
若いころは若気の至りでよく羽目をはずしました。
あれから40年!!
今、はずせるのは(　　　　　　)だけです

①棚　②入れ歯　③受話器

23
(　　　　　　)が落ちて(　　　　　　)が上がる中高年

①パンツ・ズボン　②枯れ葉・気分　③収入・血圧

24
友達と露天風呂に入れば(　　　　　　)の群れ

①トド　②雪だるま　③ゴキブリ

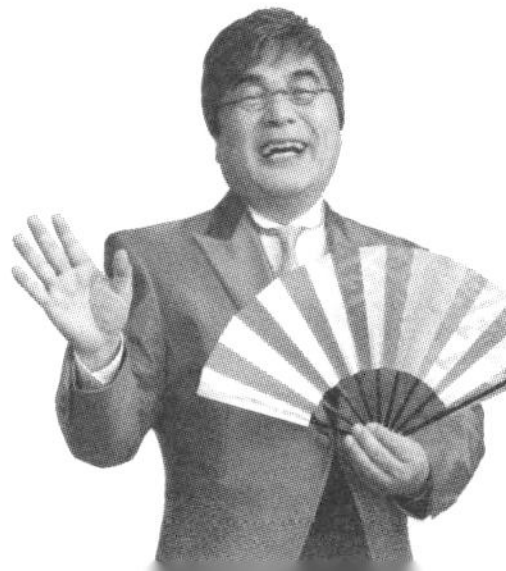

解答は118ページでございます

（　　）に当てはまる言葉を①〜③から選んでくださいませ。
29番は当てはまる組み合わせを①〜③から選んでください

穴うめパズル

25
年齢なんか気にすることありません。大切なのは、自分より（　　　　）人に近づかないことです
①くさくて汚い　②若くてきれいな　③子どもが多い

26
奥さまの場合は外見よりも（　　　　）がきれいです
①入れ歯　②三段腹　③内臓

27
若いころは斜め30度がベストアングル。あれから40年、今は（　　　　）30度がベストアングル
①天地　②後ろ　③横幅

28

若いころ、本棚には料理の本がずらり。
あれから40年、今は(　　　　　　　)の本がずらり

①病気　②中古　③英語

29

若いころは男と男の間を行ったり来たり。
今は(　　　)と(　　　)の間を行ったり来たり

①仏壇・お墓　②あっち・こっち　③海・山

30

化粧よりも、化粧(　　　　　　　)が似合う今日このごろ

①落とし　②道具　③まわし

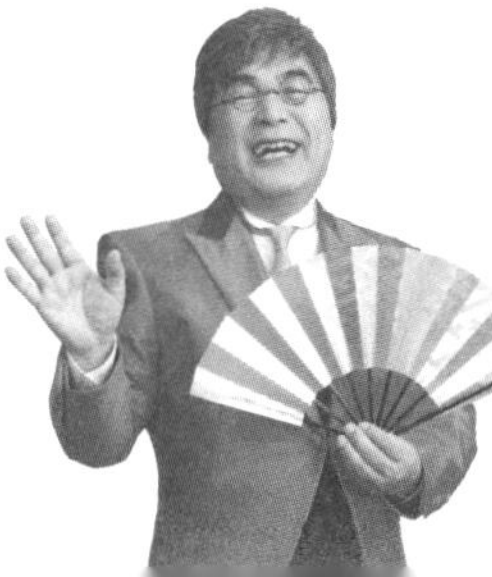

解答は118ページでございます

漢字書き取り

文字を書くことは脳トレになるとかならないとか。
下の文の中の赤字のカタカナを漢字に直してくださいませ

01 昔はきれいだったのです。オモカゲはないけれど
（　　　）

02 幸せはジコシンコク
（　　　）

03 着飾っても着飾っても隠せないネコゼ
（　　　）

04 デブショウはデブ症のもと
（　　　）

05 物忘れは中高年のフクサヨウです
（　　　）

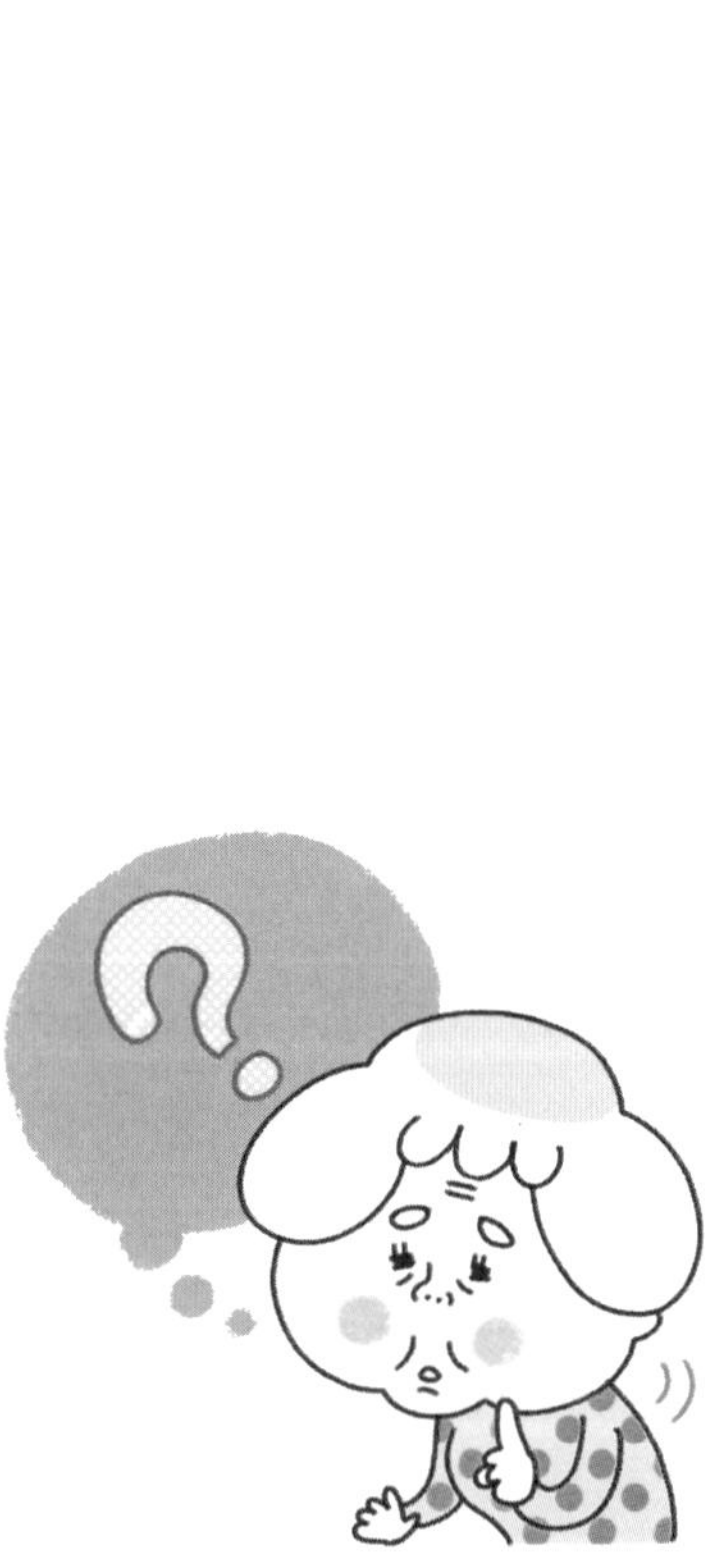

06 ブサイクだって生きる権利はあるのです
（　　　）

07 人間のシボウリツは男も女も100%
（　　　）

08 中高年、減るのはチョチクと髪の毛だけ
（　　　）

09 奥さま、それはおっぱいじゃなくシッパイです
（　　　）

10 キンエンして育てた娘はスモーカー
（　　　）

解答は118ページでございます

漢字書き取り

読めるけれど書けない漢字が増えていませんか？
下の文の中の赤字のカタカナを漢字に直してくださいませ

11 トモシラガを（　　）誓った夫に 髪がない

12 仕事より 女房よりも ケンコウ（　　）が大事

13 行き先は ぼちぼちボチ（　　）の お年ごろ

14 ジュクネン（　　）が 別れたところで 下取りきかず

15 古女房が鼻で確かめるショウミキゲン（　　）

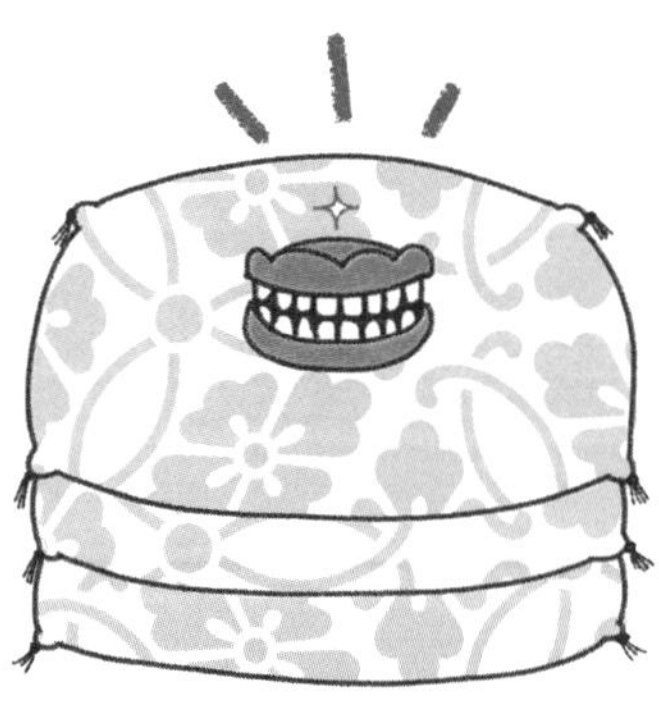

16 ばんそうこう 一度ハりたい 妻の口
（　　）

17 ほんのりと 漂ってくる カレイシュウ
（　　）

18 歯をミガくときだけ入れ歯を口に入れ
（　　）

19 それはケショウなの？ 仮装なの？
（　　）

20 体中がコキコキ鳴るのはコキだから
（　　）

解答は118ページでございます

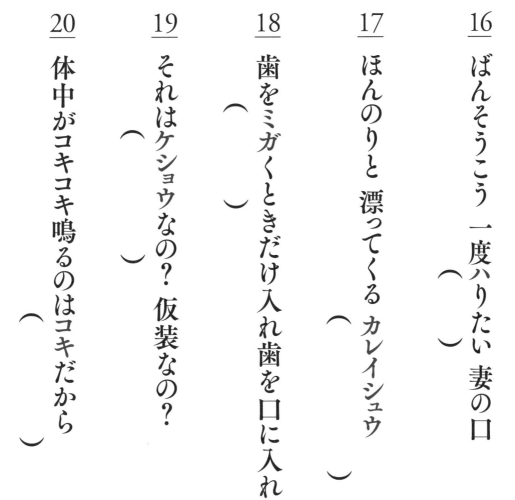

漢字書き取り

さあもう少し。手と頭を動かしましょう。
下の文の中の赤いカタカナを漢字に直してくださいませ

21 若いころは恋愛、今は入退院のクリ返し
（　　　）

22 亭主には冷めたおかずに冷めたミソシル
（　　　）

23 奥さまは長生きしそうなダンナにため息
（　　　）

24 メガネをかけてメガネを探す
（　　　）

25 髪の毛も鼻水もキオクリョクも全部落ち
（　　　）

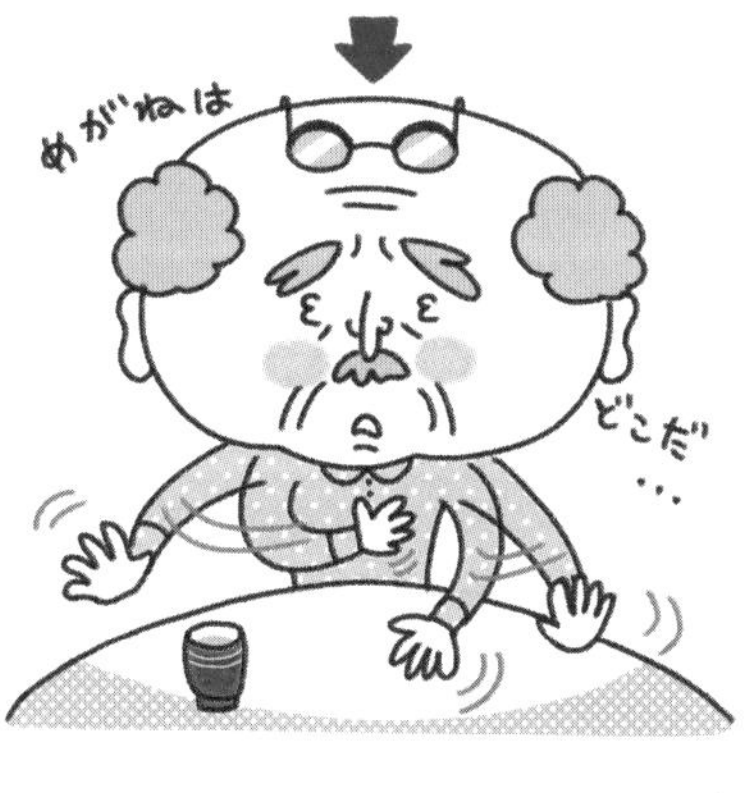

26 年金はガンバって生きてきたご褒美です
（　　）

27 カラオケは歌う極楽、聴くジゴク
（　　）

28 コウネンキ、花もしおれる枯れすすき
（　　）

29 どのカガミで見てもやっぱり禿《は》げてる
（　　）

30 ボディスーツを脱いだシュンカンかゆくなる
（　　）

解答は118ページでございます

クロスワードパズルを解いてくださいませ。A～Dのマスの文字を並べると、中高年にもなじみのある言葉が出てきますよ

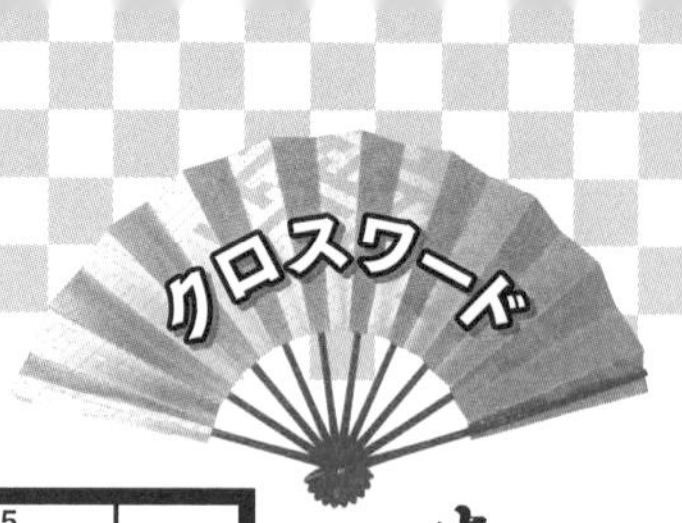

あちこち痛む間は、まだ生きてる証拠！

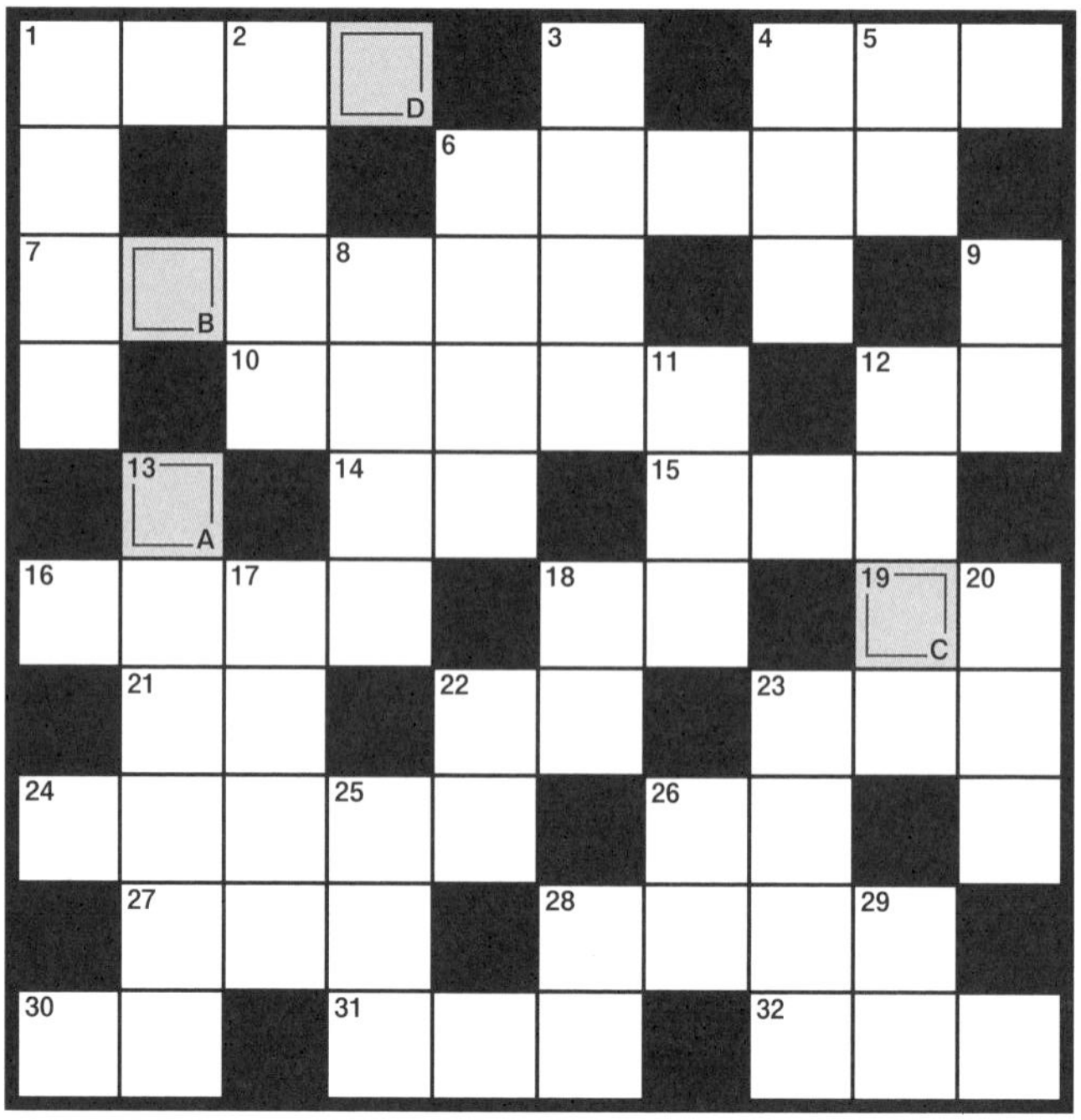

タテのカギ

1 天狗《てんぐ》、座敷わらし、河童《かっぱ》などの総称。
2 広く一般的な説。
3 ラッキー！
4 ○○○アップで女房を撮影。
5 「○○の住み処《か》」とは人生最後に安住する場所。
6 『座頭市』で知られる勝新太郎の愛称。
8 尿酸がたまって関節が痛む病気。
9 ににんがし、にさんがろく～はかけ算○○。
11 墓参りを別の言い方で。
12 肩がカチンカチンに。
13 背中の上のほうにある逆三角形の平らな骨。
17 ふるさとを言いかえると。
18 漢字で「巫女」と書く、神に仕える女性。
20 昔は「ポンチ絵」といいました。
22 天国や地獄は○○の世界。
23 トンネルが通じたこと。
25 岐阜県長良川の夏の伝統的漁法。
26 入国許可証。
28 腕の真ん中の関節。
29 ○○を天にまかせる。

ヨコのカギ

1 腰が痛むこと。
4 頭を悩まされるものを○○の種と呼ぶ。
6 西部劇の主人公のお仕事。
7 関節も痛みます。
10 小学生の成績表。
12 水戸黄門のお供はスケさんと○○さん。
14 動物のうんちの別名。
15 クリスマスイブに贈り物を届ける人。
16 インドが世界一になったとか。
18 日本は○○主主義の国。
19 お正月に回して遊ぶ玩具。
21 数えで70歳。
22 お相撲さんの準備運動。
23 漢字で「花梨」と書く果実。
24 公的に使われている言語。
26 主に液体を入れる容器。ガラスのものが多い。
27 学校で制定された歌。
28 膝が痛いこと。
30 令和6年の干支は？
31 かたくなに意地を張ること。
32 「きらら」ともいう鉱石。

解答欄

A	B	C	D

解答は119ページでございます

クロスワード

クロスワードパズルを解いてくださいませ。A～Dのマスの文字を並べると、中高年にもなじみのある言葉が出てきますよ

おなかは季節はずれの鏡餅

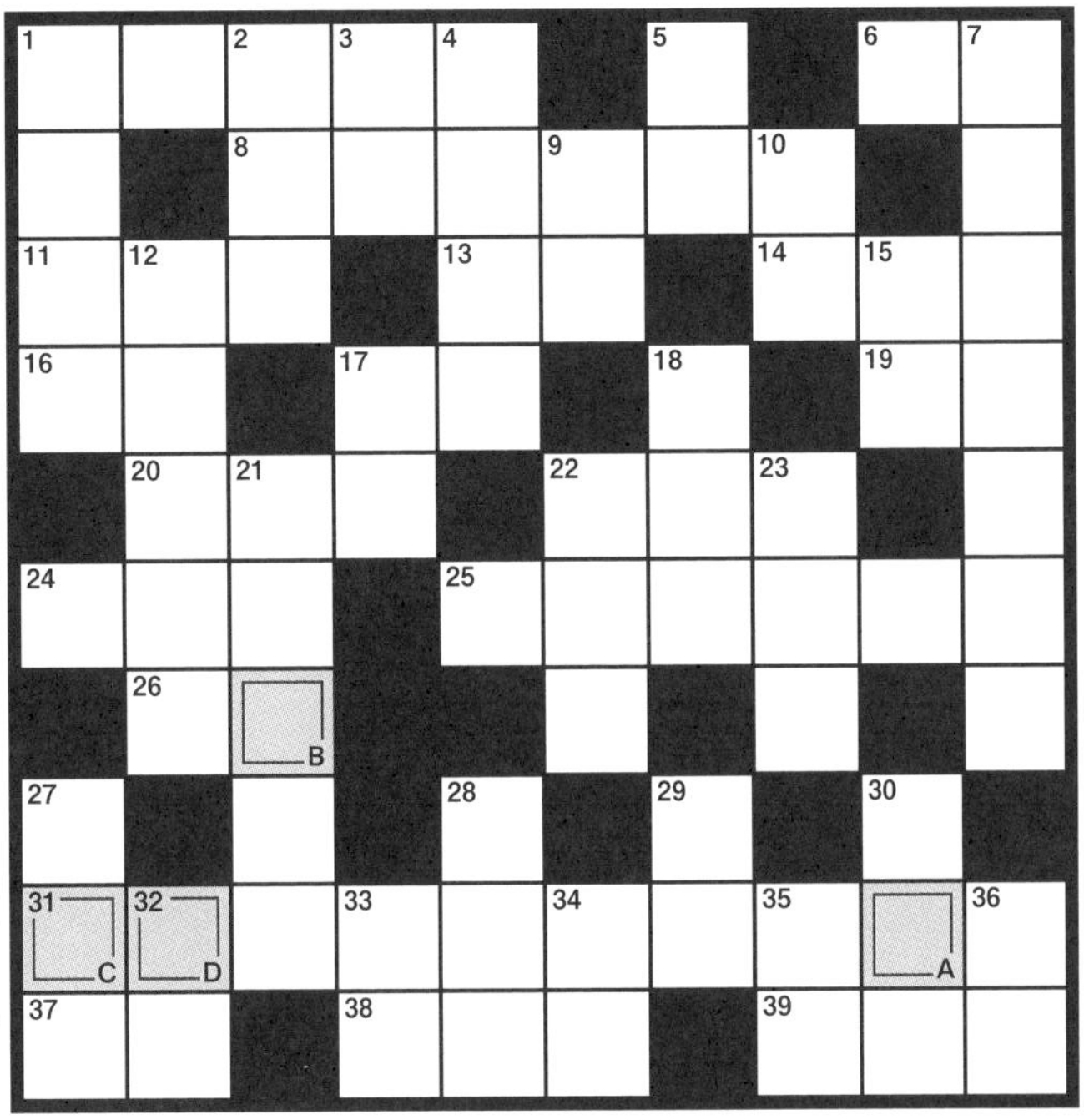

タテのカギ

1 お正月に門の前や玄関に飾ります。
2 親指だけ別になっている手袋。
3 模擬試験を略して。
4 遅刻の常習犯のこと。
5 最古の鳥類は「○○鳥」。
7 お正月にいただく料理といえば？
9 師として尊敬し仕える。
10 若者が気にするのはSNS○○。
12 その年と同じ干支に生まれた女性のこと。
15 木星の第一衛星。
17 ○○犬は日本原産の犬種です。
18 「○○○新年」は年賀状の代表的な文言の一つ。
21 お正月に子どもに渡すもの。
22 コミックのこと。
23 2番目に生まれた女の子。
27 恋愛結婚じゃなく、○○○結婚をしました。
28 みずうみの底。
29 飲み会の最後に食べる。
30 お正月にいただくお酒。
32 お正月料理で「体○○」がぽっちゃりと。
33 厄除けに「○○舞」を見る。
34 万の次の位。
35 刑事のこと。
36 鬼は外、福は○○。

ヨコのカギ

1 床の間に飾る重ねたお餅。
6 鏡に映るのはあなたの○○。
8 大晦日にいただく蕎麦。
11 大人の羊のお肉。
13 神社でおみ○○を引いたら大吉でした。
14 すぐれた知恵のこと。
16 三重県の県庁所在地。
17 伊勢○○国立公園へ家族旅行に行きます。
19 猛獣を飼う鉄の箱。
20 シソの葉をこういいます。
22 お寺を表す地図記号。
24 「薄荷」を英語でいうと？
25 元旦に届くはがき。
26 返事がないことを「○○のつぶて」という。
31 お正月の挨拶といえば？
37 桜田門外の変といえば大老・○○直弼。
38 動物を飼うこと。
39 ⇕ 密集地

解答欄

A	B	C	D

解答は119ページでございます

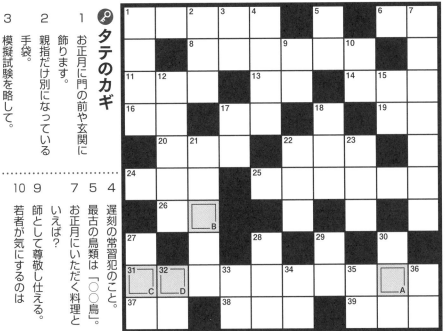

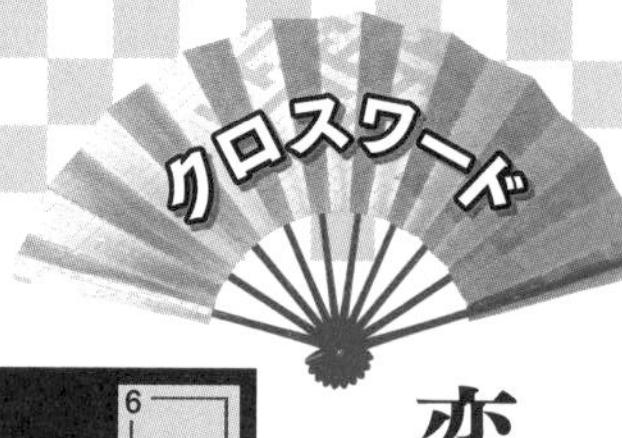

恋をしてください。腹の出た男には、腹の出た女がいます。

クロスワードパズルを解いてくださいませ。A～Eのマスの文字を並べると、中高年になじみのある言葉が出てきますよ

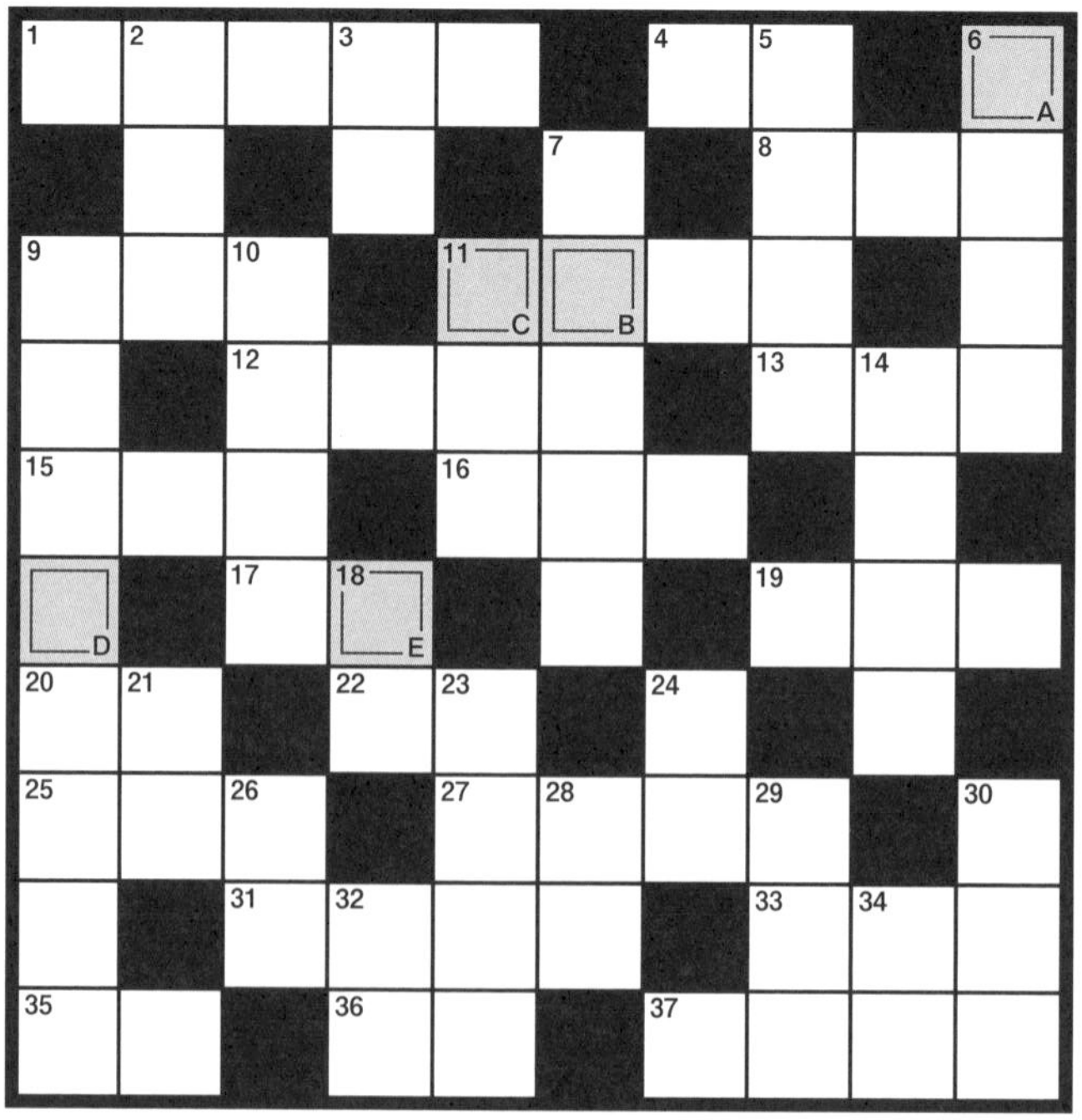

タテのカギ

2 11月3日は○○○の日。
3 昔は「○○の輿」に乗ることを夢見ていました。
5 マリモで知られる北海道の湖。
6 近ごろは仲人なしで行うことも。
7 全部の歯が入れ歯のこと。
9 男女の出会いをサポートするスマホアプリのこと。
10 女性の長話を○○○○会議ともいう。
11 再婚した妻。
14 初めての出産のこと。
18 くちづけ。
21 地面より下。
23 妻の得意○○○○は目玉焼き。
24 老人や病人のための水分の多いごはん。
26 一年でいちばん昼間が長い日。
28 年をとると顔に○○がいっぱいできます。
29 風邪の予防にガラガラペッ。
30 集会。
32 新婚のころは○○になるのが待ち遠しかったものです。
34 紋甲○○、するめ○○、やり○○。

ヨコのカギ

1 日本語でいうと「恋文」。
4 ドラえもんの「どこでも○○」が欲しい。
8 ○○○処であんみつを食べるのが唯一の楽しみです。
9 魔物が住む世界のこと。
11 男女が集まって飲む「合同コンパ」を略して。
12 絶対的権力を持つ妻はわが家の○○○○者です。
13 好きな気持ち。○○○を寄せる。
15 幼なじみを「○○○の友」という。
16 同形で大きさの異なる器物を順に組み入れるように作ったもの。重箱など。
17 華厳の○○、那智の○○。
19 噴火する山のこと。
20 不平不満を言うこと。漢字で「愚痴」と書きます。
22 満員電車などで財布を盗む人。
25 世界名作文学『○○○のアン』。
27 復習の反対。
31 平成の前の元号は?
33 案内すること。
35 お金を借りるとつきます。
36 漢字で「瑠璃」と書きます。○○色の地球は美しい。
37 ふたたび出会うこと。

解答欄

A	B	C	D	E

解答は119ページでございます

クロスワードパズルを解いてくださいませ。A～Eのマスの文字を並べると、中高年になじみのある言葉が出てきますよ

クロスワード

男も女も50過ぎたら内臓勝負です！

1		2	■	3		4		5	6
	■	7	8 (C)		■		■	9	
10	11			■	12		13 (B)		■
■		■	14			■		■	15 (E)
16		17		■	18	19	■	20	
	■		■	21 (D)			22	■	
23				■		■	24	25	
	■		■	26	■	27			
28	29	■	30 (A)		31				■
32			■	33		■	34		

タテのカギ

1 歯医者さん。
2 固体が液体になること。
3 紫がかった青色。
4 二つの仕事を掛け持ちすること。
5 「だめ」を関西風に言うと。
6 かぐや姫の故郷。
8 アルコールを分解する臓器。
11 ベッドが2つあるホテルの部屋。
12 軽くランニングすること。
13 す～は～。
15 体内の食べ物が最後に通る管。
16 食べたものが胃の次に送られるところ。
17 根拠がなく広まっている説。
19 ○○ウノウロウ予防は丁寧な歯みがきから。
22 心臓には○○○室と左心室がある。
25 保養地のこと。
26 牛、馬、豚など人が飼っている動物。
27 恵みの雨。
29 現在より昔。
31 日が暮れてまもなく。

ヨコのカギ

1 絵の下描きのこと。
3 血圧140を超えたらコレです。
7 吸った息を肺まで運ぶ器官。
9 夏のシーズン。
10 お寿司1個の数え方は○○○○。
12 職場で事務作業をする人。
14 財産を与えること。
16 きれいな血液を体じゅうに送る器官。
18 入れ歯のこと。
20 人に心ときめくこと。
21 卵細胞を作る器官。
23 運の勢い。
24 注意深く考えること。
27 血液を濾過し尿をつくる器官。
28 休日など暇な時間。
30 人体の胃と腸をあわせて。
32 漢字で「鬱金」。ターメリックとも。
33 出すぎると打たれます。
34 親のきょうだいの子ども。

解答欄

A	B	C	D	E

解答は119ページでございます

クロスワード

クロスワードパズルを解いてくださいませ。A〜Dのマスの文字を並べると、中高年になじみのある言葉が出てきますよ

年をとると増えるもの、目方、コレステロール、中性脂肪…

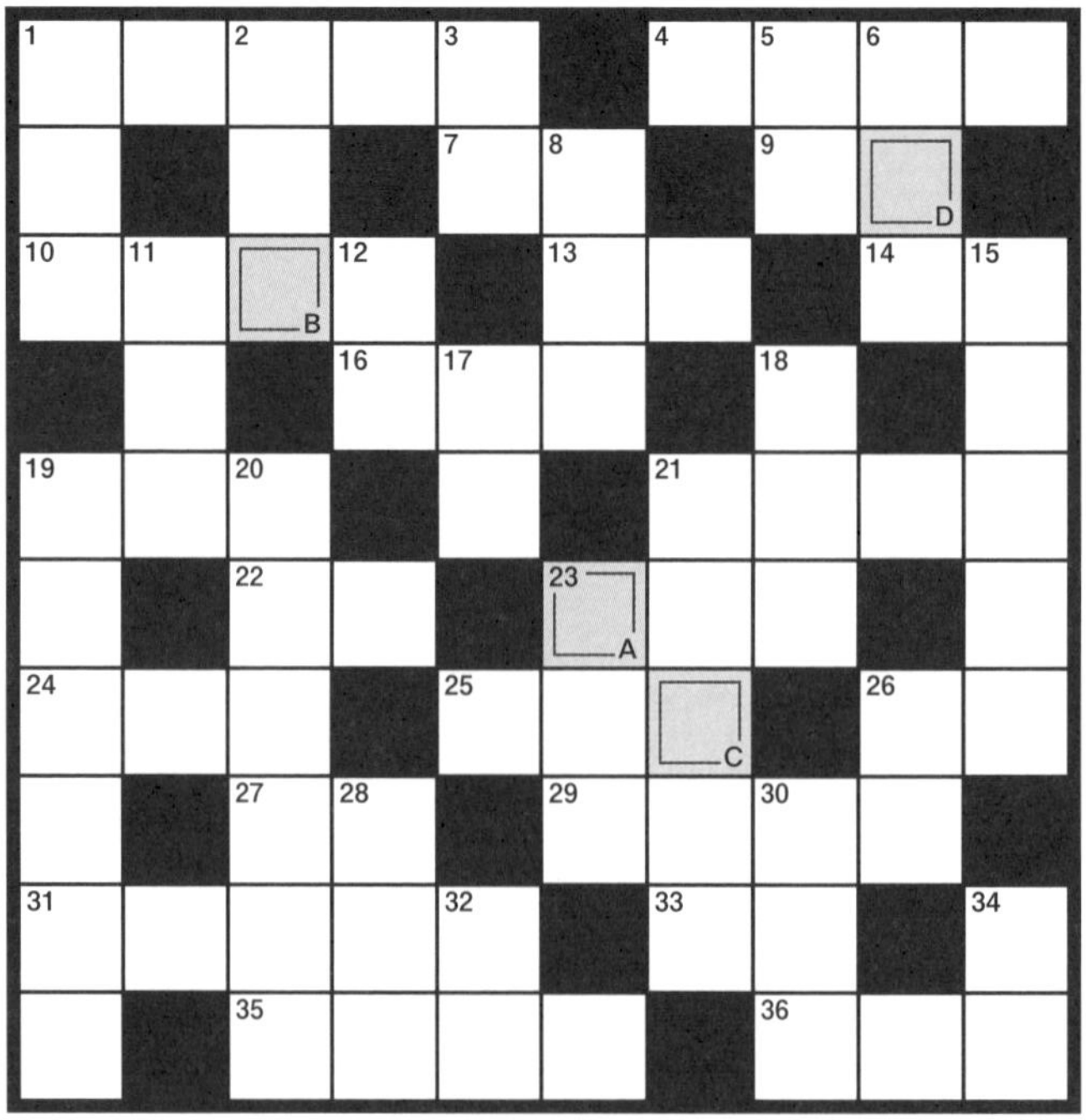

タテのカギ

1 高齢者などの身の回りの世話をすること。
2 温州、甘夏、八朔などがある柑橘類。
3 ○○10年の中古住宅。
5 川端康成の小説『○○の踊子』。
6 妻と子。
8 ○○○薄命、そうでないなら長生き?
11 ワールド。
12 ハッスル、バッチリ、チョベリグなど、もはや使わない言葉。
15 漢字で「湾曲」。弓なりに曲がること。
17 お母さん。
18 クビ!
19 肥満して3段に盛り上がったおなか。
20 脈が不規則なこと。
21 物をうっかり置いてくること。
23 小さいのは○○○、大きいのはイビキ。
26 ○○し合って結婚したはずなのに…。
28 見えないものが見えること。
30 「いち」「に」「さん」など数や数量を表す語。
32 ○○不思議な現象。
34 亀の○○より年の○○。

ヨコのカギ

1 まるで女房のおなかのような、お正月の重ね餅。
4 個人が所有する土地やお金のこと。
7 冷え防止に○○、手○○、足○○をあたためましょう。
9 骨の○○までしゃぶる。
10 音楽の五線が書かれた用紙のこと。
13 ボクシングなどの練習場。
14 中高年、ファンデーションが○○にたまる。
16 運動すると○○○がおいしい。
19 お金を入れて持ち運ぶもの。
21 ハワイのリゾートビーチといえば?
22 ミ〜ンミ〜ンと鳴く虫。
23 ネッシーがいる湖。
24 やぼったい、あか抜けないという意味の昭和の若者言葉。
25 お手洗い、化粧室のこと。
26 漢字で「灰汁」、何と読む?
27 黄門さま、納豆で有名な都市。
29 うなぎのお吸い物といえば。
31 馬車を引く馬。
33 ○○・狂言・歌舞伎などは日本の伝統芸能。
35 串で刺したカツ。
36 女房の体にあふれる○○○。

解答欄

解答欄				
	A	B	C	D

解答は119ページでございます

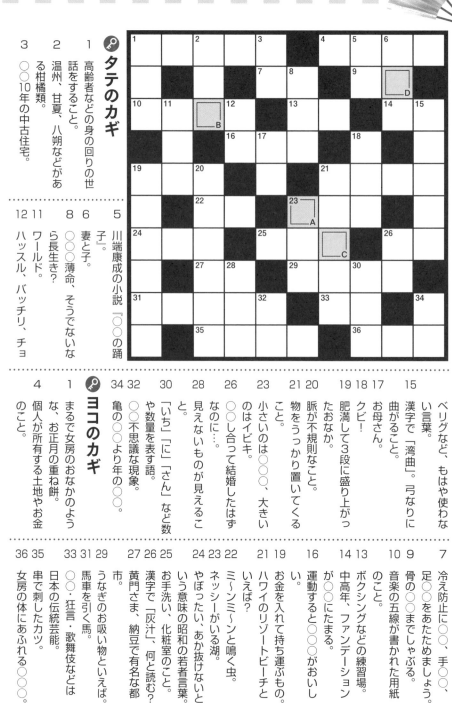

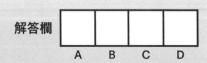

クロスワードパズルを解いてくださいませ。A～Gのマスの文字を並べると、中高年にもなじみのある言葉が出てきますよ

クロスワード

人生の半分以上を生き抜き、思考力は落ち、記憶力は落ち、髪の毛は落ち…

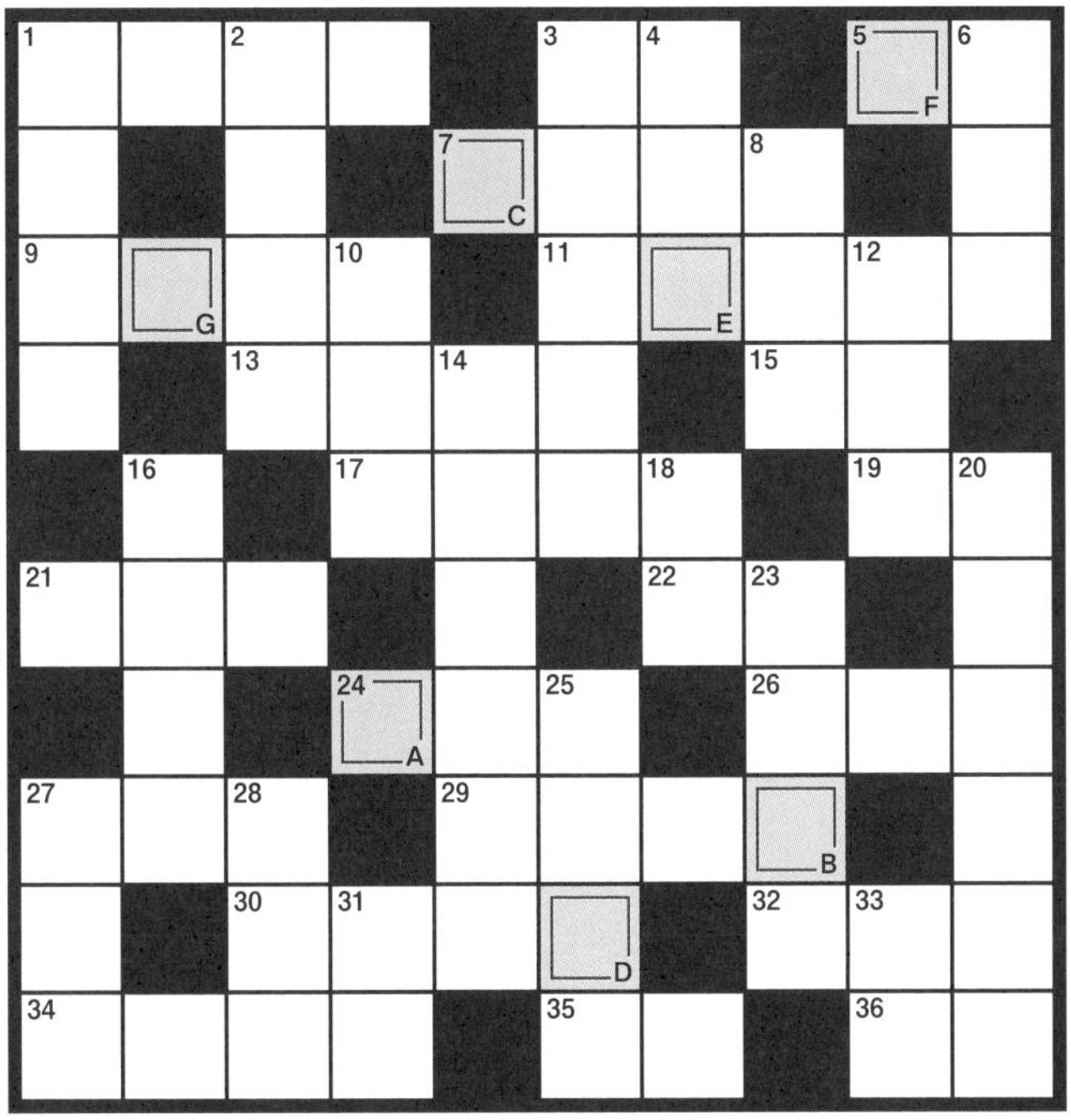

タテのカギ

1 ○○○○は人生の墓場だという説も。
2 悔やむこと。
3 「部分入れ歯」の反対。
4 漢字で「付箋」と書く、メモを書いた小さな紙。
6 タイム。
8 追加の試験。
10 満月を観賞すること。
12 人生は○○○に始まり○○○に終わる。
14 急にズキンと腰が痛くなること。
16 きみまろは中高年の○○○です。
18 閉店前のデパ○○で買ったお惣菜。
20 夫が持っていない○○○○。○○は産婦人科だけ。
23 結婚の立会人。
25 誤字を調べるのが校正、内容を調べるのは？
27 自分の子。
28 モーターバイクを略して。
31 空にかかる七色の橋。
33 ヘビのうしろ、ヒツジの前にいる動物。

ヨコのカギ

1 ○○○○に勝る財産はなし。
3 祖母はおばあちゃん。おじいちゃんは○○。
5 「ホント!?」という意味の言葉。
7 風と雪。
9 結婚相手を探す活動。
11 陽イオンの反対は？
13 息が満足にできなくなること。
15 ○○舞はお正月の伝統的な芸能。
17 蜜を集める蜂。
19 生計を立てる手段を○○の種という。
21 松尾芭蕉、正岡子規が作るもの。
22 ひらがなとカタ○○。
24 柱時計にぶら下がっています。
26 中国から飛んでくる砂。
27 ダンス教室で○○○を踊るジジとババ。
29 おどして無理やり奪っていく泥棒。
30 ずっと昔。
32 ピエロとも。
34 ○○○○をするとごはんをこぼす。
35 病院に○○を忘れて自転車でとりに行ったおじいちゃん。
36 ウーマンと対をなすのは？

解答欄

A	B	C	D	E	F	G

解答は119ページでございます

なに食べる？ 聞くだけ聞いて いつものおかず

クロスワード

クロスワードパズルを解いてくださいませ。A～Dのマスの文字を並べると、中高年になじみのある言葉が出てきますよ

1	2	3		4	■	5		6	7
■	8		■	9		D	■	10	
11			12 C		■	13	14	■	
	■	15		■	16	A		17	
18		■	19	20	■		■		■
	■	21	■	22	23		24		25
26	27 B		28	■	29			■	
30		■	31	32	■		■	33	
■	34		■	35	36	■	37		■
38		■	39						

タテのカギ

2 荷物などを飛行機で輸送すること。
3 子どもが描いた絵。
4 屋根の瓦が崩れ落ちること。
5 大根を大きく切って煮た料理。
6 料理のサシスセソのシ。
7 花を枝や茎のついたまま切ったもの。
11 豚肉などを生姜としょうゆ、みりんなどで味つけして焼いた料理。
12 「粗い」の反対は「こ○○○」。
14 服装や言動が気取っている様子。
17 お正月の札遊び。
20 目に見える範囲。
21 まぐろの缶詰。
23 サイコロのこと。
24 陽の反対。
25 大正の前の元号。
27 日本の味。味噌味のスープ。
28 牛のことを方言で。
32 義歯。
33 ○○○激励する。
36 唯一○○。
37 あさり・しじみ。

ヨコのカギ

1 おふくろの味の代表格。じゃがいも料理。
5 漢字で「風呂敷」と書く布。
8 ○○の大木。
9 天から降る甘い汁。
10 ○○ガミは老化防止にもいいとか。
11 点心で有名なのは餃子と？
13 漢字で「蕗」と書く植物。
15 絵を描く職業。
16 魚を焼いた料理。
18 表面にトゲトゲのある海の生き物。
19 お医者さん。
22 野菜を炒めた料理。
26 暗闇で、各自持ち寄った材料を入れて食す鍋料理。
29 深い恨み。
30 物事の基本。
31 日本庭園の池で泳ぐ魚。
33 指し示すこと。
34 奈良公園で会える動物。
35 睡眠には○○睡眠とノン○○睡眠がある。
37 受験生に縁起をかついでトン○○弁当。
38 つゆ。
39 レバーとにらを炒めた料理。

解答欄

A	B	C	D

解答は119ページでございます

クロスワードパズルを解いてくださいませ。A～Dのマスの文字を並べると、中高年にもなじみのある言葉が出てきますよ

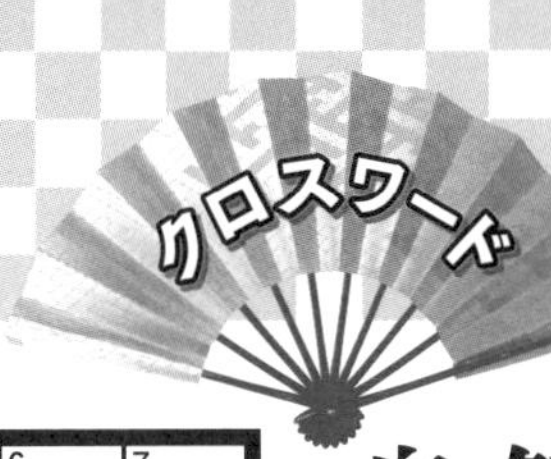

健康は宝です！　健康さえあれば、奥さまのようなお顔でもそのように生きられるのです

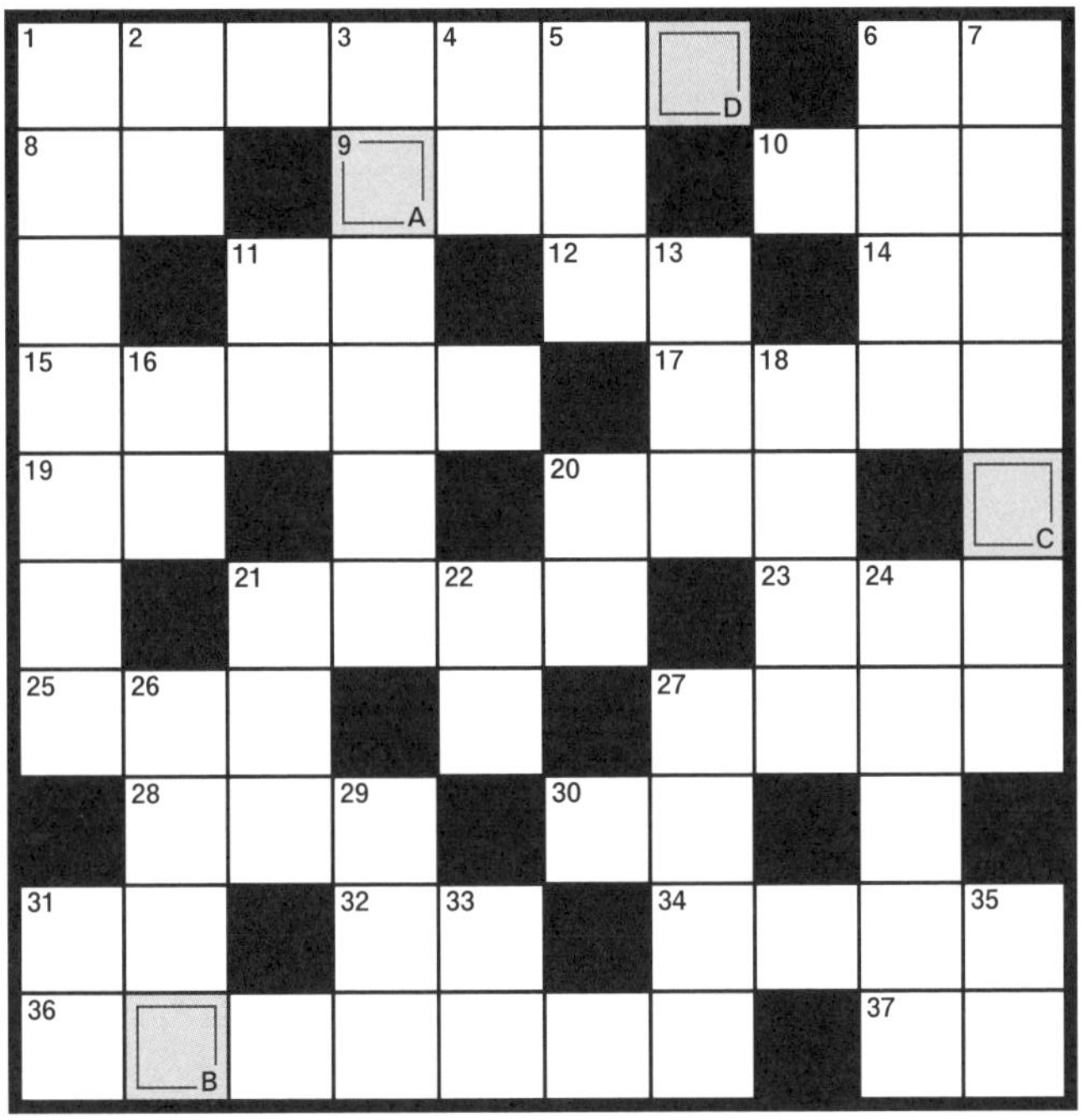

タテのカギ

1 満腹まで食べないで少し控えめにすること。
2 男25歳・42歳、女19歳・33歳は○○年。
3 会話する相手のこと。
4 トンボの幼虫。
5 午後3時に食べます。
6 仲間、友人。朋輩とも。
7 毎朝ラジオの号令と音楽に合わせてする体操。
11 ○○質は三大栄養素のひとつ。
13 チャンス。
16 なにかが起こりそうな○○ん。
18 上級の地位や職などに上ること。
20 サザエさんの飼ってる猫の名前。
21 王さまの息子。
22 小（しょう）の反対。
24 着物や洋服にお金をかけて楽しむこと。
26 去ったあとに残るにおい。
27 海のように広がった雲。
29 はがきは63円、封書は84円。
31 色即是○○。
33 世話、手入れ、メンテナンス。
35 リビングを日本語でいうと。

ヨコのカギ

1 早く寝て、早く起きること。
6 船が出航するときに鳴らす打楽器。
8 苦あれば○○あり。
9 尾張○○は城でもつ。
10 一年でいちばん夜が長い日のこと。
11 年齢のこと。
12 ウサギが餅つきしています。
14 ほっぺ、ほほ。
15 特別に大切に愛すること。
17 歌詞を替えた歌。
19 上司の反対。
20 軍隊などで中尉の上の階級。
21 小さな袋に小豆などを入れた玩具。
23 色のもとになる物質。
25 漢字で「瑪瑙」と書く鉱石。
27 体を動かすこと。
28 『日本書紀』と並ぶ古い書物。
30 餃子の中身。
31 秋の味覚の一つ。マロン。
32 飲食代などをその場で払わないであとで支払うこと。
34 冬の稲妻。
36 風邪の予防に必要な二つ。
37 プーさんはどんな動物？

解答欄

A	B	C	D

解答は119ページでございます

01

迷路を通れば続きがわかる

スタートからゴールまで、正しい道をたどり
文字をつなぐとネタが完成いたしますよ

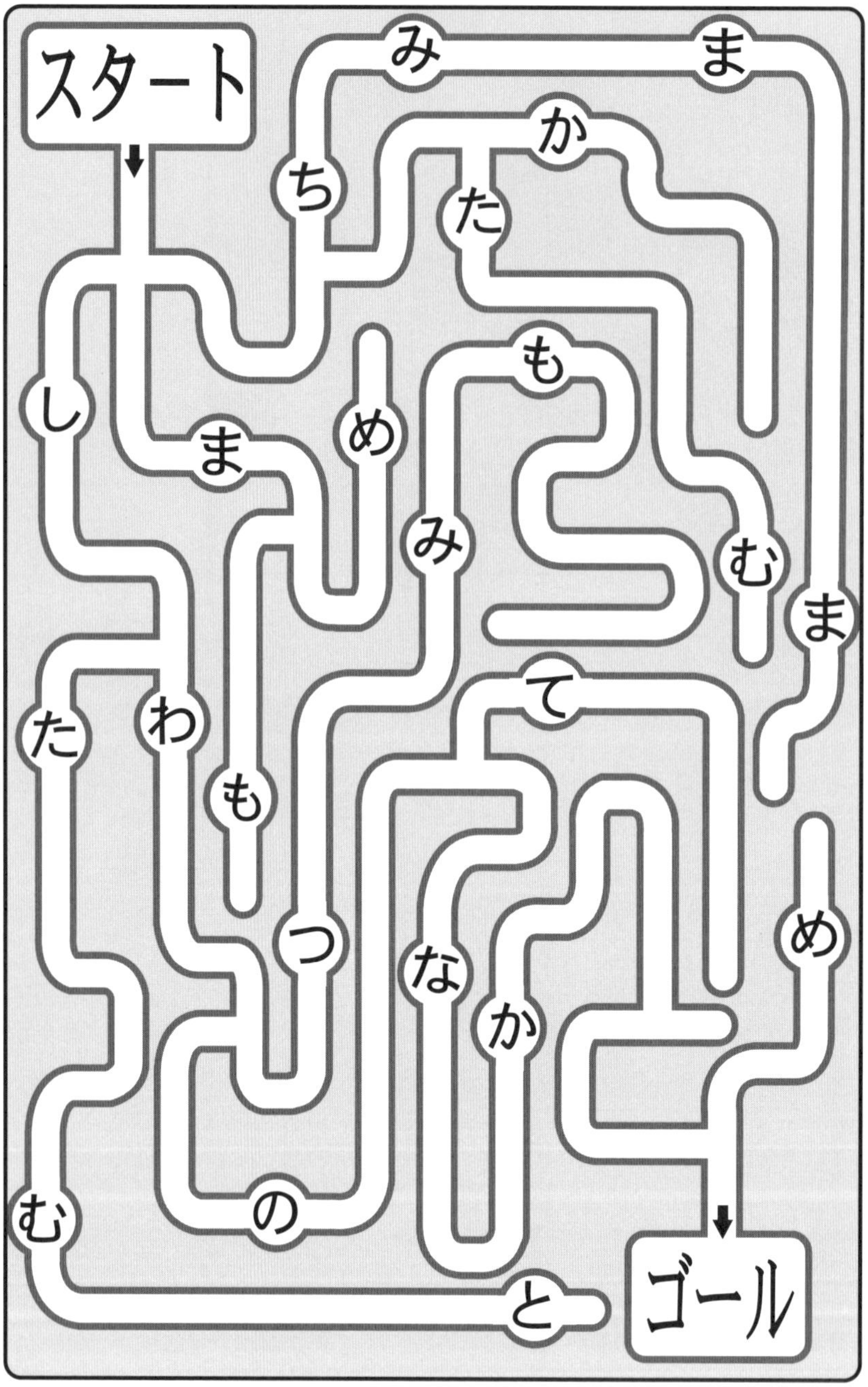

解答は120ページでございます

中高年のファンデーション
行きつくところは…

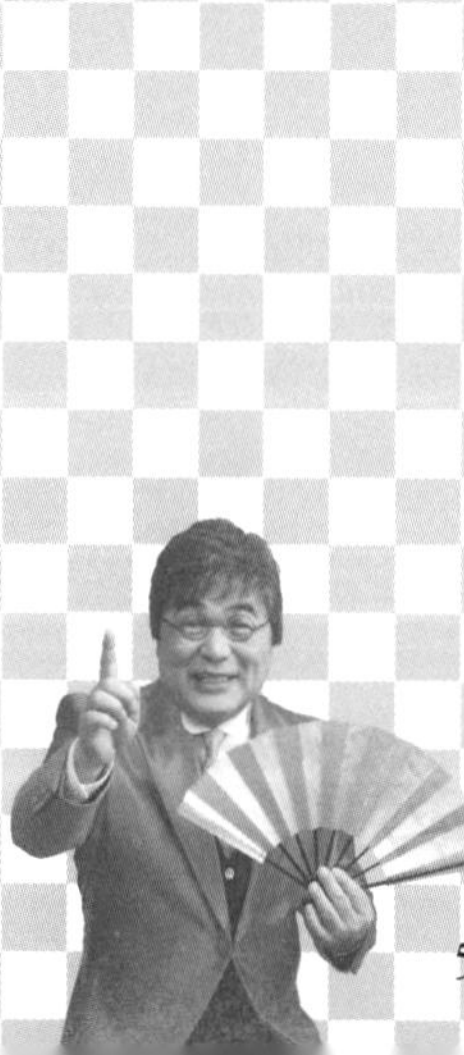

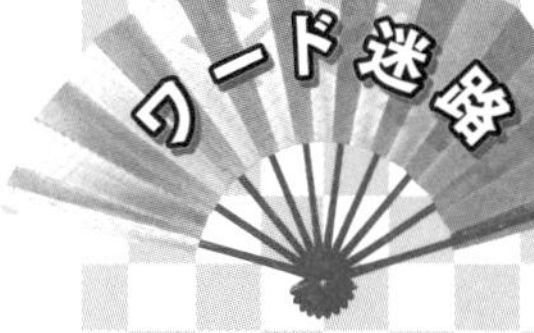

ワード迷路

02

迷路を通れば続きがわかる

スタートからゴールまで、正しい道をたどり
文字をつなぐとネタが完成いたしますよ

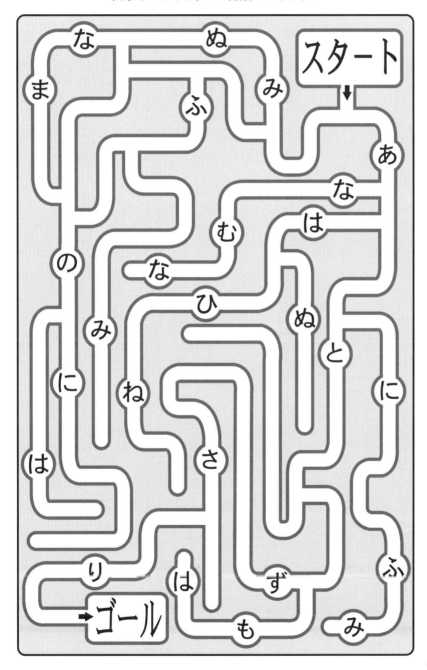

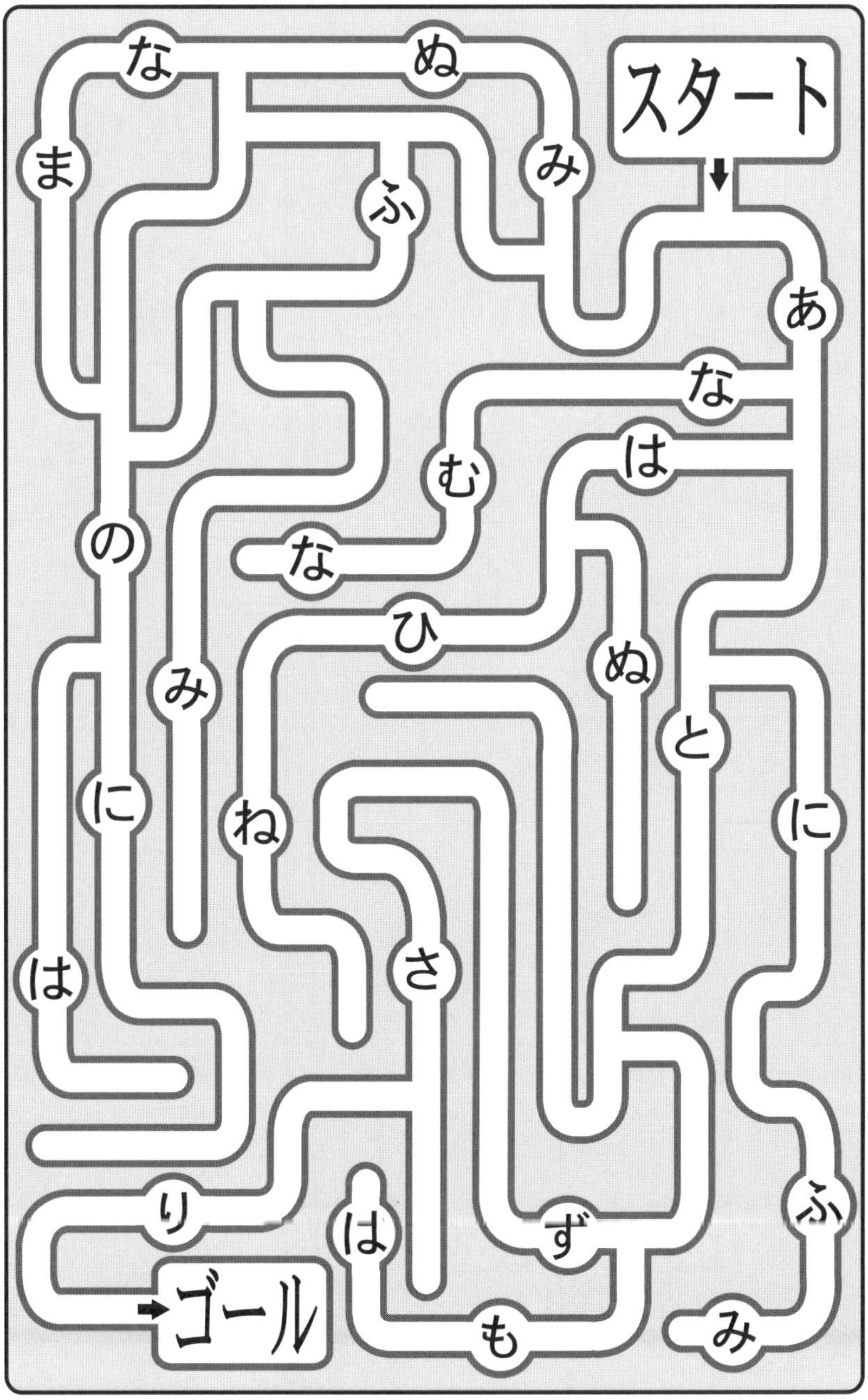

ひさびさのお化粧、旦那も…

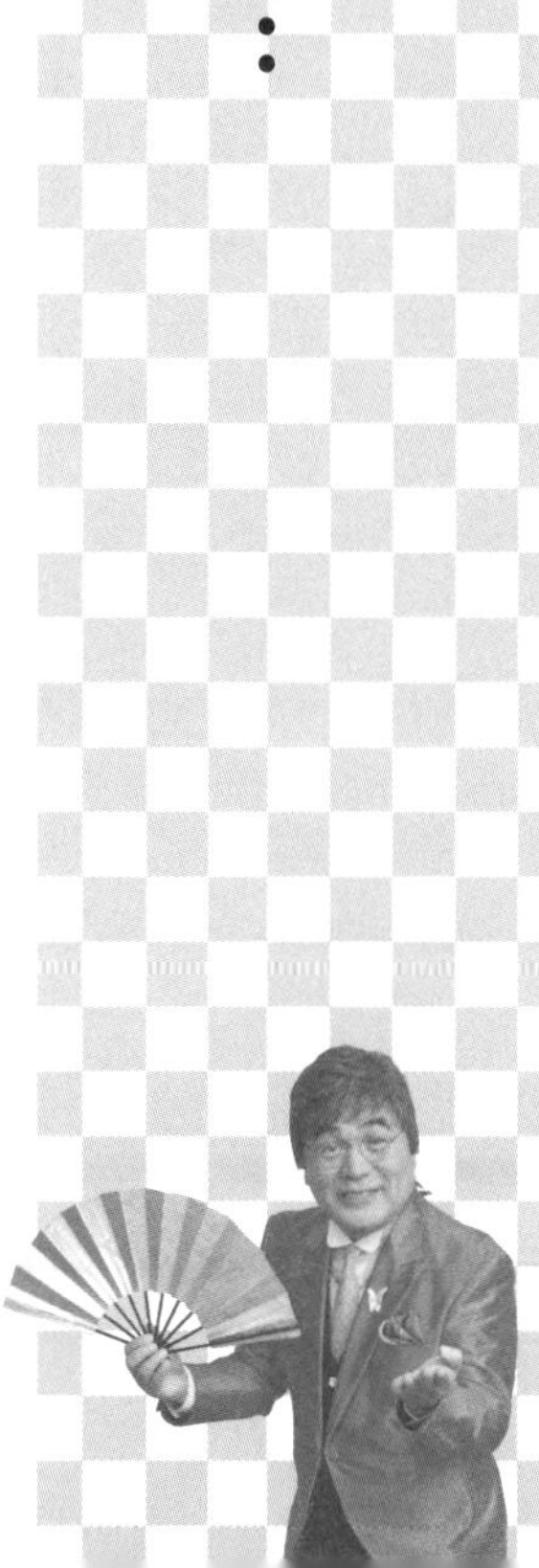

解答は120ページでございます

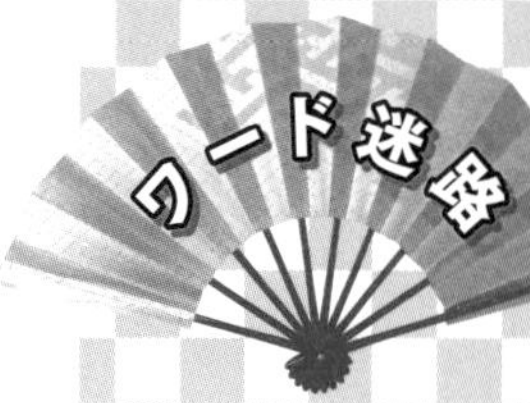

03

迷路を通れば続きがわかる

スタートからゴールまで、正しい道をたどり
文字をつなぐとネタが完成いたしますよ

昔は愚痴をこぼしました
あれから40年、今は…

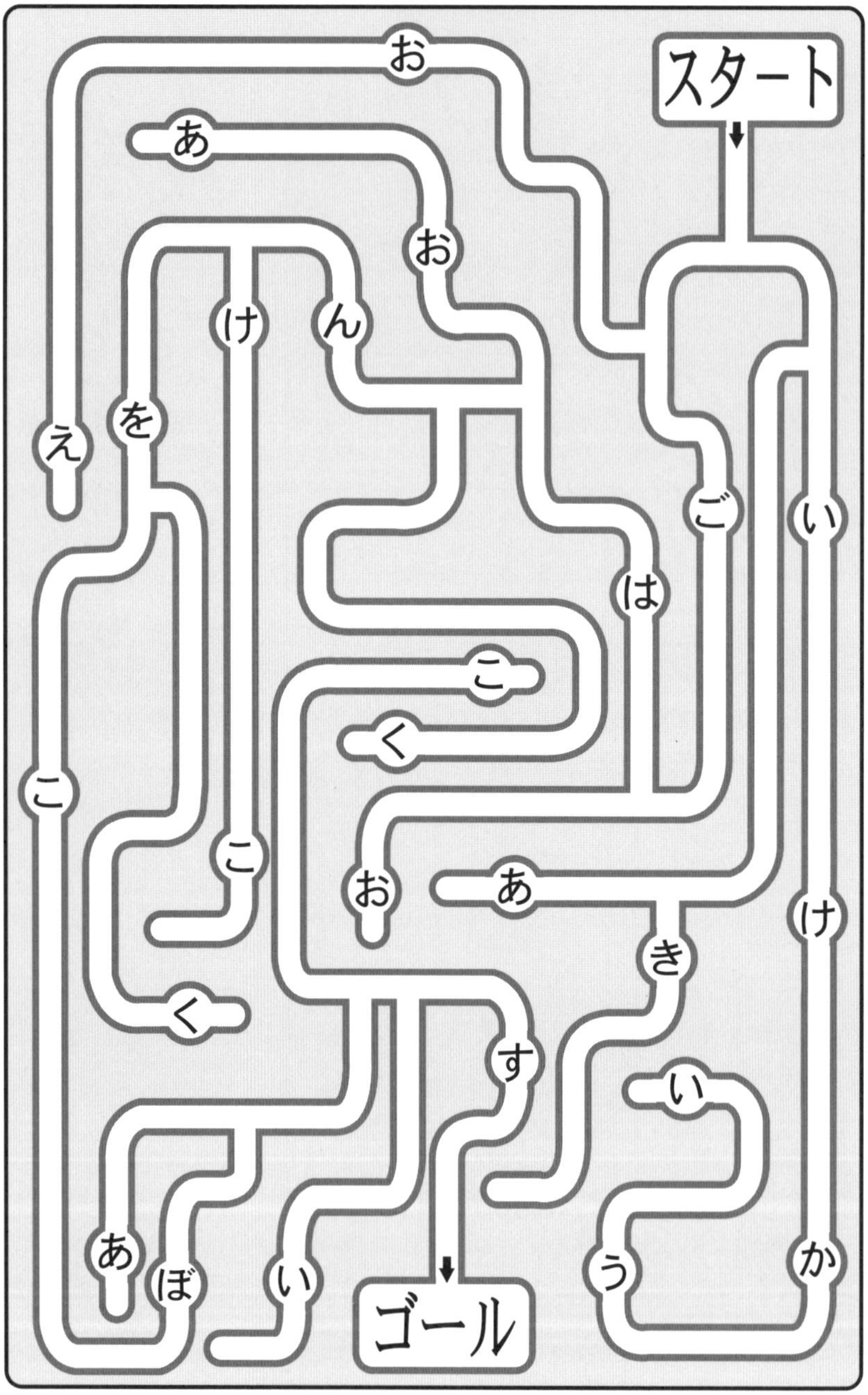

解答は120ページでございます

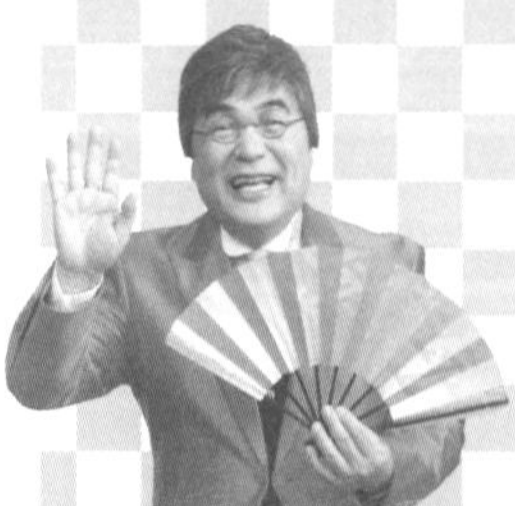

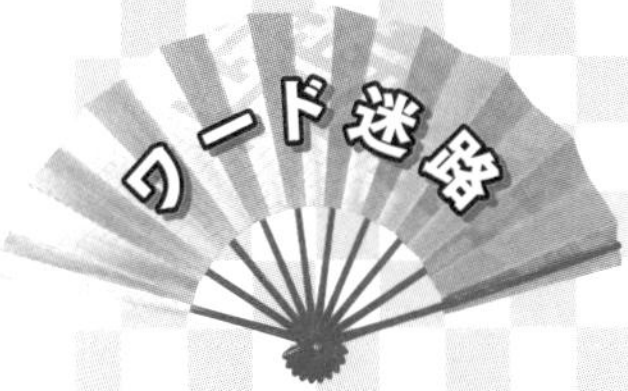

04

迷路を通れば続きがわかる

スタートからゴールまで、正しい道をたどり
文字をつなぐとネタが完成いたしますよ

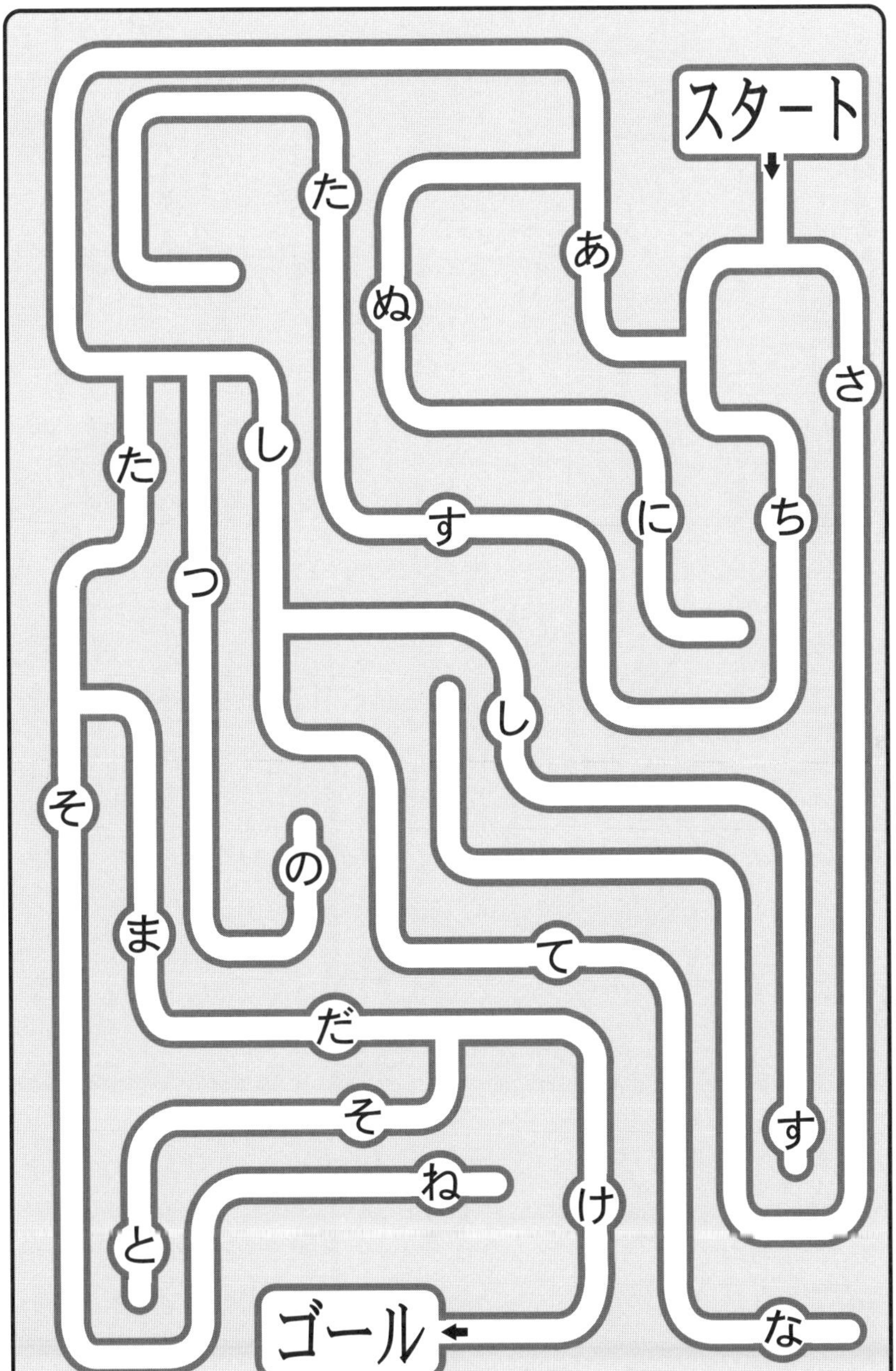

解答は120ページでございます

年をとると輝きがなくなります
輝くのは…

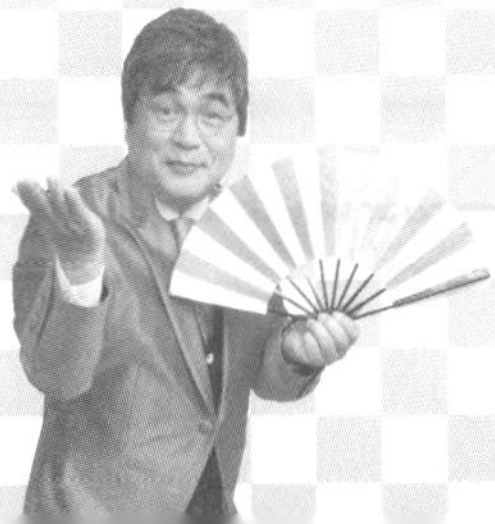

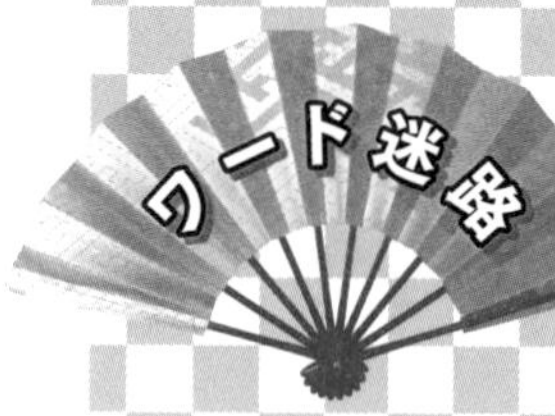

05

迷路を通れば続きがわかる

スタートからゴールまで、正しい道をたどり
文字をつなぐとネタが完成いたしますよ

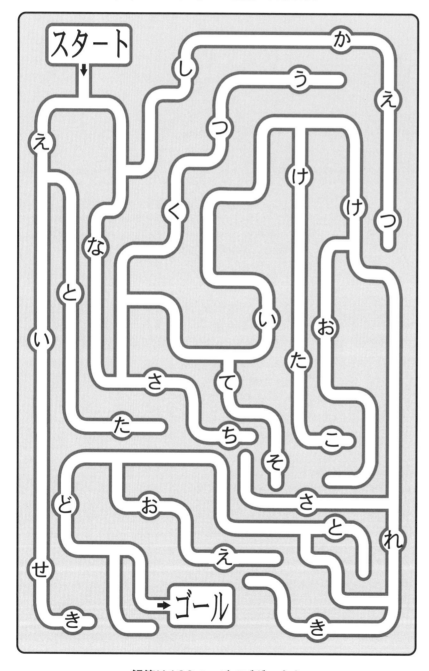

解答は120ページでございます

若いときはきれいだったのです
おもかげは……

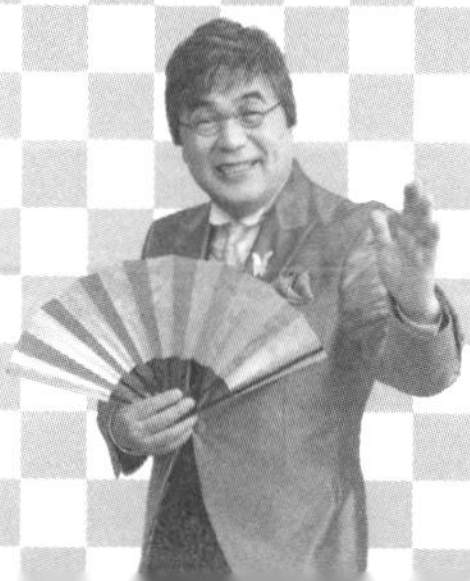

きみまろ式
健康法
①

Training & Walking

筋トレとウォーキングで健康維持に努めています

私は70代の今も、毎年100本ほどのライブを行っています。約1時間の舞台ですが、もう少し長くなることもありますね。ライブは体力勝負。舞台上をずっと歩き回り、時には中腰になったり背中を反らしたりと、なかなかハードなのです。中高年になると筋力が衰えてきますが、舞台で動けなくなってはお客さまに笑っていただけません。ですから、できるだけ時間をつくってジムに通っています。

ジムにはいろいろな筋トレマシーンがありますから、自分の体と相談しながら少し大変かな、というぐらいの負荷をかけて頑張っています。50キロのおもりを10回上げるのを3セットとかね。

晴れた日には、自宅のある河口湖畔でウォーキングもしています。歩きながら富士山を写真に撮ったり、漫談の練習をしたり。外気にふれて体を動かすのは、本当に気持ちがいいですね。以前はジョギングをしていましたが、転んでけがをしては舞台に差し支えますから、最近ではもっぱらウォーキングです。時間は朝。いつ歩いたっていいのですが、人がいない朝の静かな湖畔の空気は格別においしいものです。夕方薄暗くなってからでは、つまずいて転ぶ危険もありますしね。

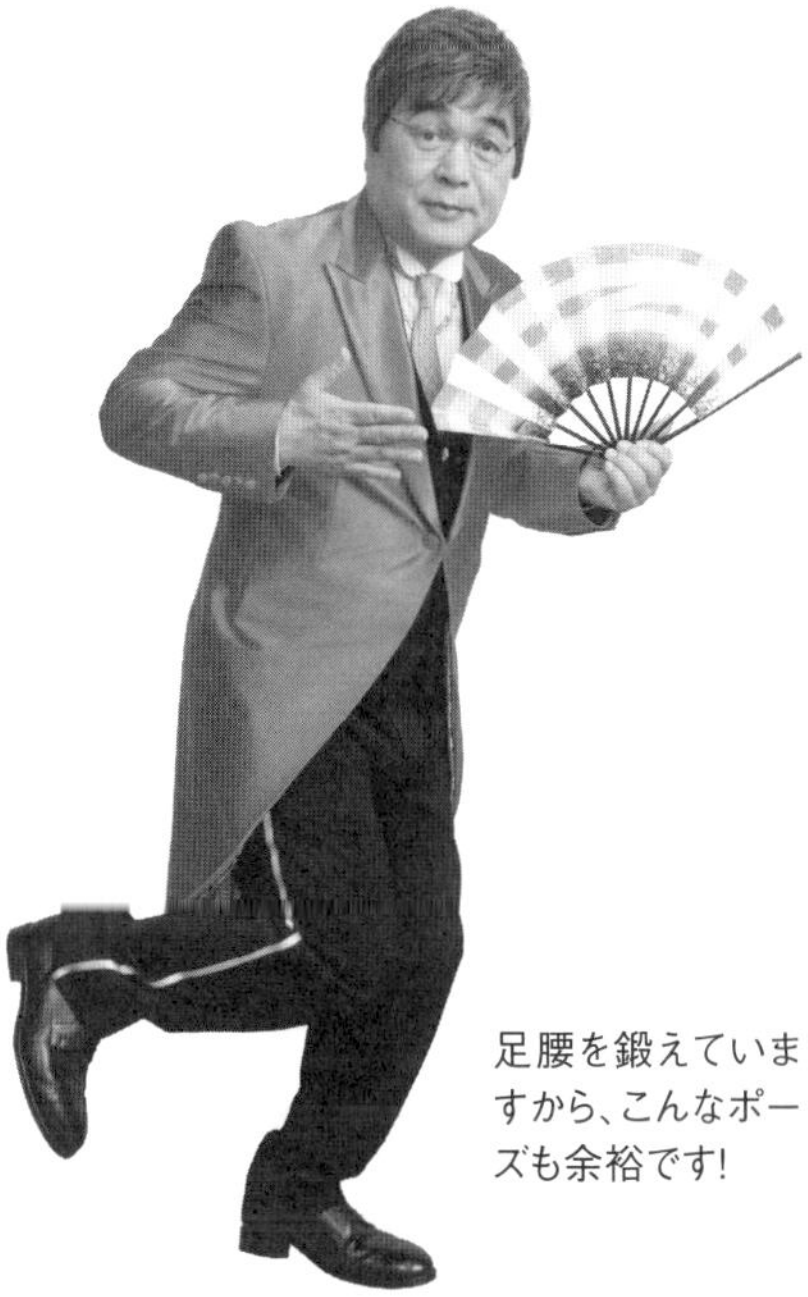

足腰を鍛えていますから、こんなポーズも余裕です！

笑ドリル②

記憶力

Chapter 02

いいことだけ覚えておきましょう

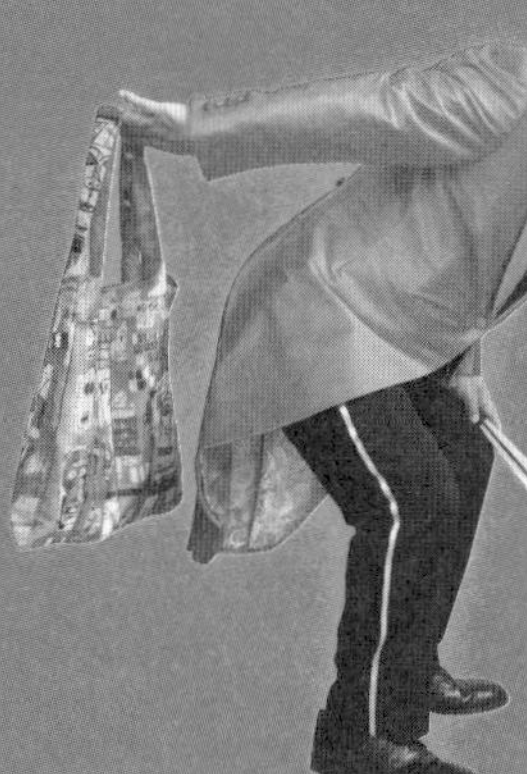

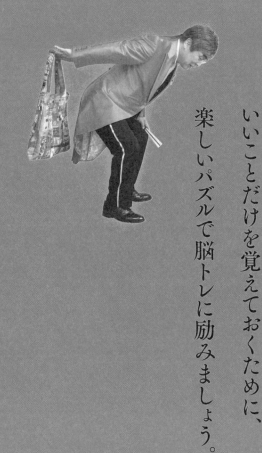

物忘れは中高年の悩みの種ですね。
でも、忘れることは人生の断捨離でもあるのです。
イヤなことは、さっさと忘れたほうがいいですからね。
いいことだけを覚えておくために、
楽しいパズルで脳トレに励みましょう。

01-1

イラストを覚えましょう

時計などを用意し、下の絵を20秒見て内容を覚えてくださいませ。
次にページをめくり、60ページの質問に答えてください

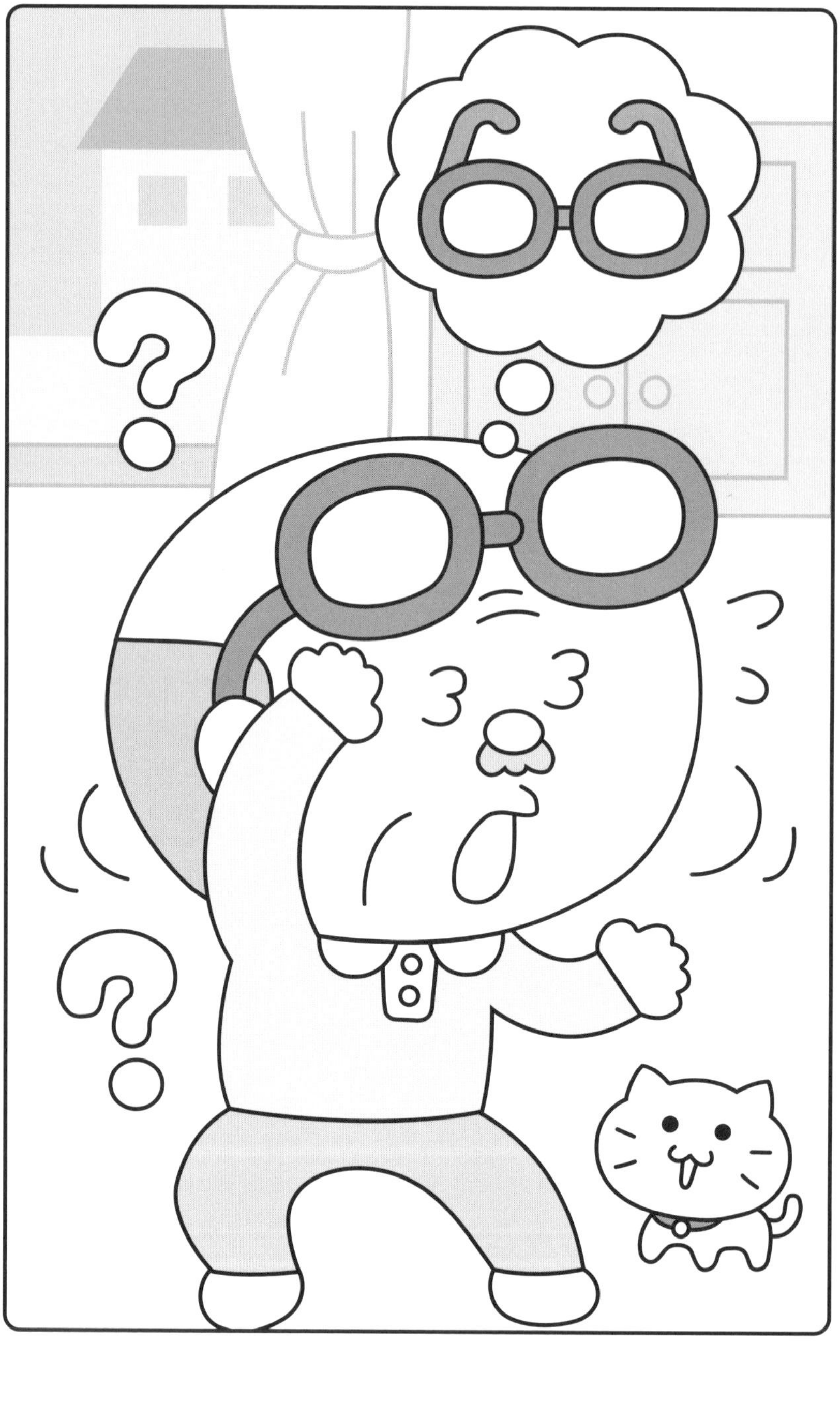

短期記憶

メガネをかけて メガネを探す

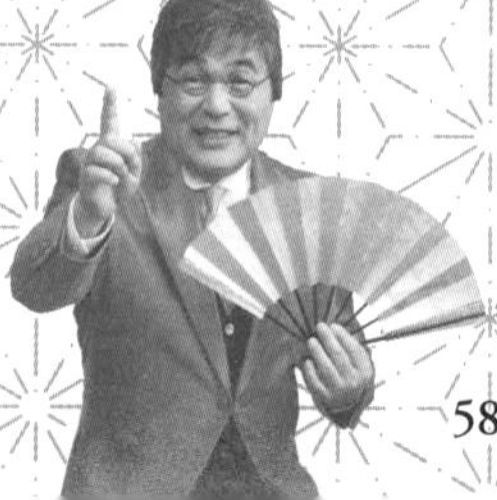

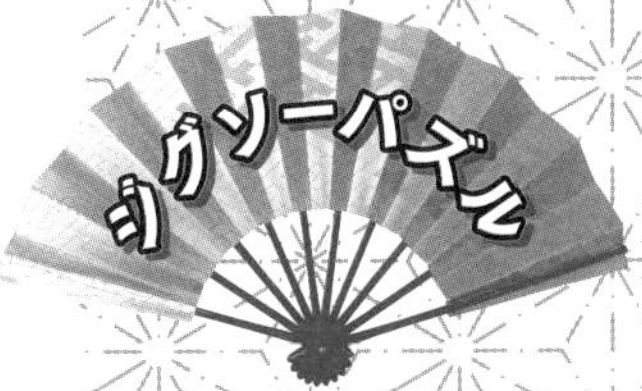

02

まちがいピース探し

下の絵から12個のピースを取り出しましたが、一つだけ元の絵に合わないものがあります。そのピースを見つけてくださいませ

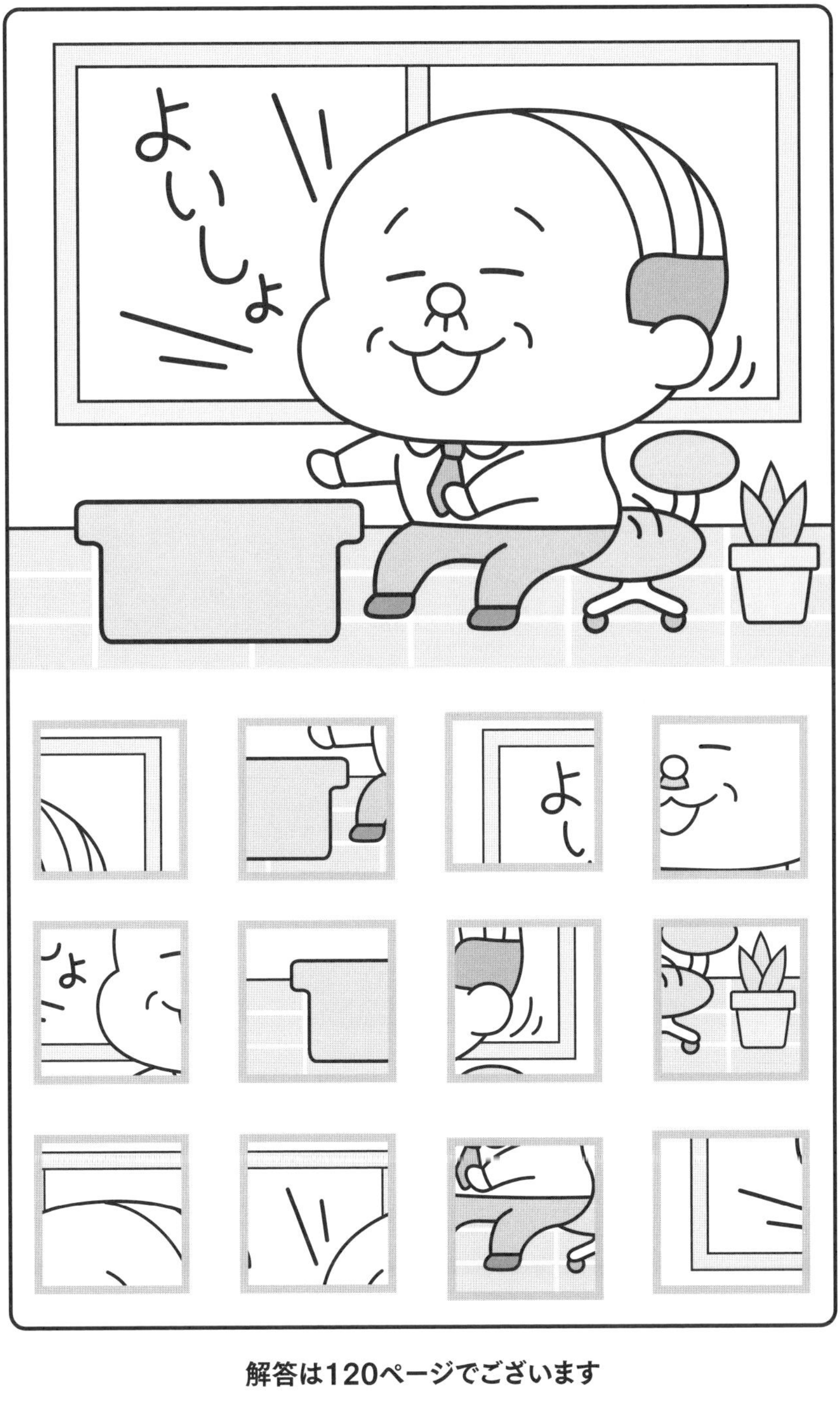

解答は120ページでございます

よいしょ、と言わないと立てない
どっこいしょ、と言わないと座れない

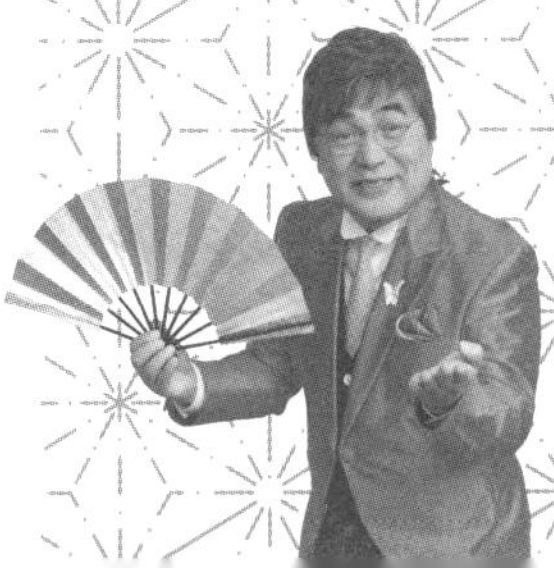

短期記憶

メガネをかけて　メガネを探す

01-2

思い出して答えましょう

58ページのイラストの内容を思い出して、下の質問に答えてくださいませ。
制限時間はありませんが、前のページに戻るのはガマンしましょう

質問

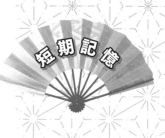

01 部屋の窓のカーテンは閉まっていた？

02 お父さんはネクタイを締めていた？

03 猫は何匹いた？

解答は120ページでございます

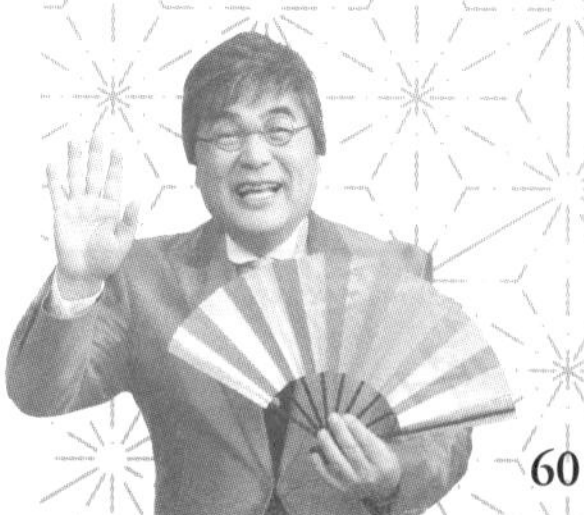

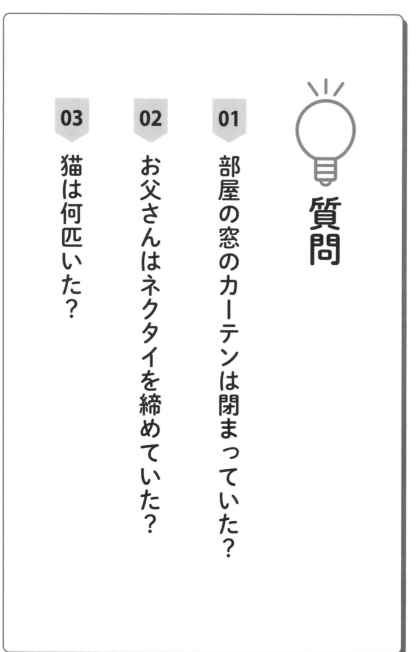

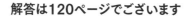

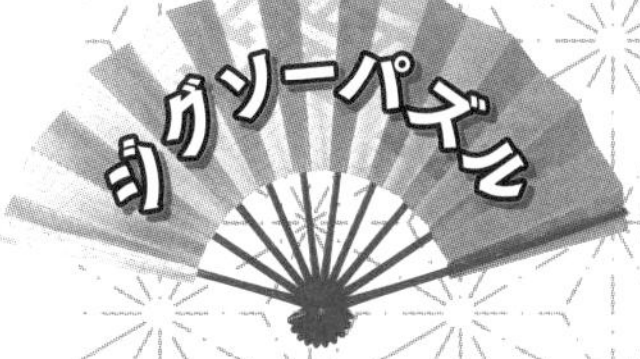

最終学歴　自動車学校

03

まちがいピース探し

下の絵から12個のピースを取り出しましたが、一つだけ元の絵に合わないものがあります。そのピースを見つけてくださいませ

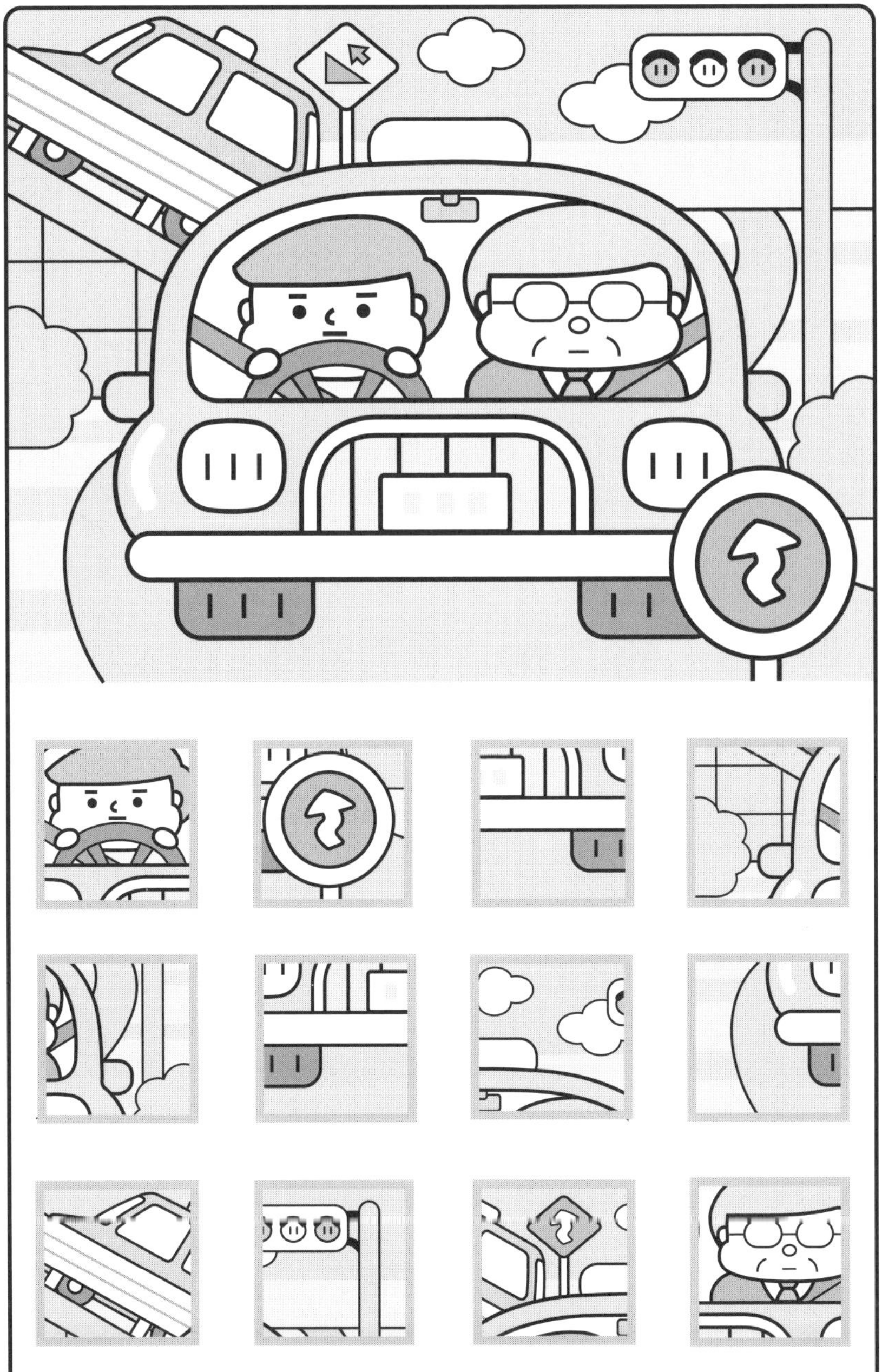

解答は120ページでございます

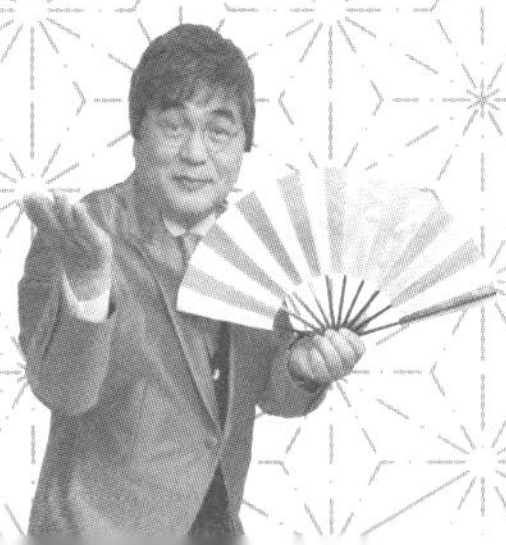

04-1

イラストを覚えましょう

時計などを用意し、下の絵を20秒見て内容を覚えてくださいませ。
次にページをめくり、64ページの質問に答えてください

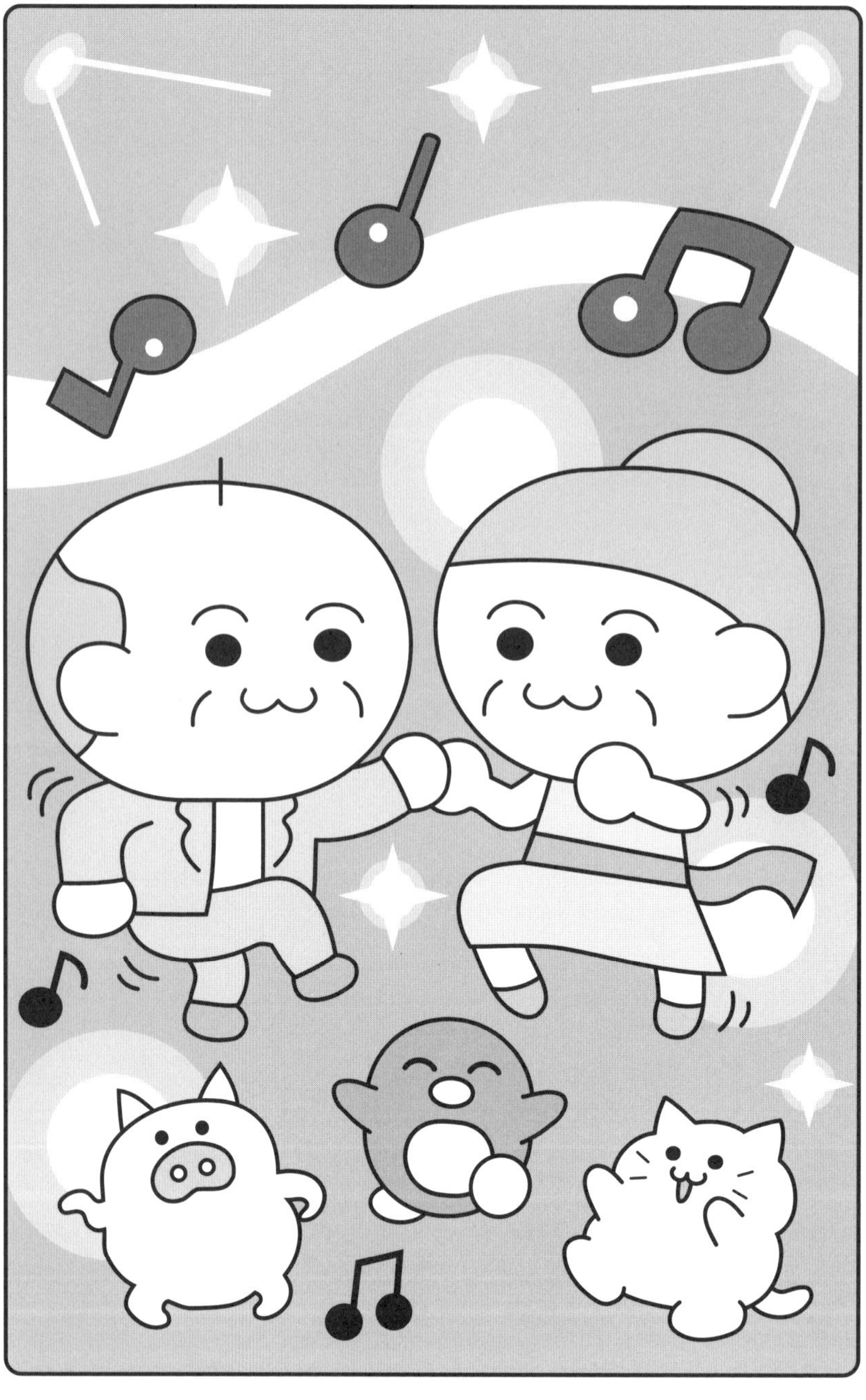

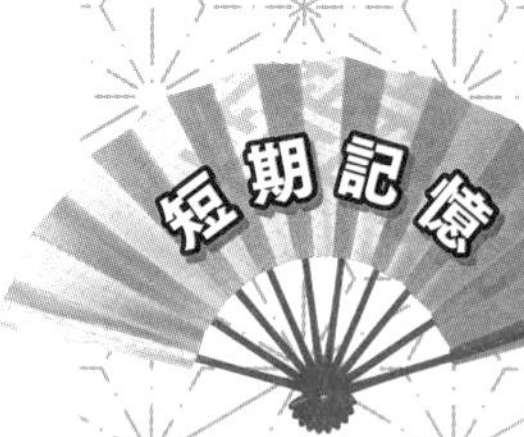

ダンス教室 ジルバを踊る ジジとババ

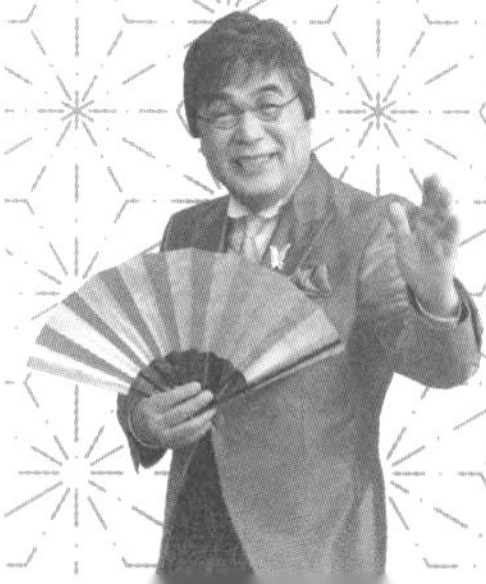

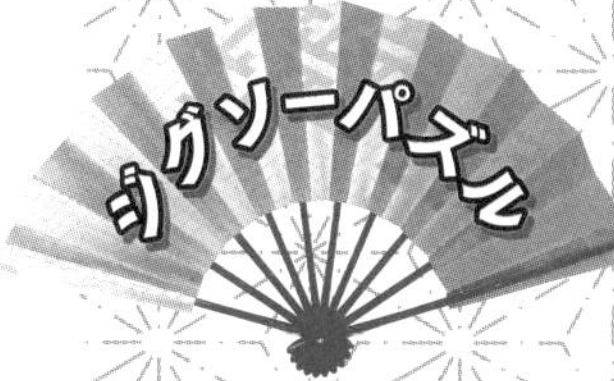

ファクスで海苔を送った友人がいます

05

まちがいピース探し

下の絵から12個のピースを取り出しましたが、一つだけ元の絵に合わないものがあります。そのピースを見つけてくださいませ

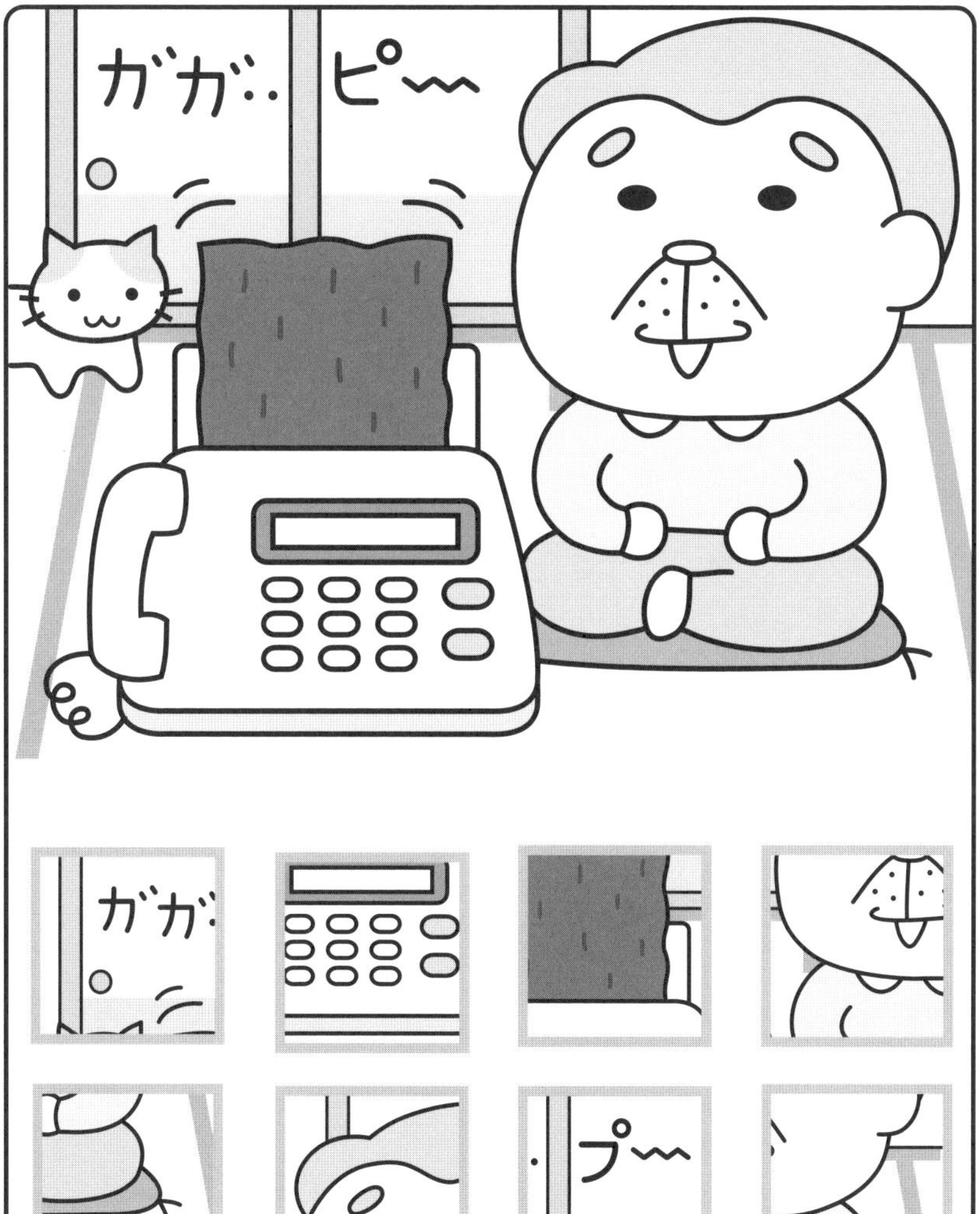

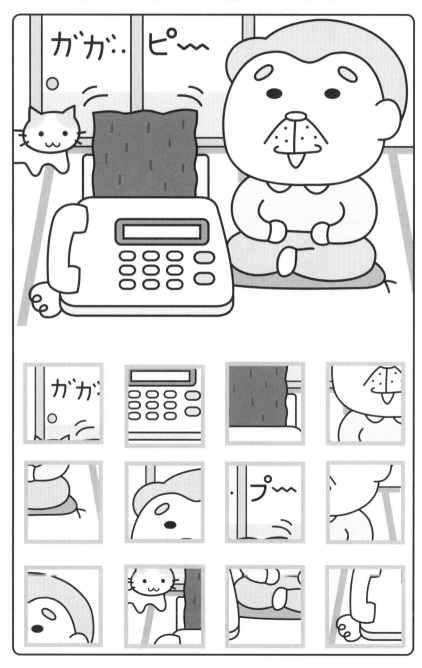

解答は121ページでございます

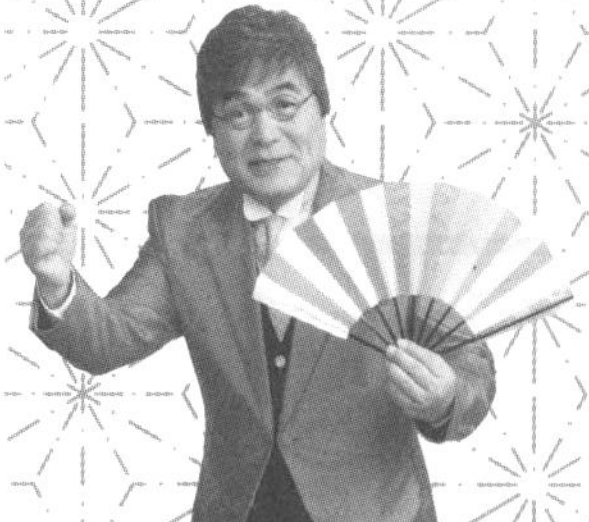

ダンス教室 ジルバを踊る ジジとババ

04-2

思い出して答えましょう

62ページのイラストの内容を思い出して、下の質問に答えてくださいませ。
制限時間はありませんが、前のページに戻るのはガマンしましょう

質問

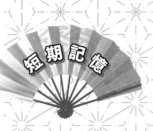

01 絵の中に音符は何個ある?

02 絵の中に豚はいた?

03 お父さんの頭には毛が何本ある?

解答は121ページでございます

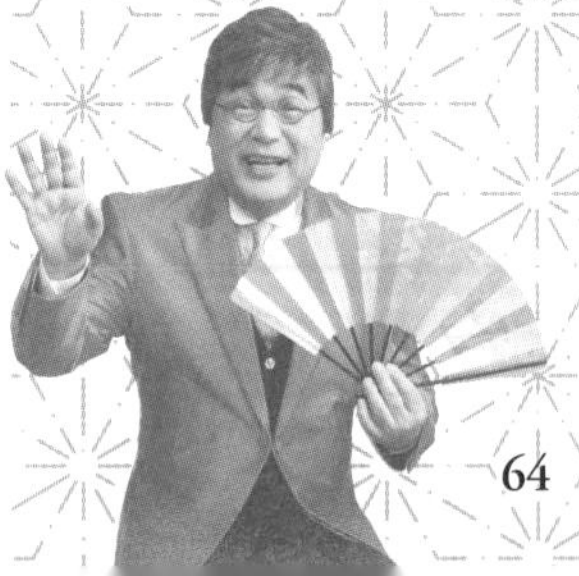

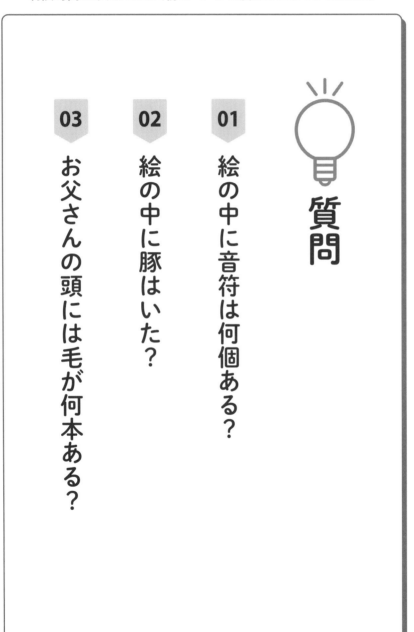

妻はエステ　夫はゴミステ

06

迷路を抜けましょう

スタートから入ってゴールを目指しましょう。
ゴールできるのはABCのどれ？

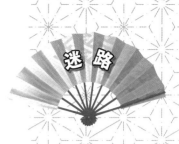

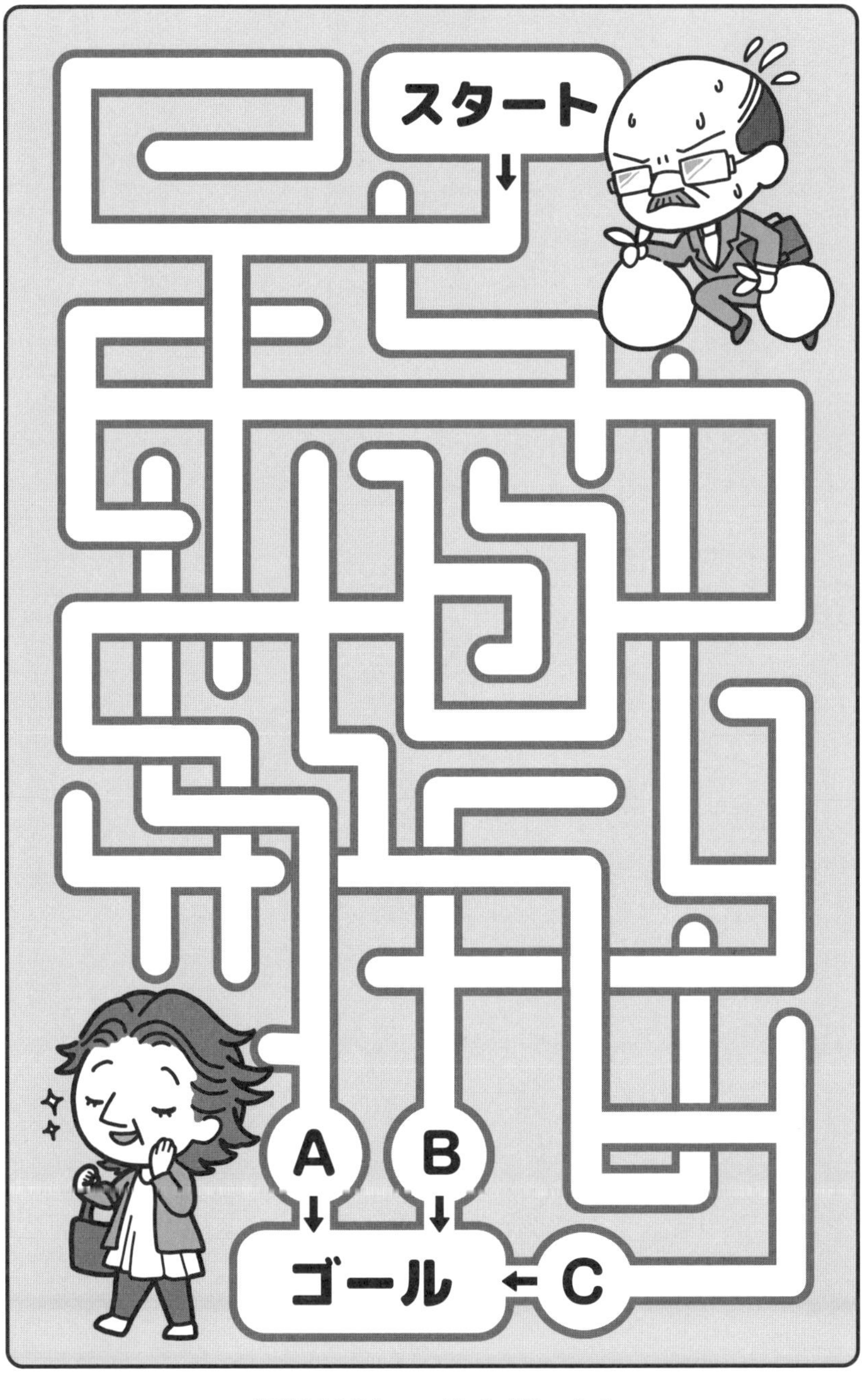

解答は121ページでございます

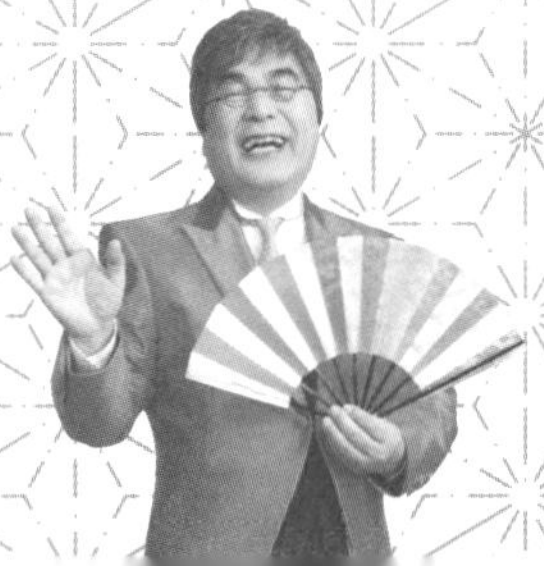

短期記憶

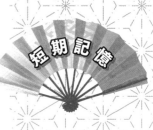

散歩しても徘徊《はいかい》とまちがわれ、独り言でボケとまちがわれ

07-1

イラストを覚えましょう

時計などを用意し、下の絵を20秒見て内容を覚えてくださいませ。
次にページをめくり、68ページの質問に答えてください

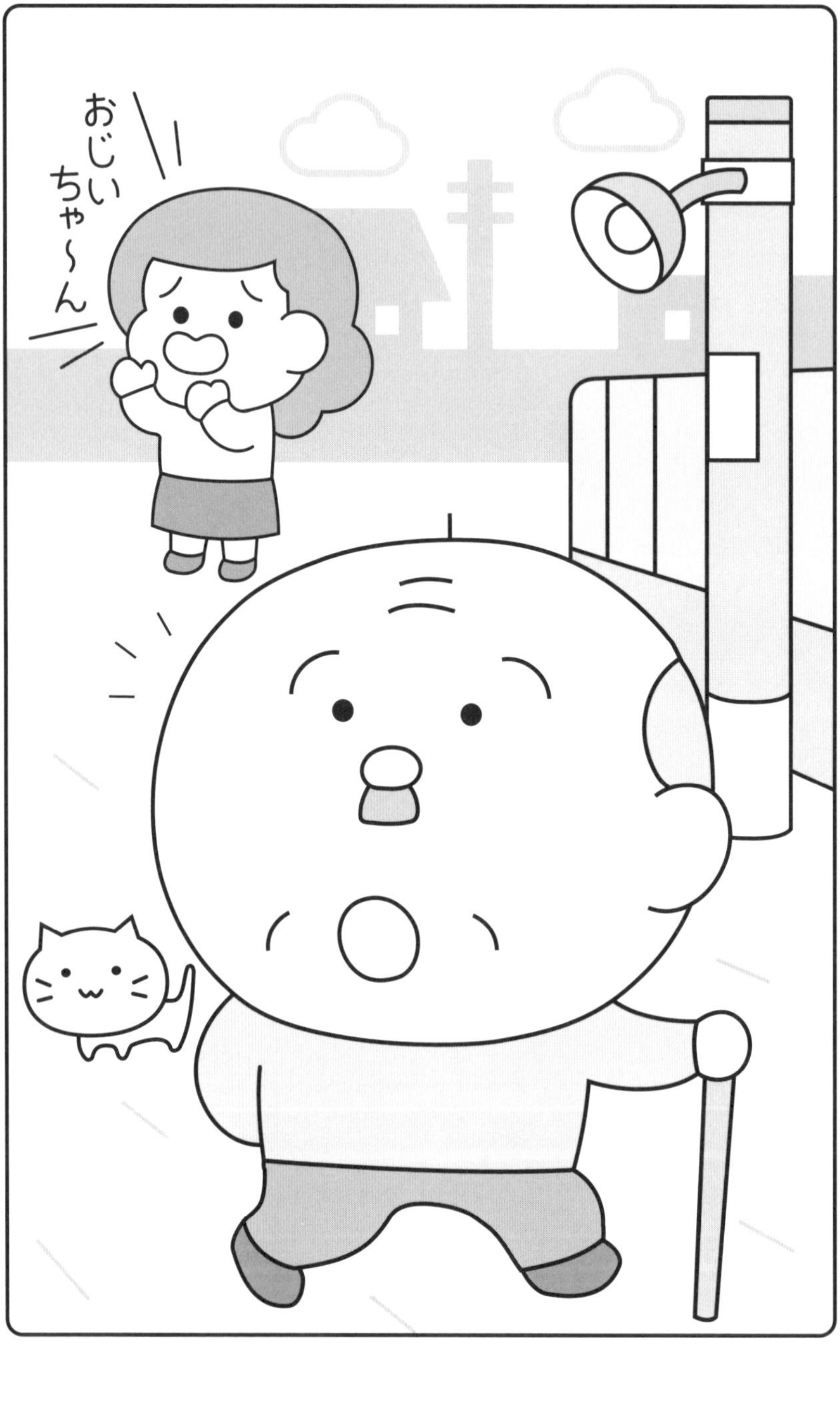

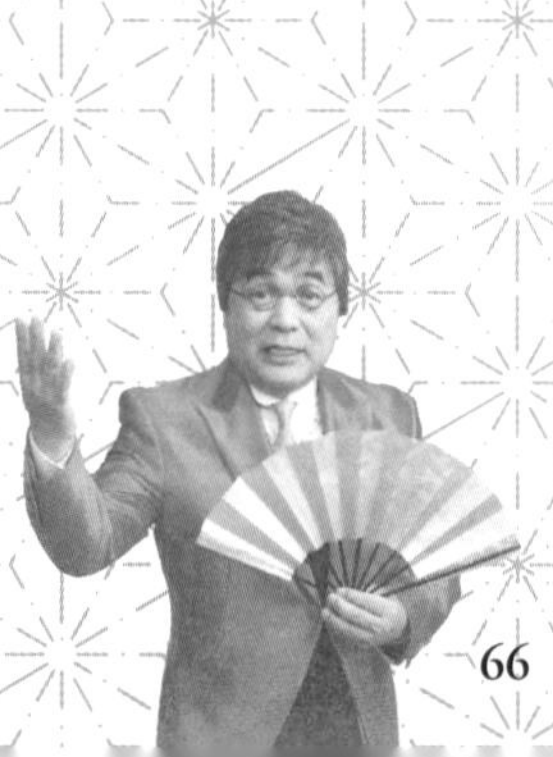

08

迷路を抜けましょう

スタートから入ってゴールを目指しましょう。
ゴールできるのはABCのどれ？

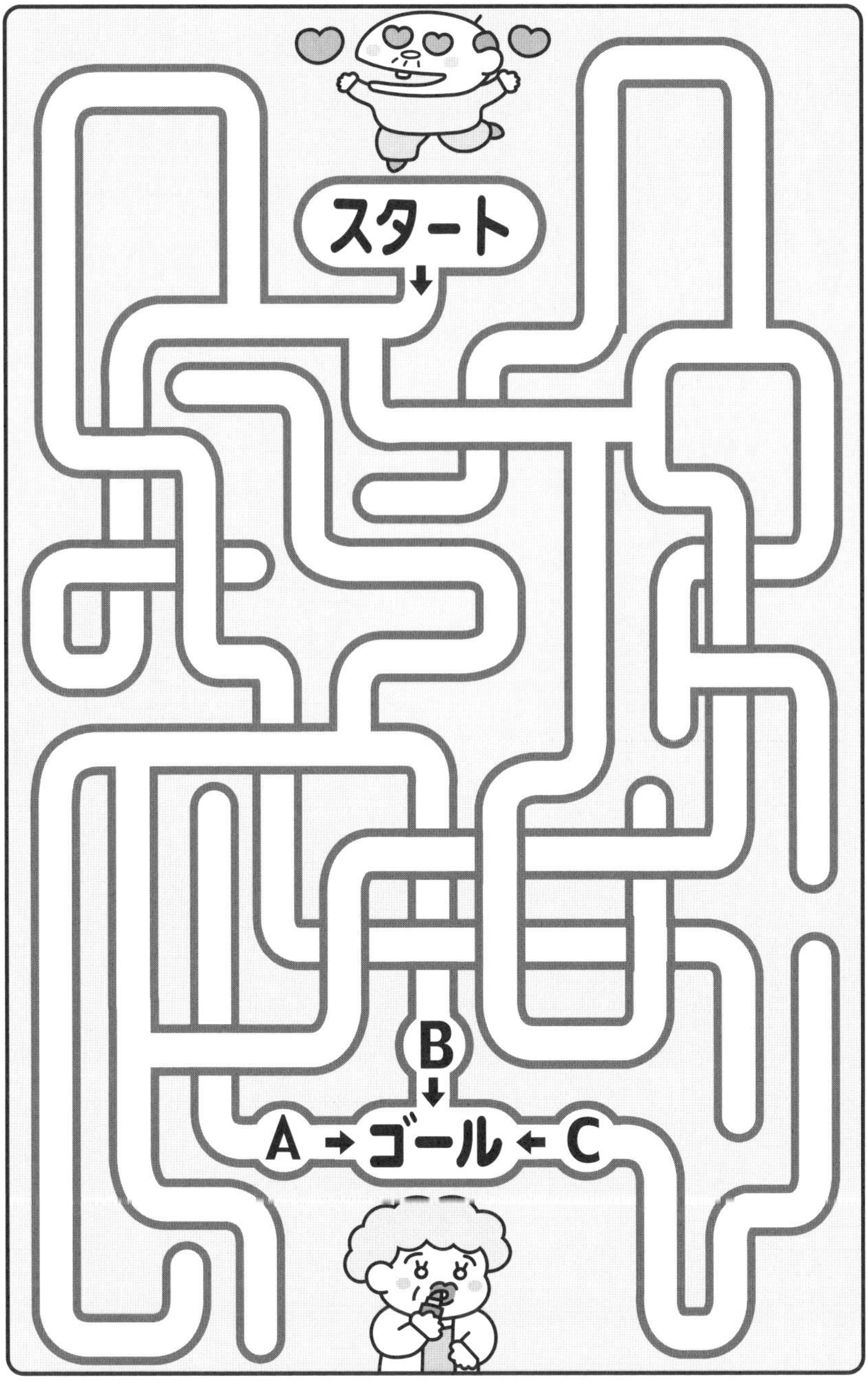

解答は121ページでございます

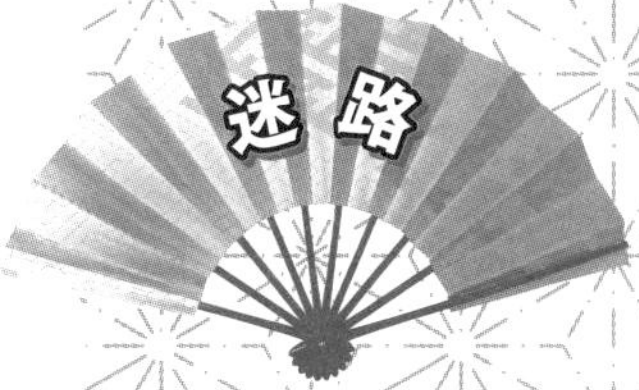

長生きするのは朝起きて
しっかりお化粧する人。
もっと長生きするのはその人を追いかける人

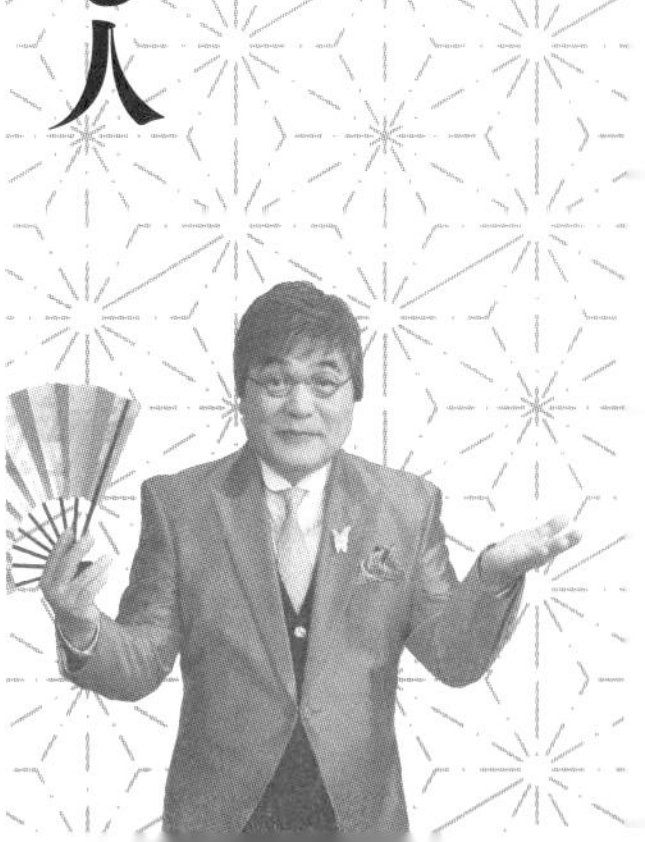

短期記憶

散歩しても徘徊《はいかい》とまちがわれ、独り言でボケとまちがわれ

07-2

思い出して答えましょう

66ページのイラストの内容を思い出して、下の質問に答えてくださいませ。
制限時間はありませんが、前のページに戻るのはガマンしましょう

質問

01 おじいさんはひげをはやしている？

02 おじいさんは杖をついていない？

03 絵の中に電柱がある？

解答は121ページでございます

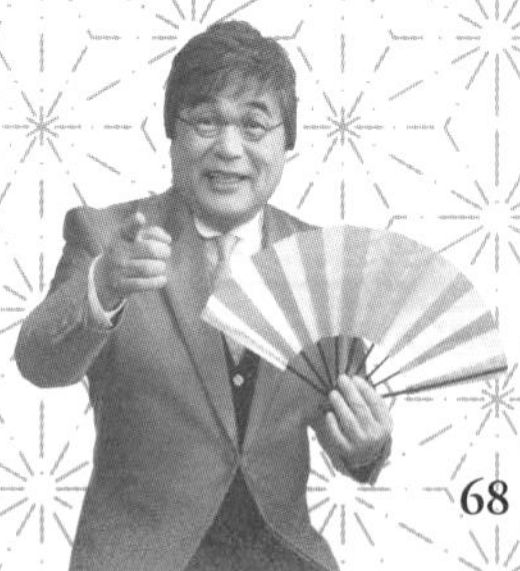

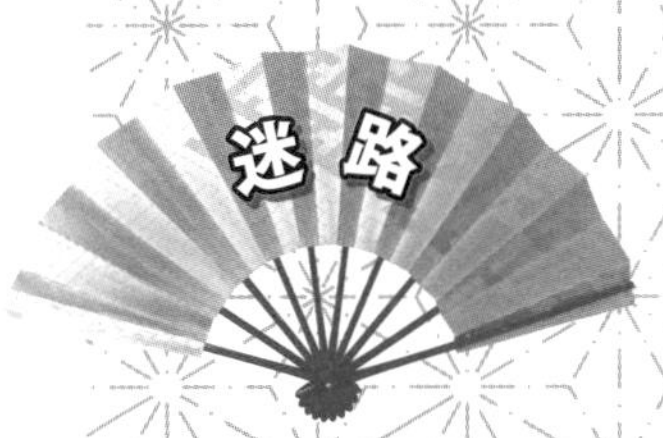

ウインクなんかすると眼科に連れていかれます

09

迷路を抜けましょう

スタートから入ってゴールを目指しましょう。
ゴールできるのはABCのどれ？

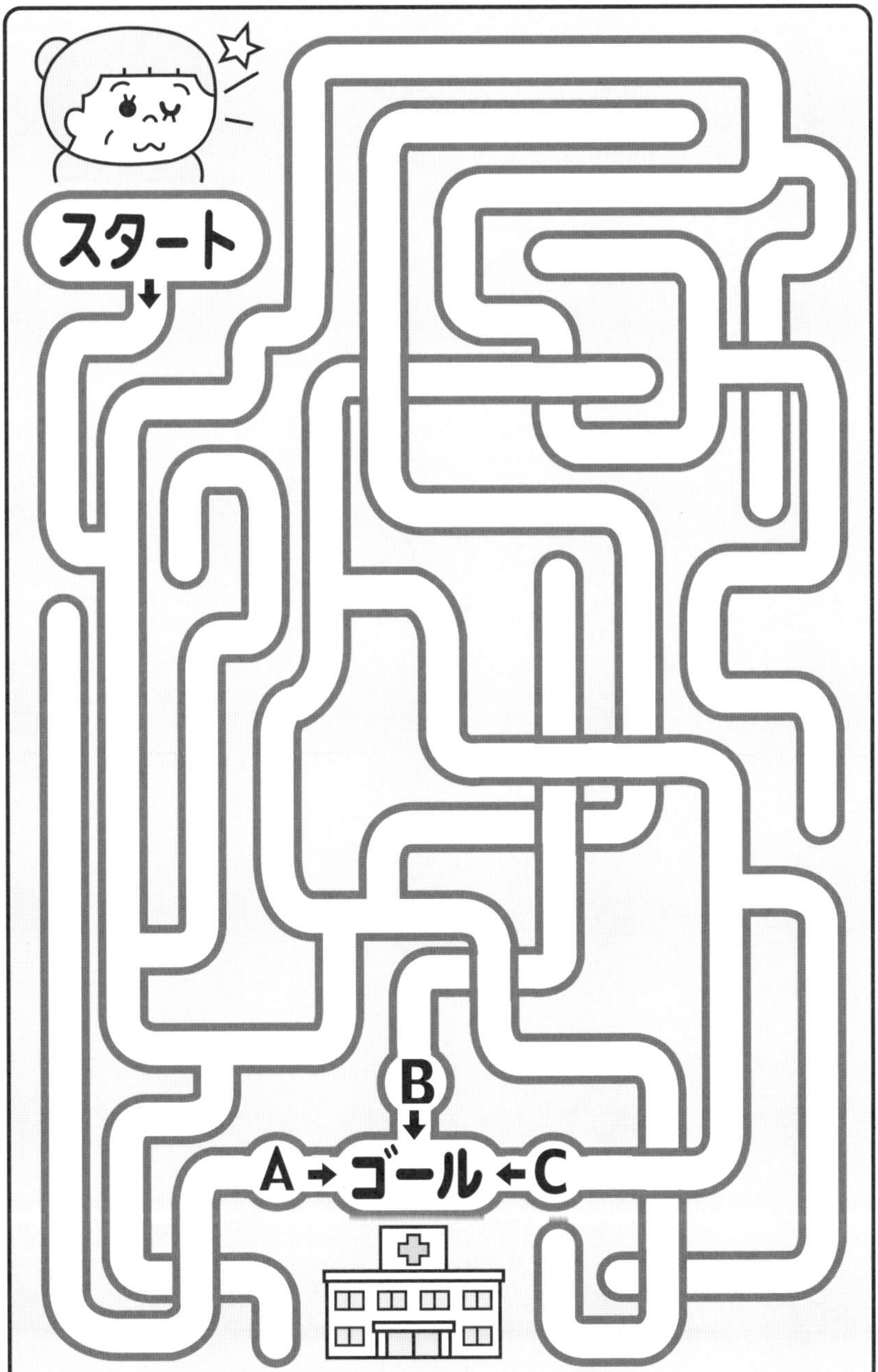

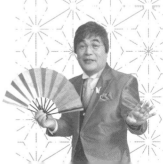

解答は121ページでございます

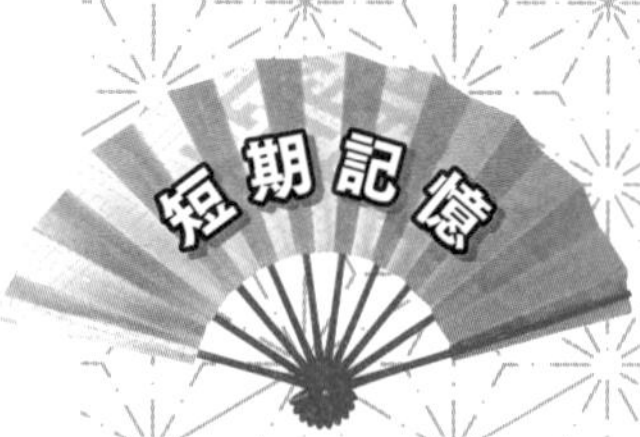

10-1

イラストを覚えましょう

時計などを用意し、下の絵を20秒見て内容を覚えてくださいませ。
次にページをめくり、72ページの質問に答えてください

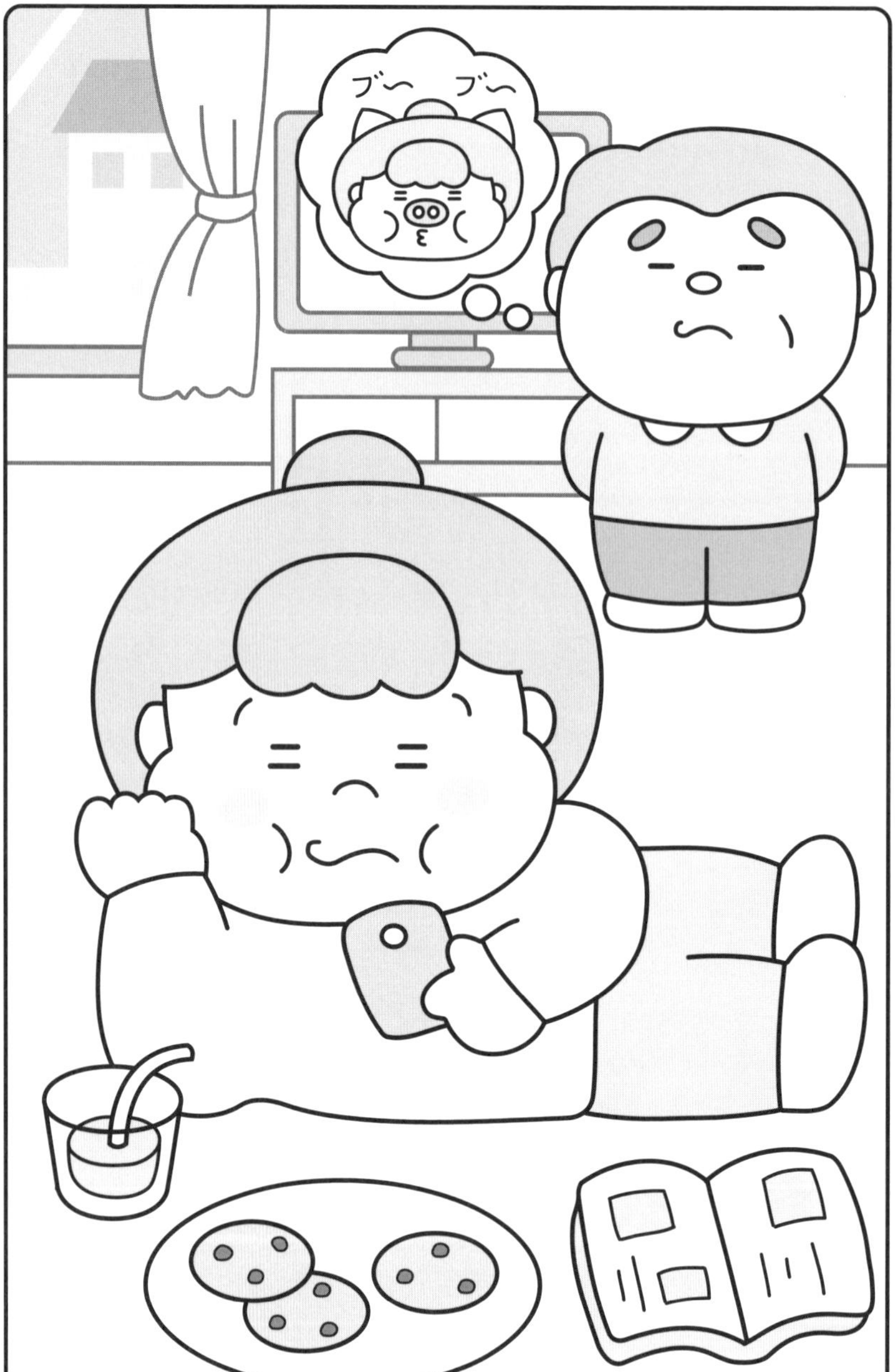

猫をかぶって嫁にきた妻も
とうとう豚になり

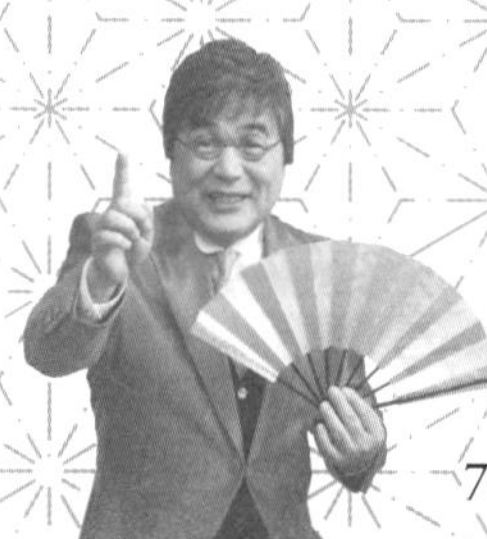

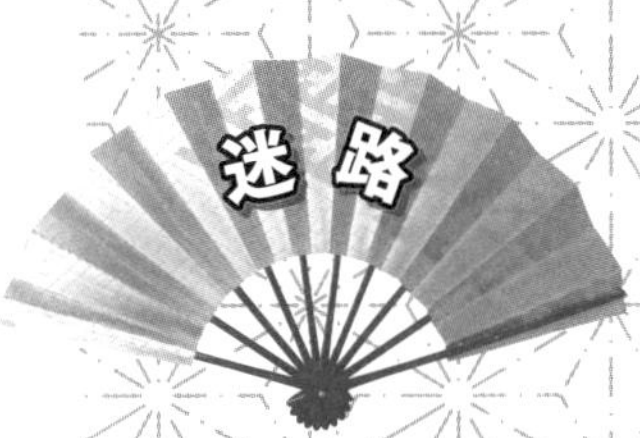

夫に強く、ゴキブリに弱い女房

11

迷路を抜けましょう

スタートから入ってゴールを目指しましょう。
ゴールできるのはABCのどれ？

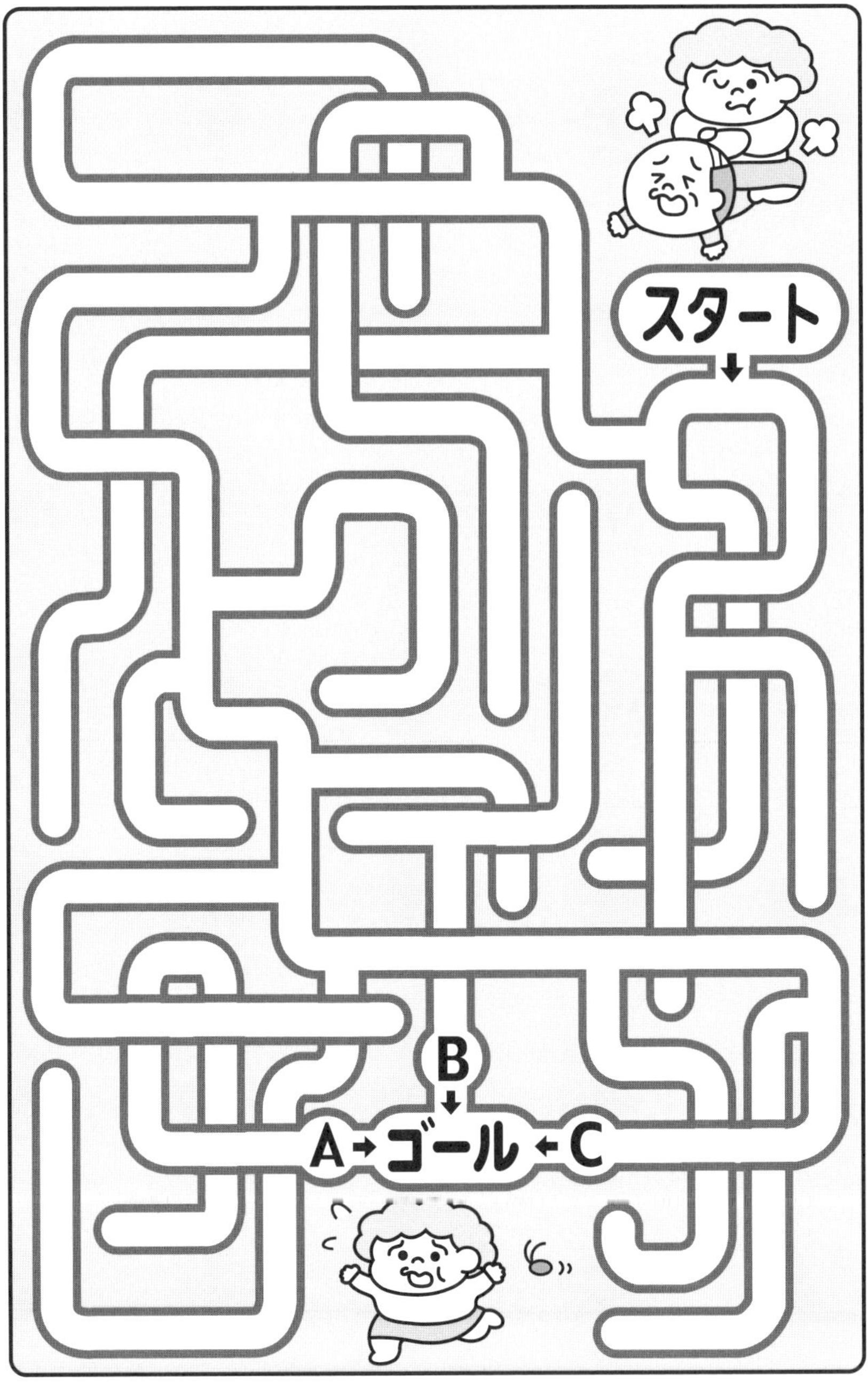

解答は121ページでございます

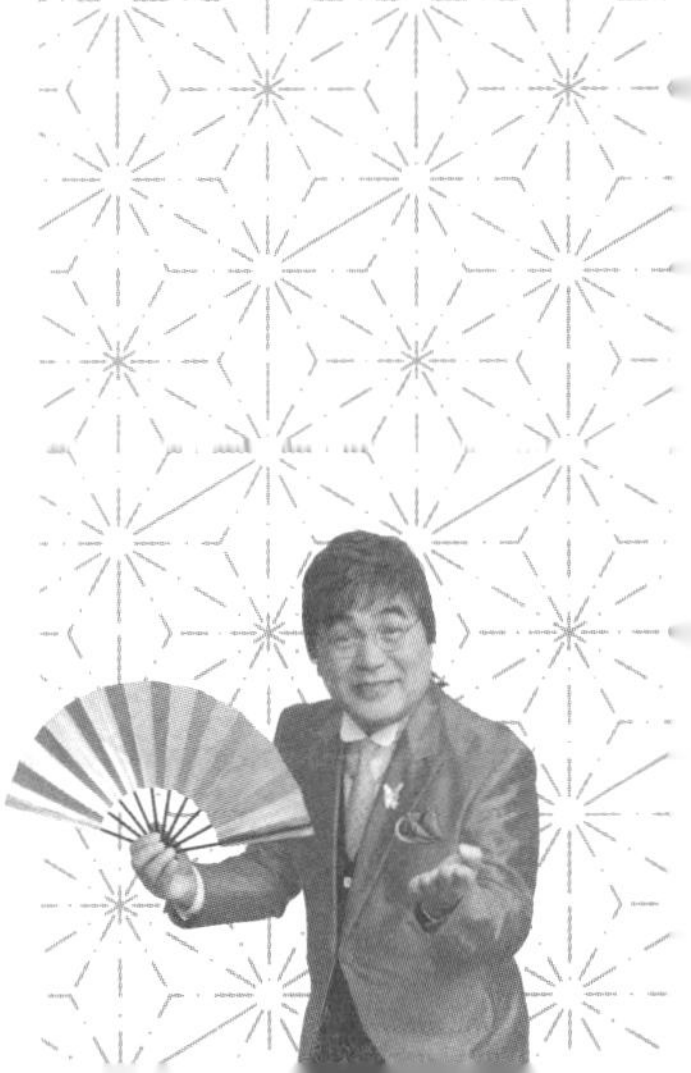

猫をかぶって嫁にきた妻も
とうとう豚になり

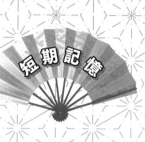

10-2

思い出して答えましょう

70ページのイラストの内容を思い出して、下の質問に答えてくださいませ。
制限時間はありませんが、前のページに戻るのはガマンしましょう。

質問

01 奥さんの前にクッキーは何個ある?

02 奥さんの前にコーラの瓶がある?

03 旦那さんの後ろにテレビがある?

解答は121ページでございます

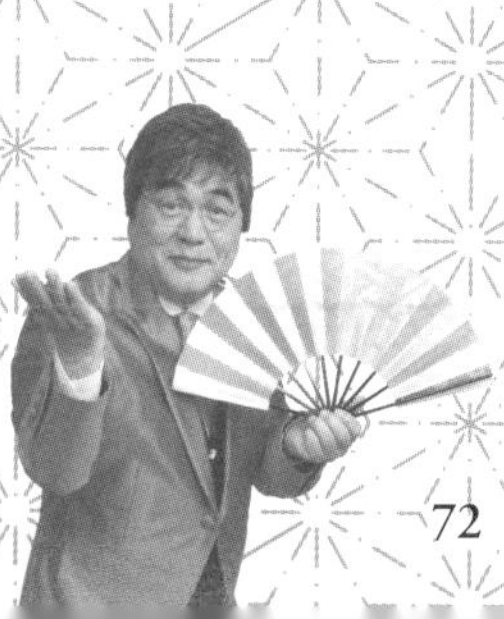

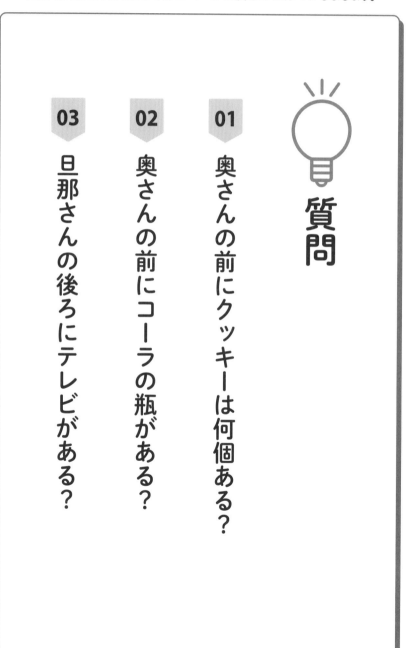

12

迷路を抜けましょう

スタートから入ってゴールを目指しましょう。

ゴールできるのはABCのどれ？

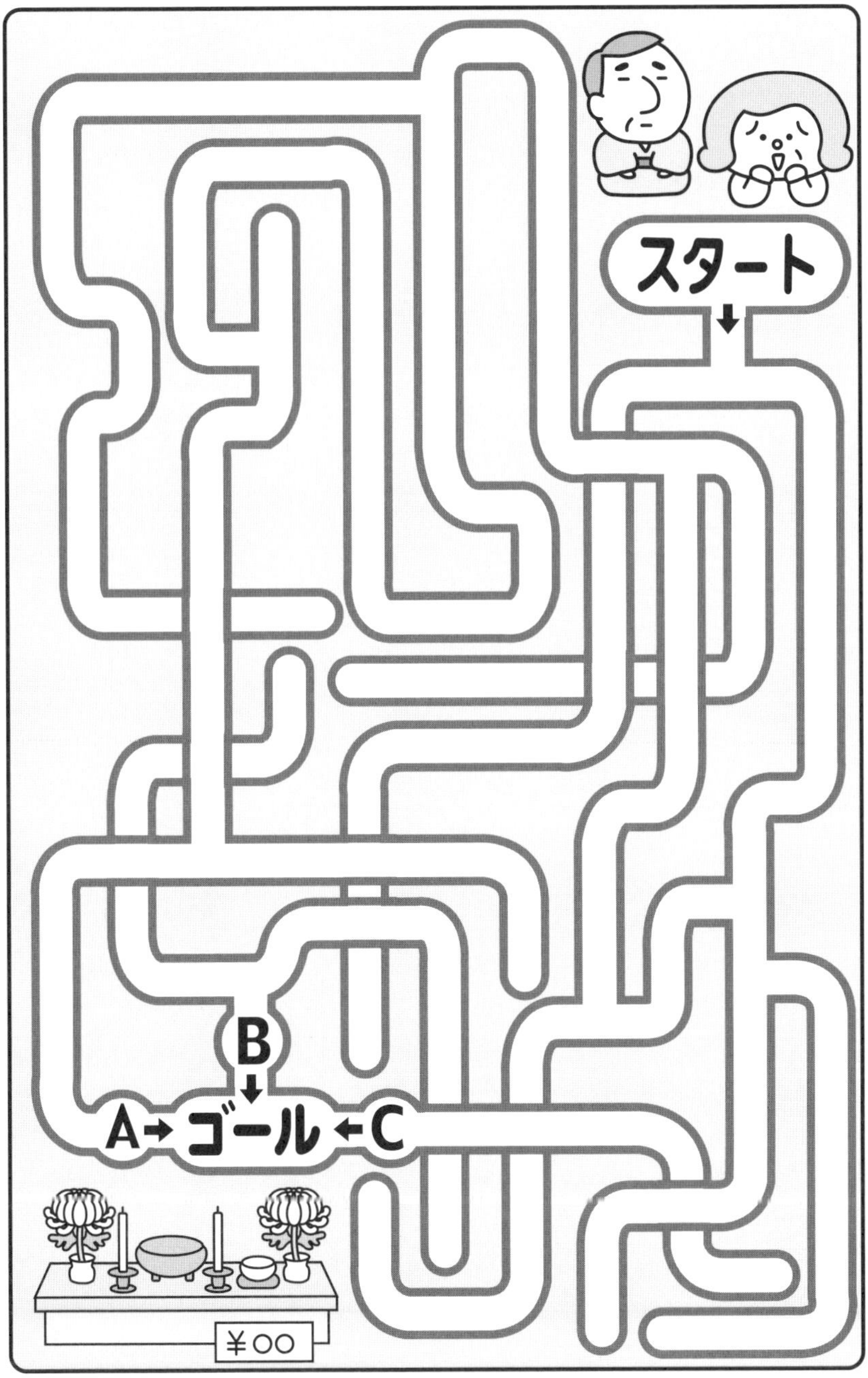

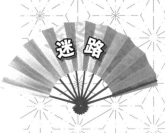

解答は121ページでございます

「私をどこかに連れてって」

もう連れていくところはございません。

仏壇のセールか墓地の売り出しぐらい

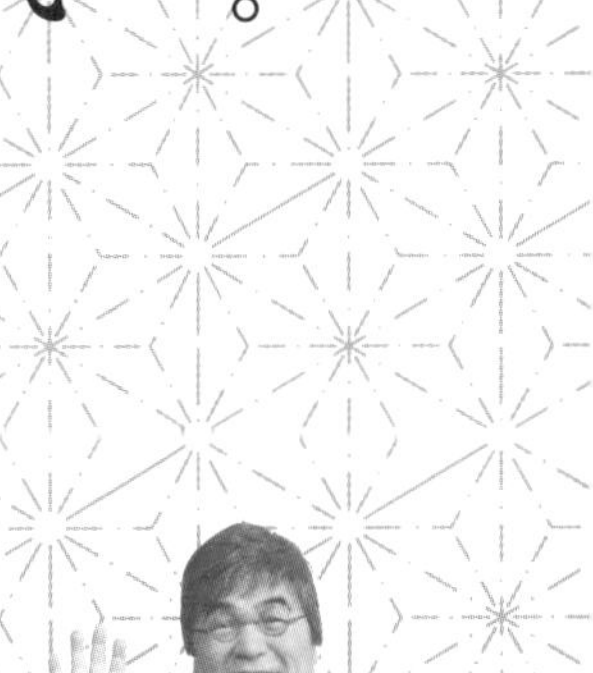

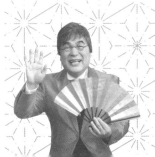

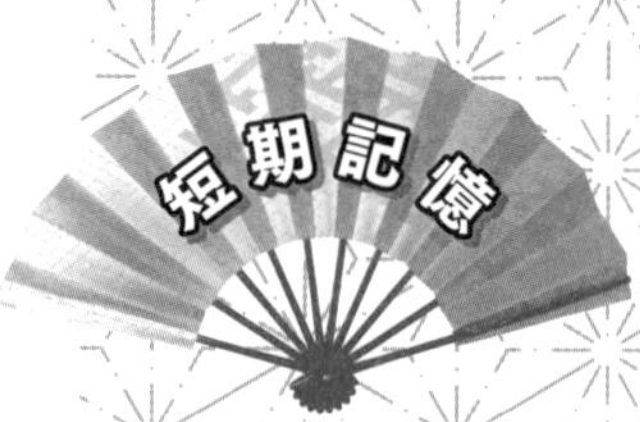

13-1

イラストを覚えましょう

時計などを用意し、下の絵を20秒見て内容を覚えてくださいませ。
次にページをめくり、76ページの質問に答えてください

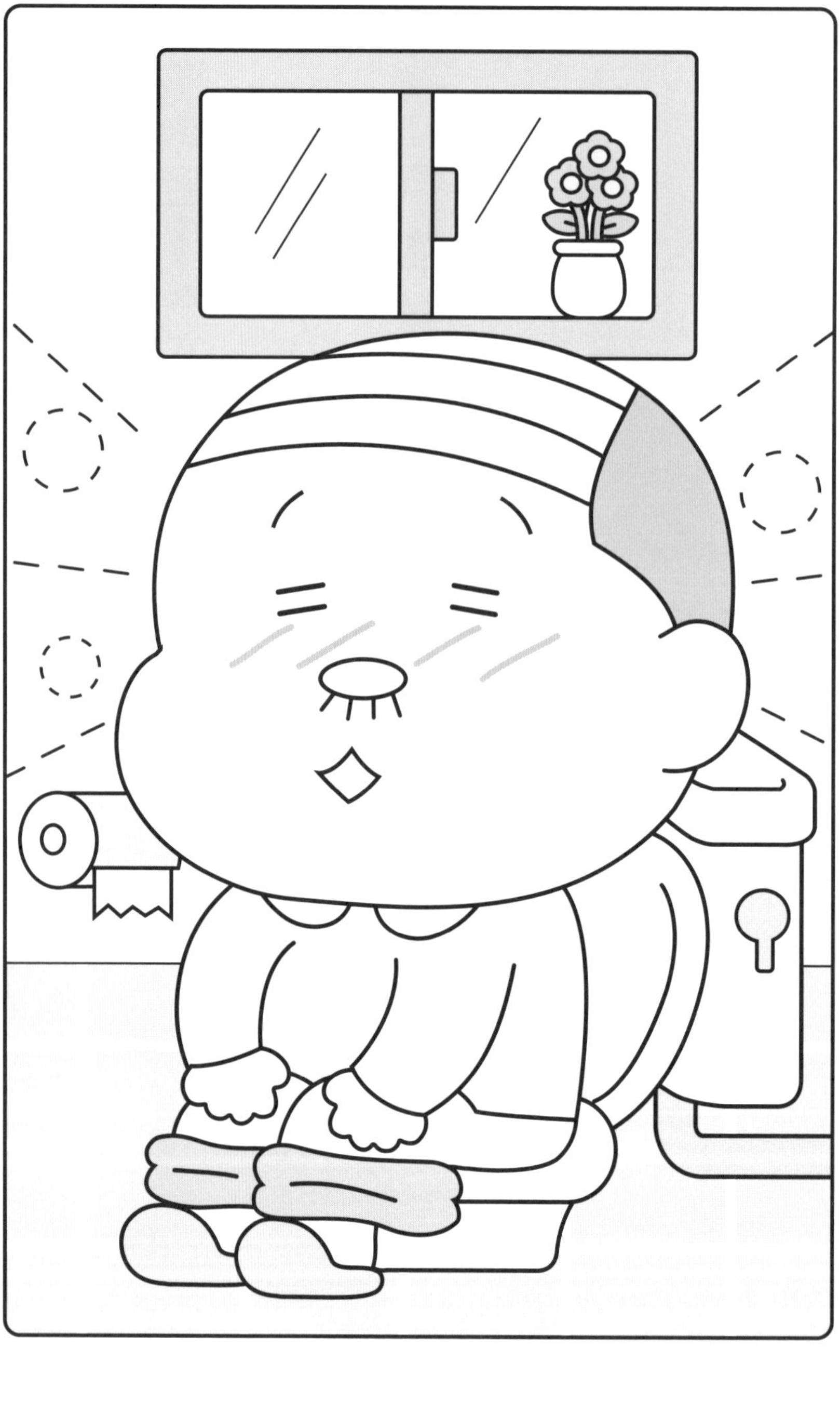

昔は温かいごはんに新妻。
あれから40年！ 今は冷めたごはんに
冷めた妻。家の中で温かいのは便座だけ！

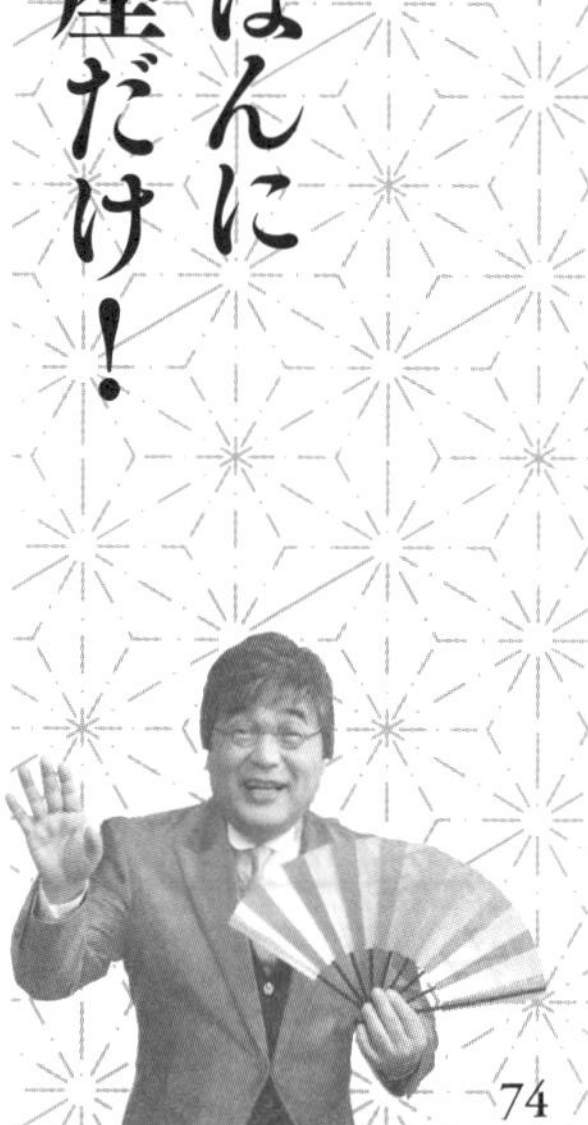

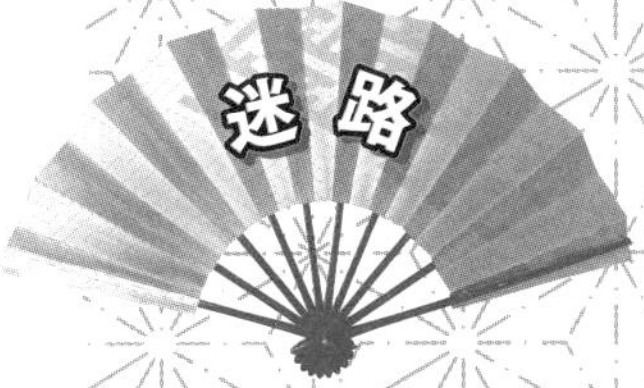

昔は男につきまとわれました。あれから40年！今ではハエにつきまとわれます

14

迷路を抜けましょう

スタートから入ってゴールを目指しましょう。
ゴールできるのはABCのどれ？

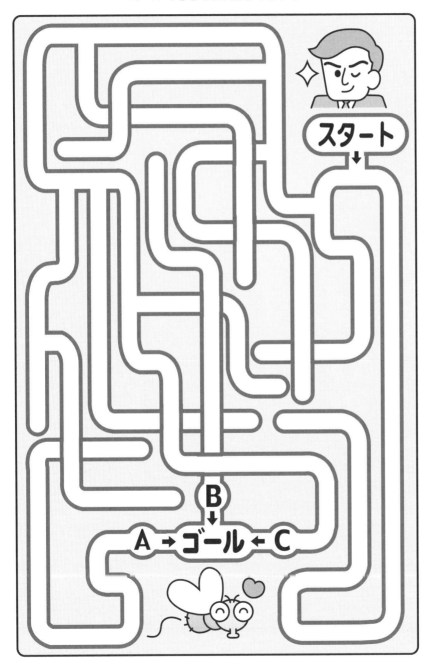

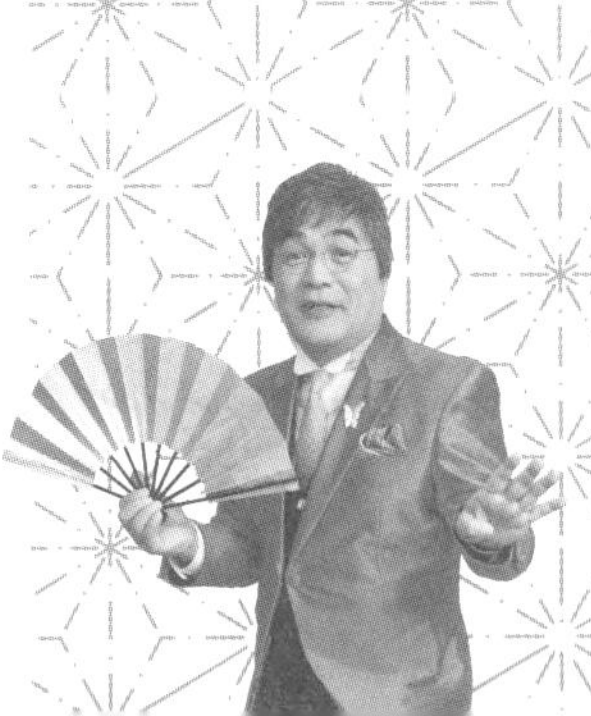

解答は122ページでございます

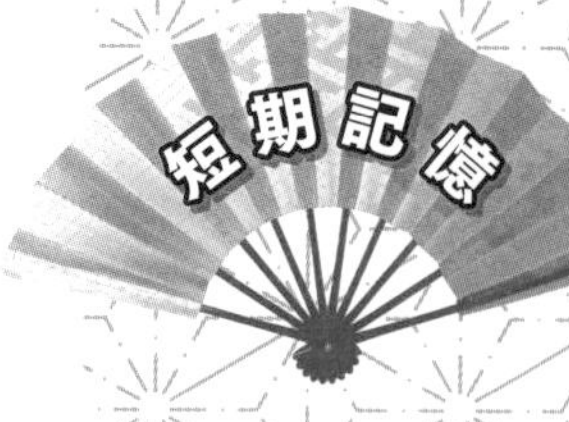

13-2

思い出して答えましょう

74ページのイラストの内容を思い出して、下の質問に答えてくださいませ。
制限時間はありませんが、前のページに戻るのはガマンしましょう

質問

01 お父さんはスリッパを履いている？

02 窓に花が飾ってある？

03 トイレの掃除道具が置いてある？

解答は122ページでございます

昔は温かいごはんに新妻。
あれから40年！ 今は冷めたごはんに
冷めた妻。家の中で温かいのは便座だけ！

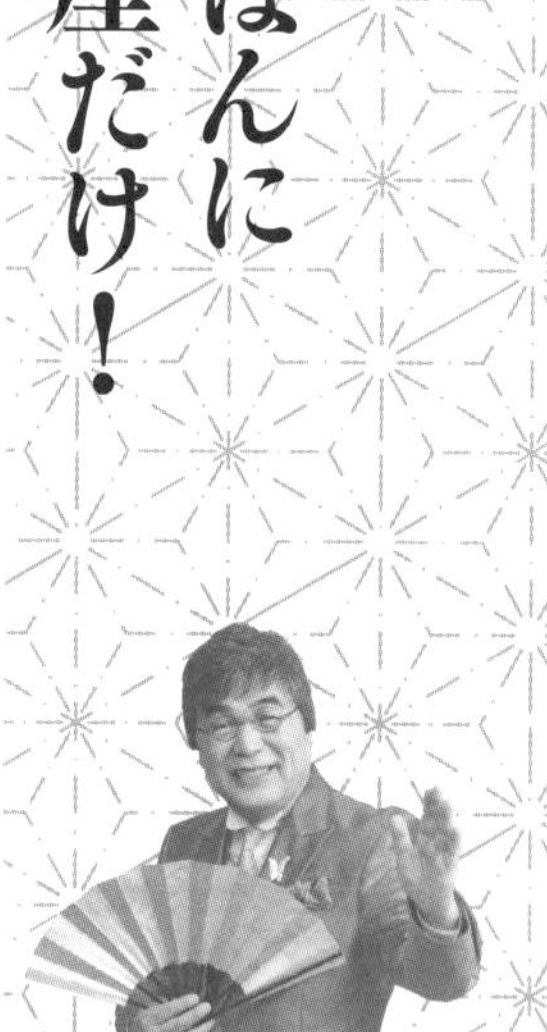

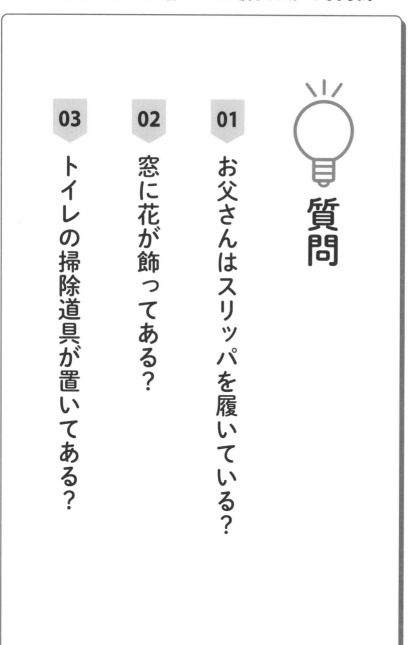

迷路

病院に杖を忘れたおじいちゃん 自転車でとりに戻る

15

迷路を抜けましょう

スタートから入ってゴールを目指しましょう。
ゴールできるのはABCのどれ？

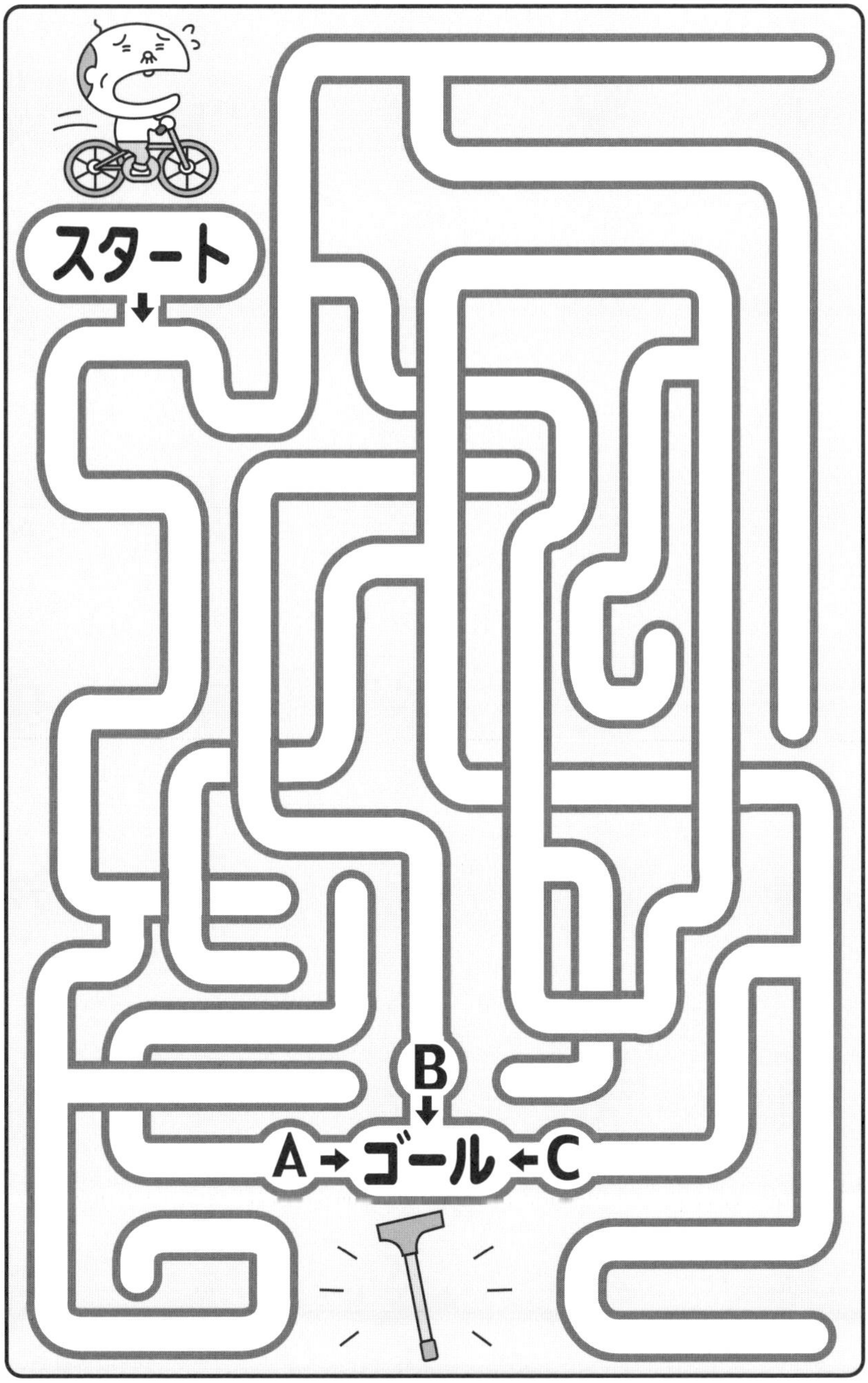

解答は122ページでございます

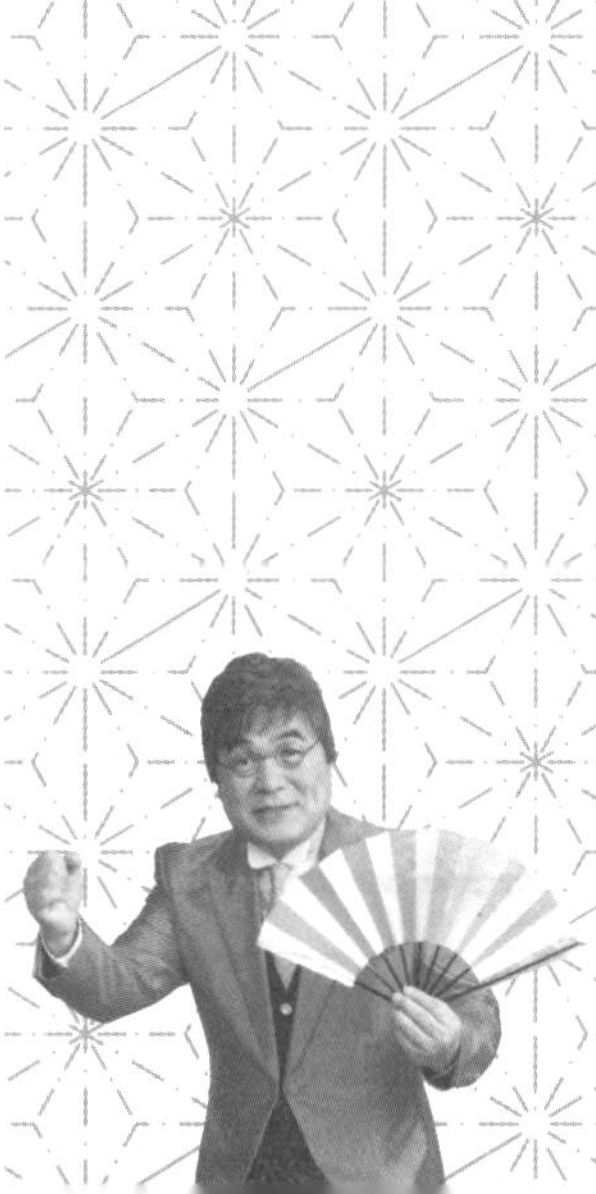

短期記憶

16-1

イラストを覚えましょう

時計などを用意し、下の絵を20秒見て内容を覚えてくださいませ。
次にページをめくり、80ページの質問に答えてください

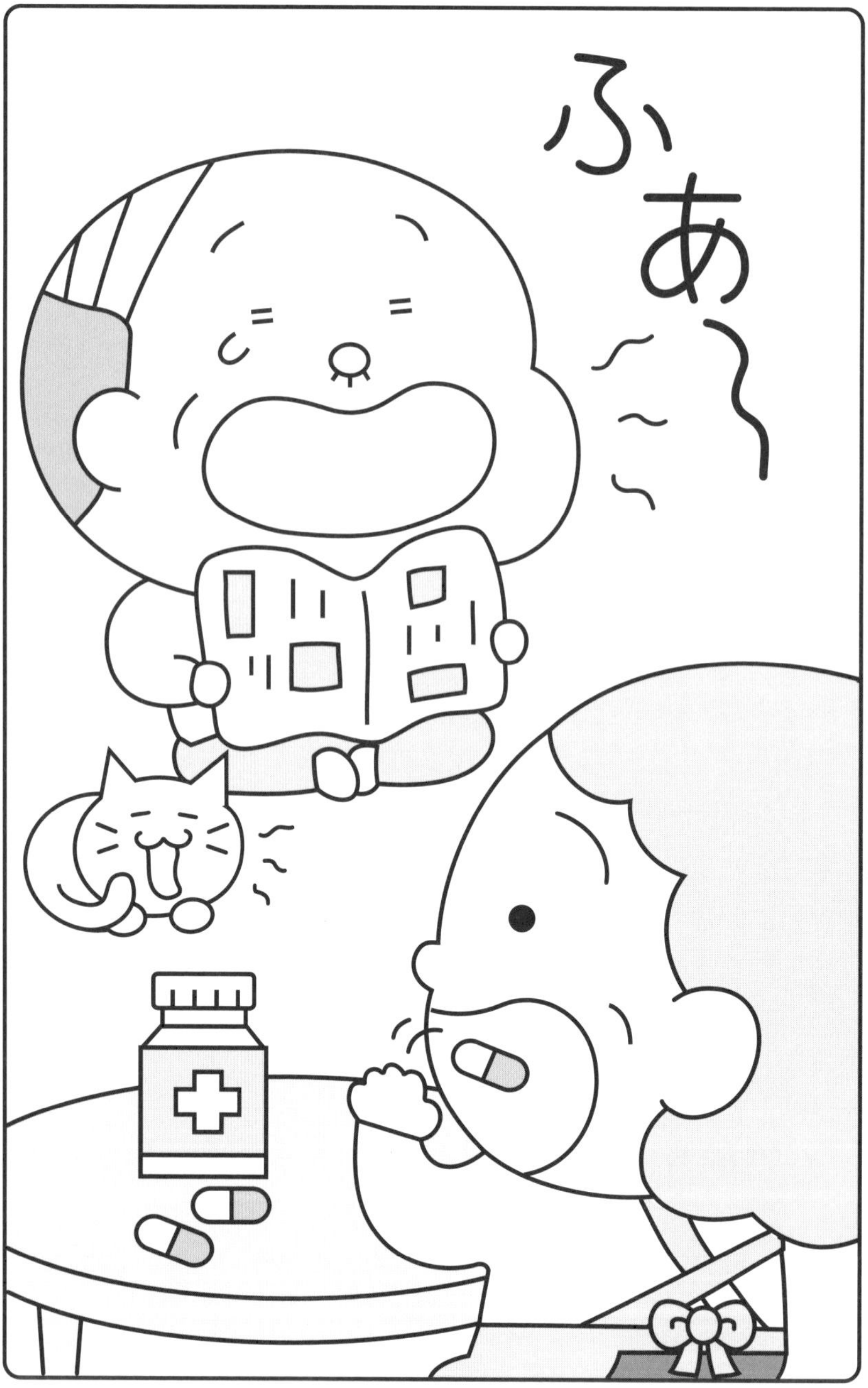

昔はしゃべり足りず夜中まで！
あれから40年！ 今、口をあけるのは
あくびと薬を飲むときだけ

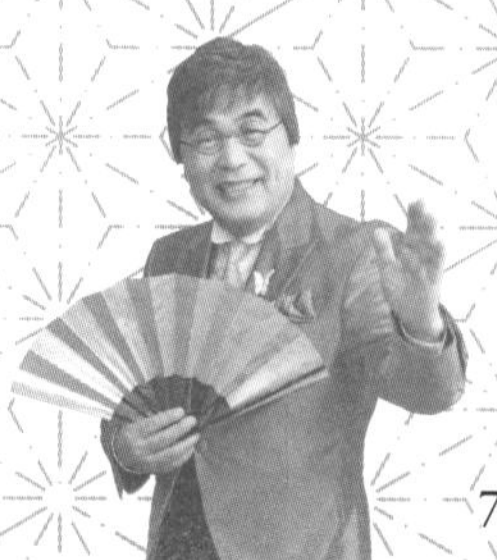

17

迷路を抜けましょう

スタートから入ってゴールを目指しましょう。
ゴールできるのはABCのどれ？

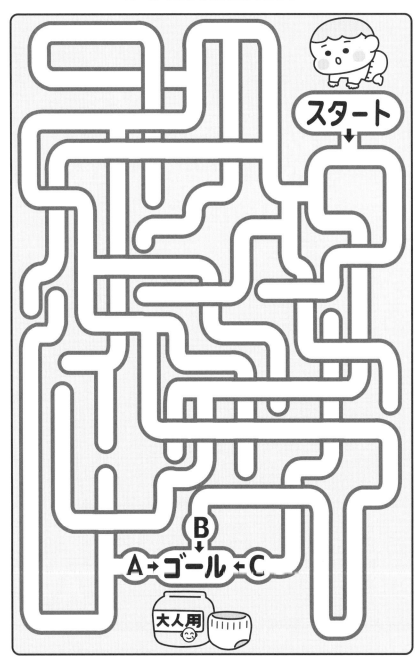

解答は122ページでございます

人間なんてしょせん
おしめに始まり　おしめに終わる

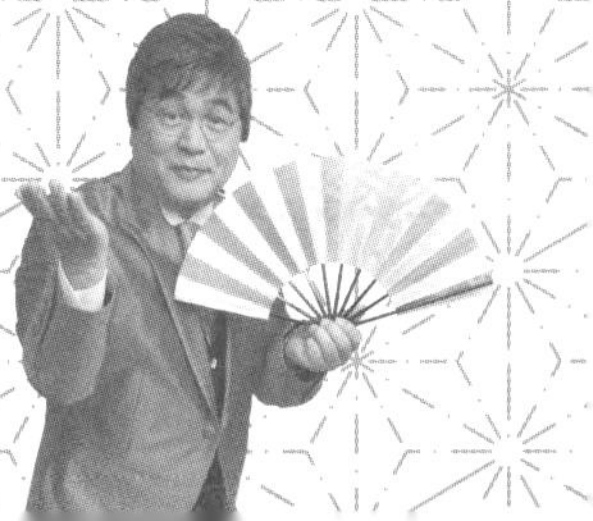

16-2

思い出して答えましょう

78ページのイラストの内容を思い出して、下の質問に答えてくださいませ。
制限時間はありませんが、前のページに戻るのはガマンしましょう

質問

01 テーブルの上に薬のカプセルはいくつある？

02 お父さんはメガネをかけている？

03 お父さんの膝元にいる動物は何？

解答は122ページでございます

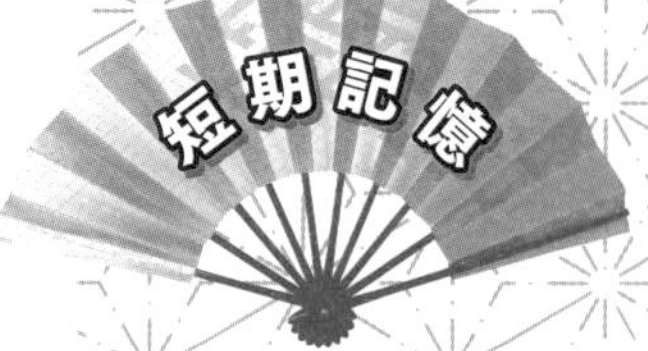

昔はしゃべり足りず夜中まで！
あれから40年！ 今、口をあけるのは
あくびと薬を飲むときだけ

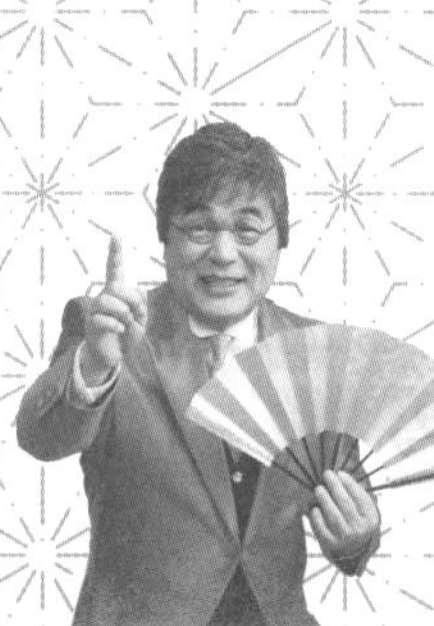

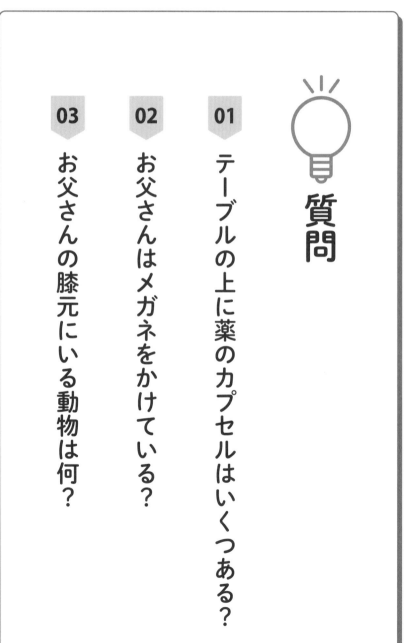

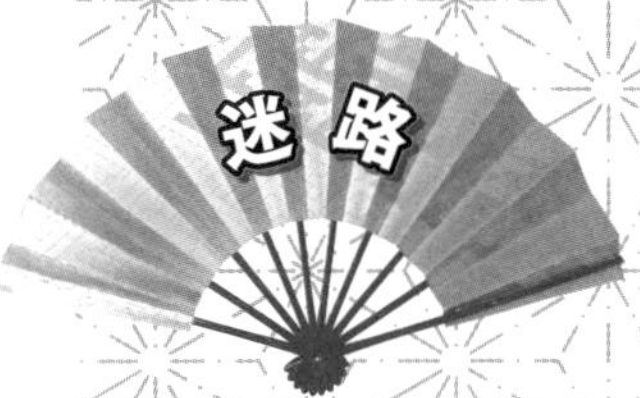

娘の30年後の皆さま！

18

迷路を抜けましょう

スタートから入ってゴールを目指しましょう。
ゴールできるのはABCのどれ？

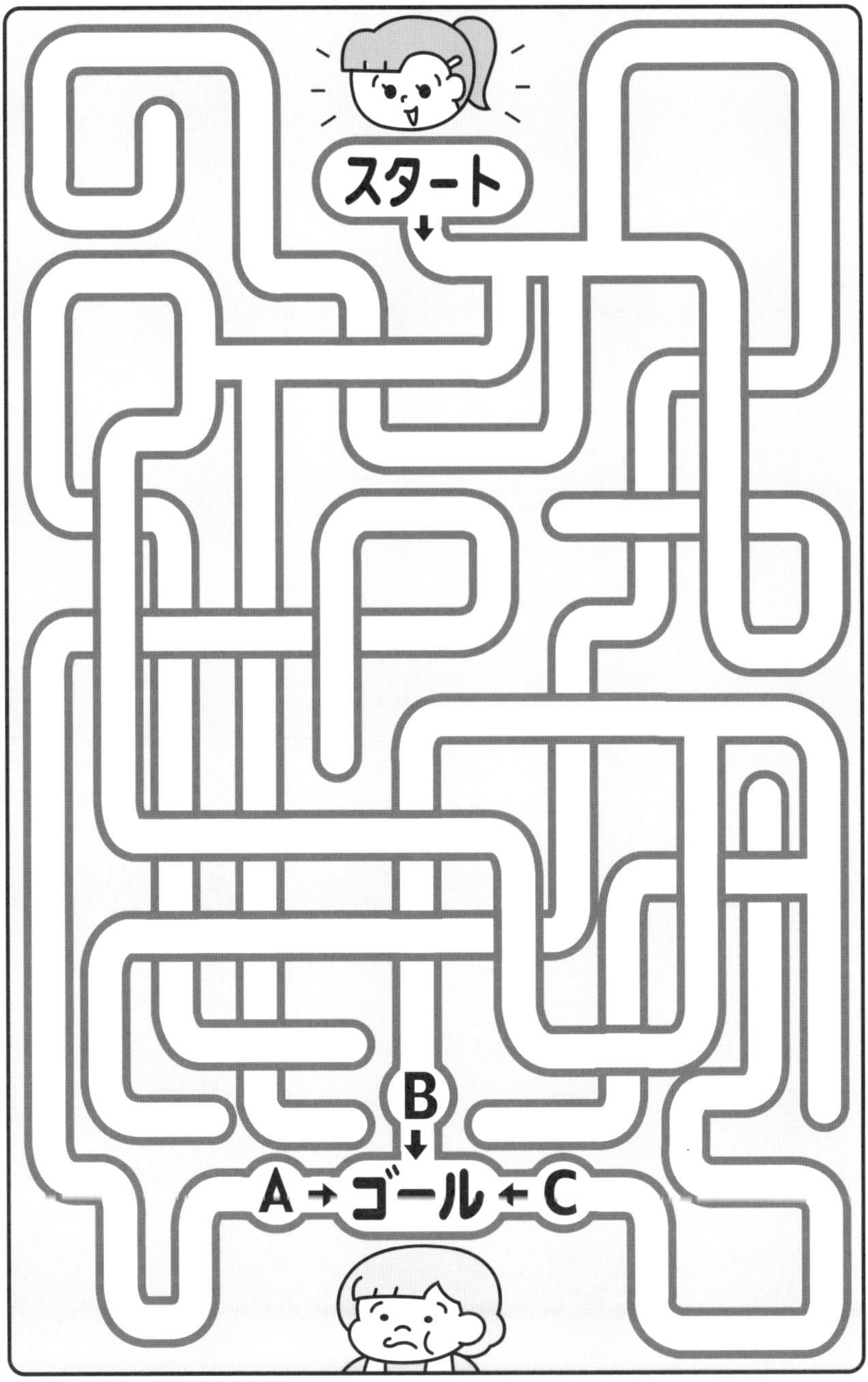

解答は122ページでございます

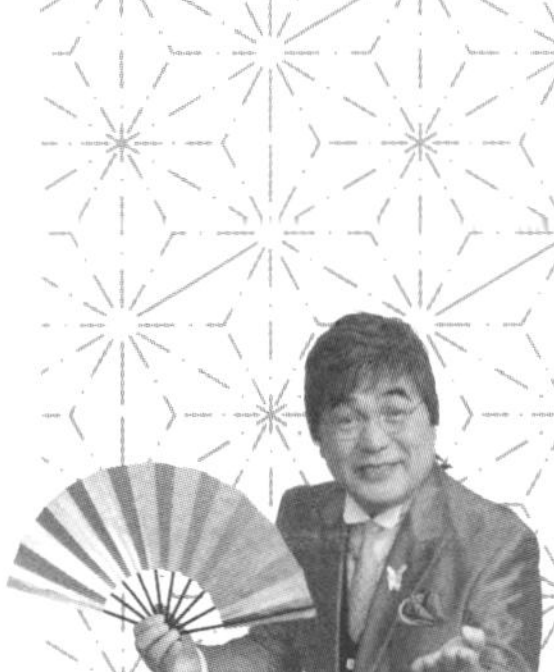

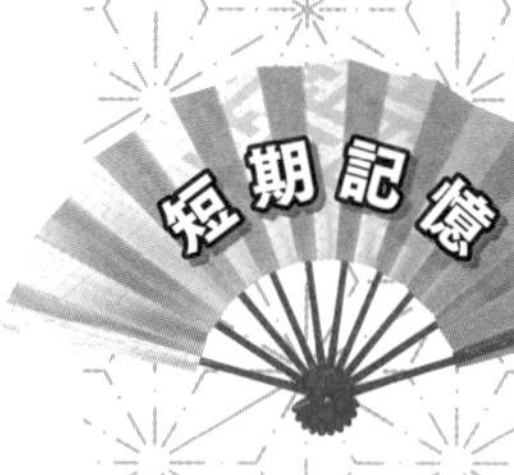

昔はやせているのに力があった
今は太っているのに力がない

19-1

イラストを覚えましょう

時計などを用意し、下の絵を20秒見て内容を覚えてくださいませ。
次にページをめくり、84ページの質問に答えてください

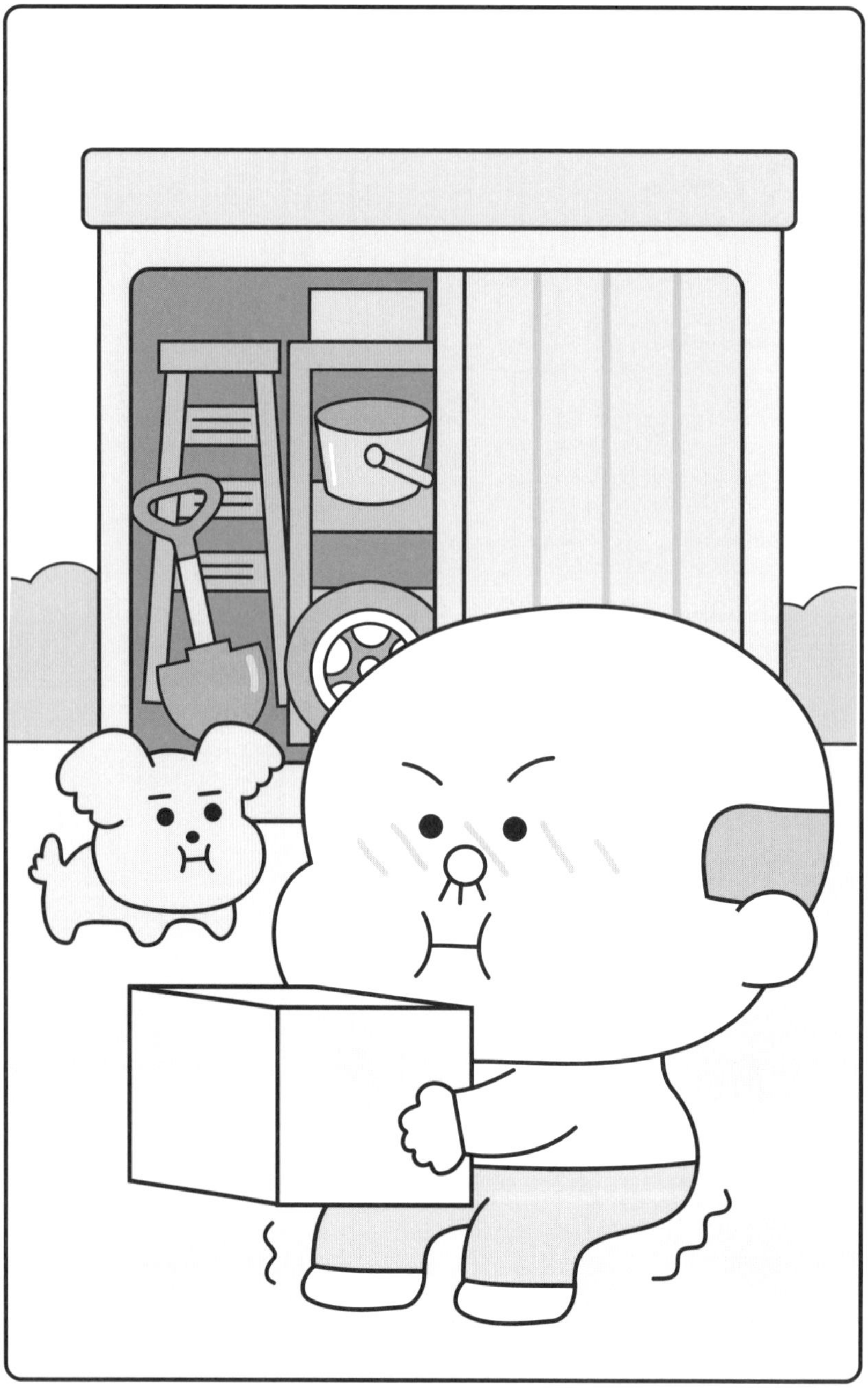

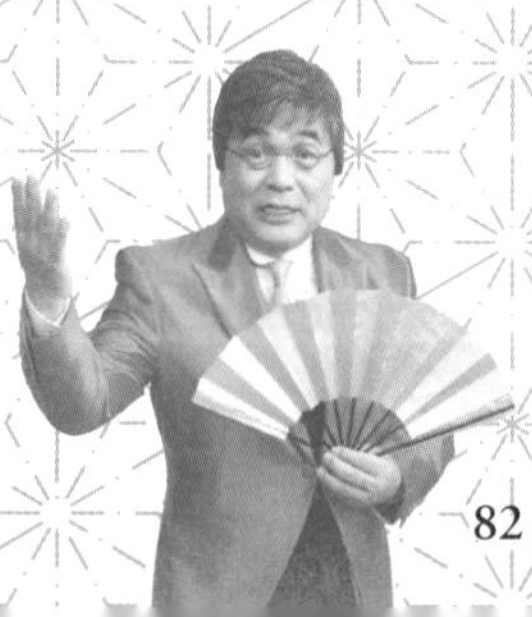

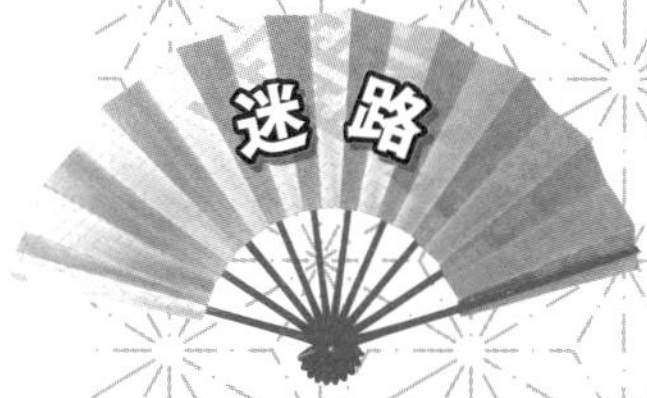

20

迷路を抜けましょう

スタートから入ってゴールを目指しましょう。
ゴールできるのはABCのどれ？

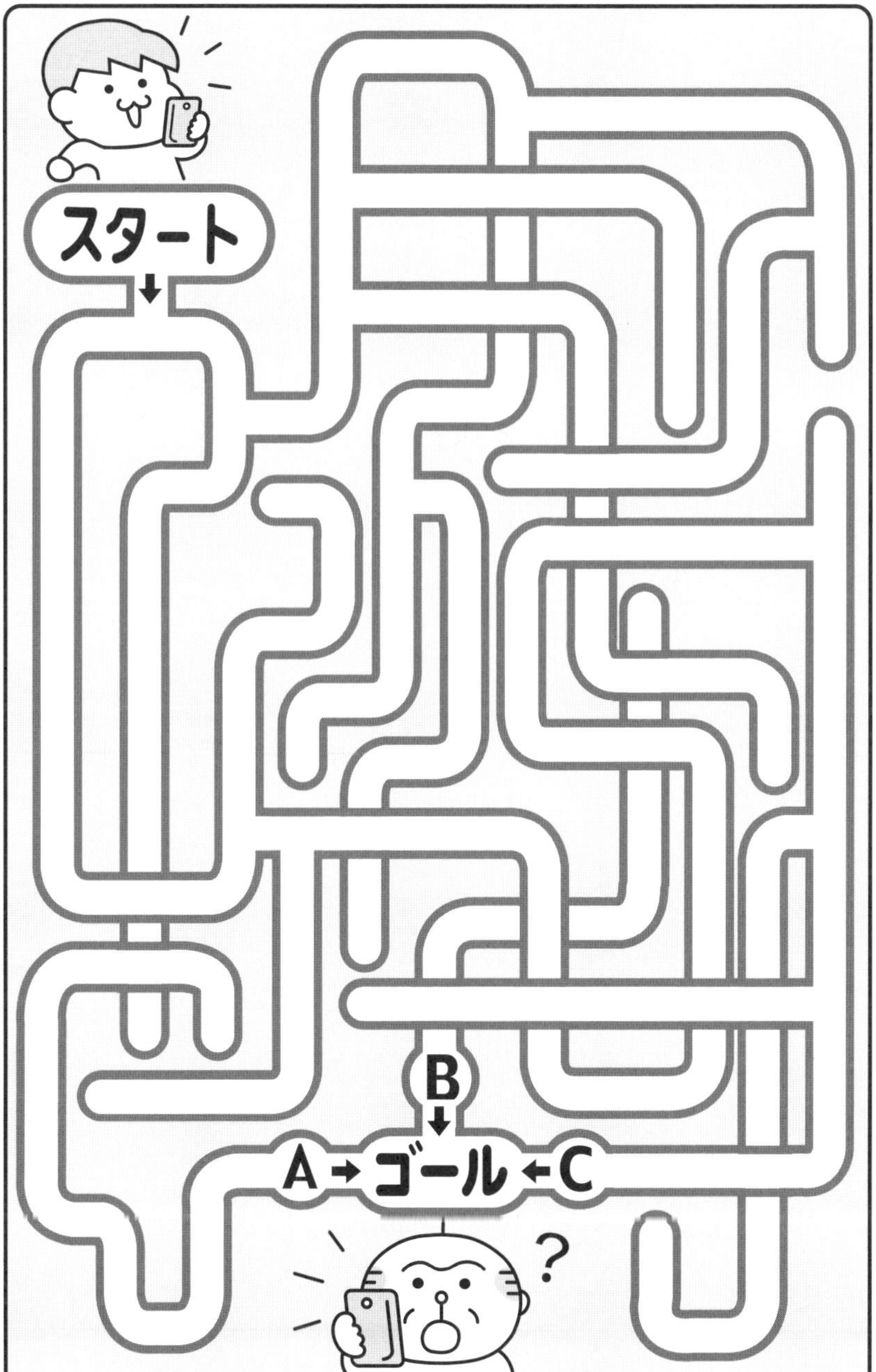

解答は122ページでございます

おじいちゃんの携帯に電話したら「なんで俺の居場所を知っているんだ」と言われた

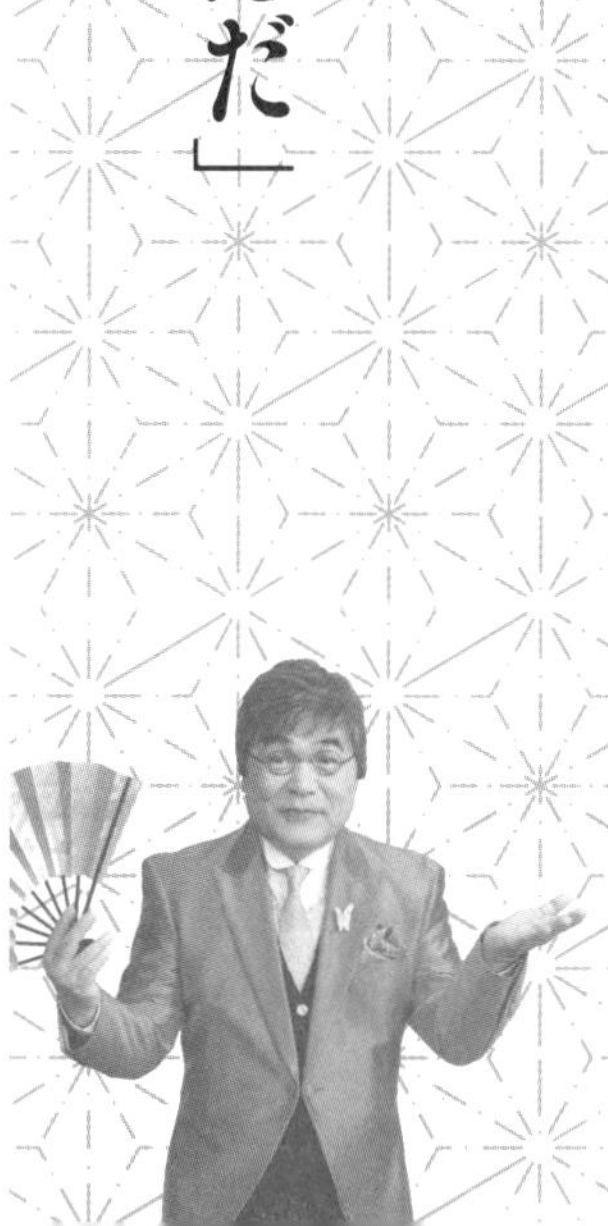

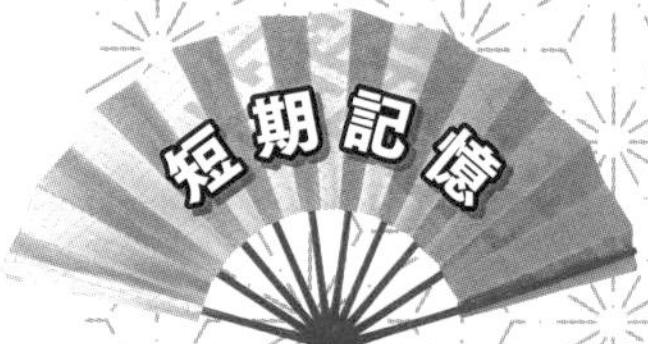

昔はやせているのに力があった 今は太っているのに力がない

19-2

思い出して答えましょう

82ページのイラストの内容を思い出して、下の質問に答えてくださいませ。
制限時間はありませんが、前のページに戻るのはガマンしましょう。

質問

01 お父さんが持っているのは何？

02 倉庫にスコップが入っていた？

03 犬の口は開いていた？

解答は122ページでございます

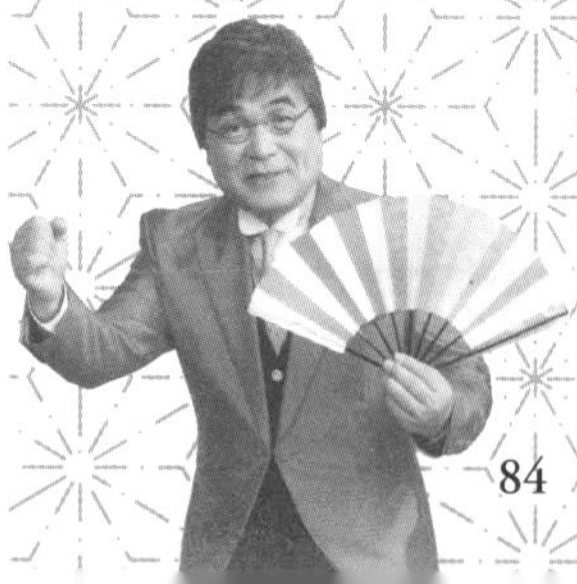

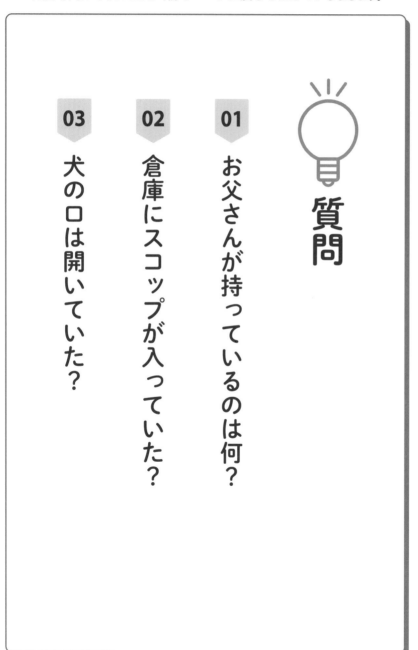

きみまろ式
健康法
②

Making Vegetables

自宅の畑で野菜を作り大地のエネルギーをチャージ

私は自宅のある河口湖で野菜を作っています。ポンポコ農園と名づけた畑は約250坪あって広いので、作業のやりがいがあります。おいしい空気の中でいい汗をかいて、とても気持ちがいい。畑との濃厚接触、じゃない農耕接触は、私の元気の源になっています。

農作業は運動になることももちろんですが、なによりとれたて野菜のおいしいことといったら！　夏ならきゅうりやなす、トマト、秋はじゃがいも、冬は大根など、旬の野菜はみずみずしくて、本来のおいしさがギュッと詰まっています。少しぐらい形が悪くたって、自分の作ったものだから気になりません。一口食べるごとに、大地のパワーがぐいぐい体に入ってくるような気がします。

人間の体は食べたものでできていますから、やっぱりなるべくいいものをとりたい。高価じゃなくていいのです。体にやさしいもの、やさしい食べ方をしたいと思うのです。

毎日の食事は塩分控えめ、白米控えめ、野菜多めを心がけ、お酒は飲まず、たばこも吸いません。ずいぶん節制しているように見えますか？　私の舞台を楽しみにしてくださるお客さまのためにも、まだまだ元気でいなくちゃいけませんからね。

**公式YouTubeチャンネルも
ぜひごらんくださいませ**

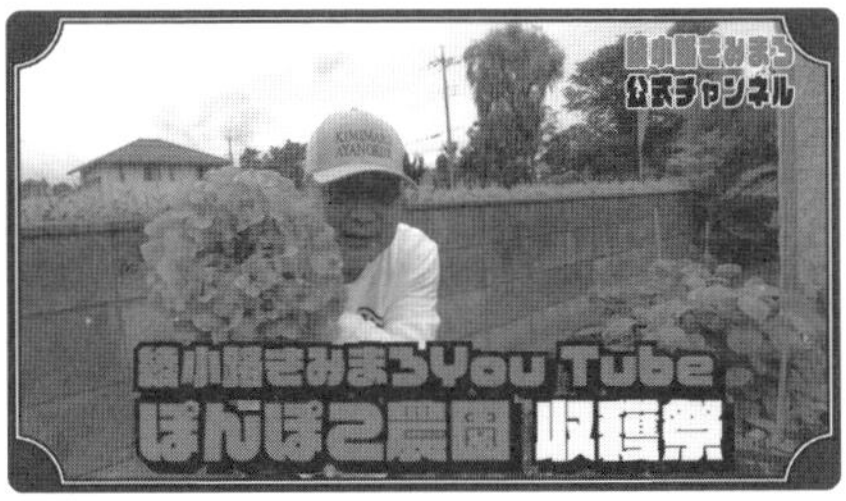

ポンポコ農園の様子のほかに、ライブの裏側や街歩きなど楽しいコンテンツ盛りだくさん！

綾小路きみまろ公式チャンネル

笑ドリル③

集中力

Chapter 03

夢中になるのが若さの秘訣なのです

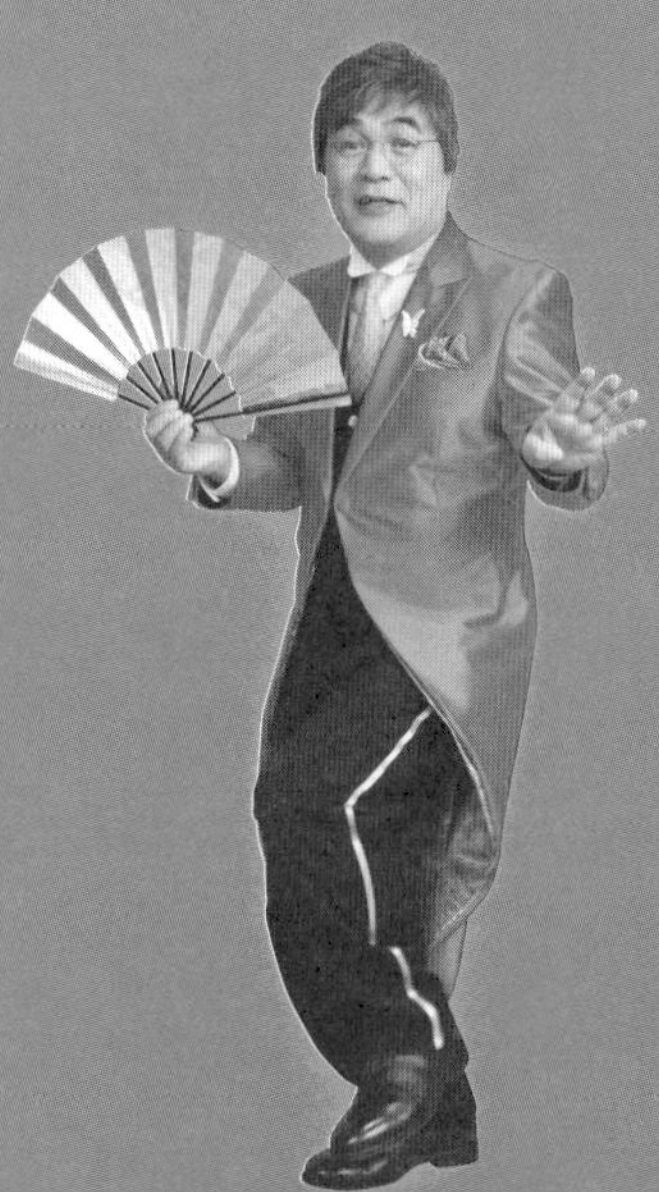

おや奥さま、左右の眉毛の太さがずいぶん違いますよ。
口紅もだいぶはみ出していらっしゃるような。
「おいおまえ、化粧がズレてるぞ」なんて
ご主人に指摘されないように、
クスッと笑えるパズルで集中力アップです！

01

まちがいを探しましょう

上と下の絵には違うところが5カ所あります。探してくださいね

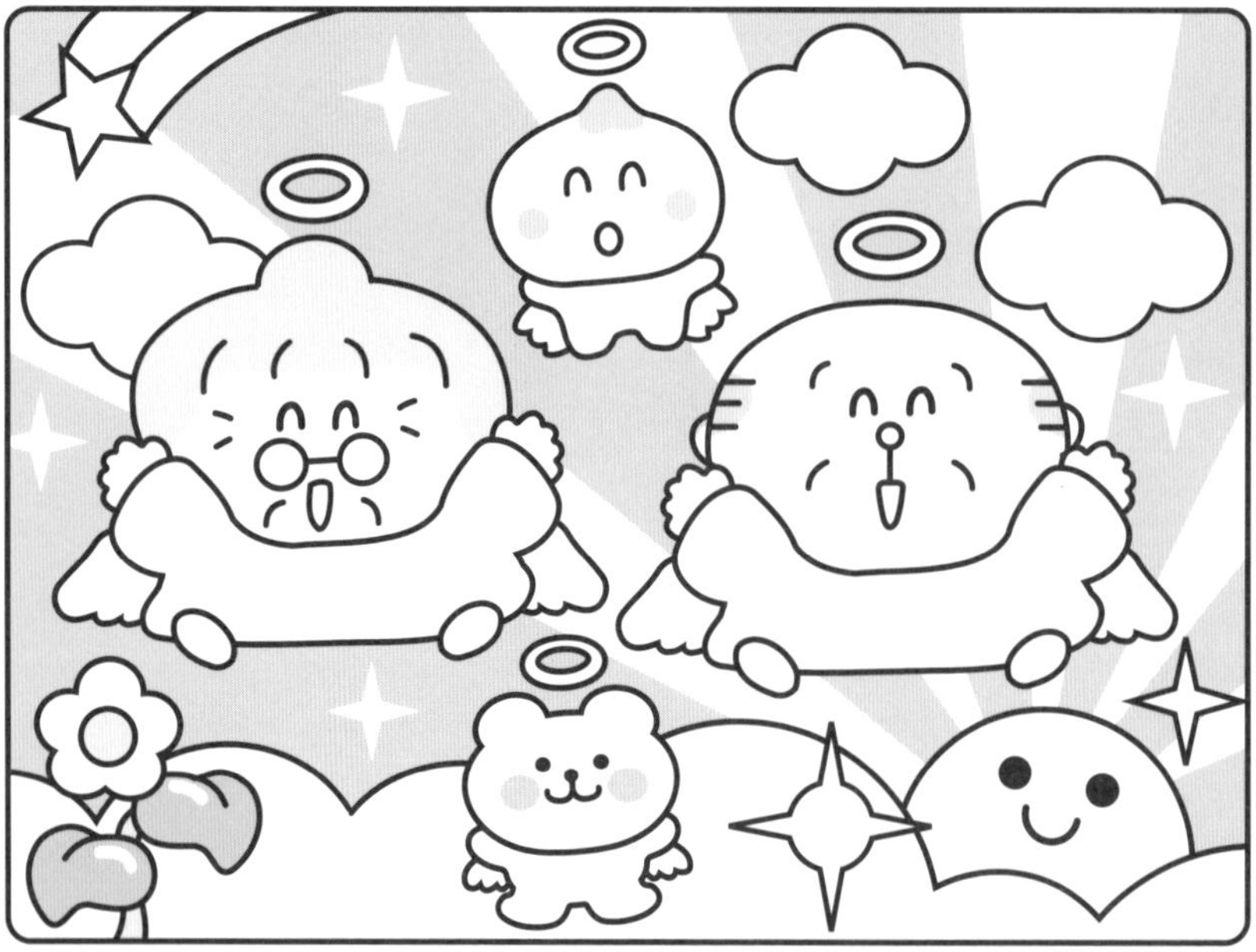

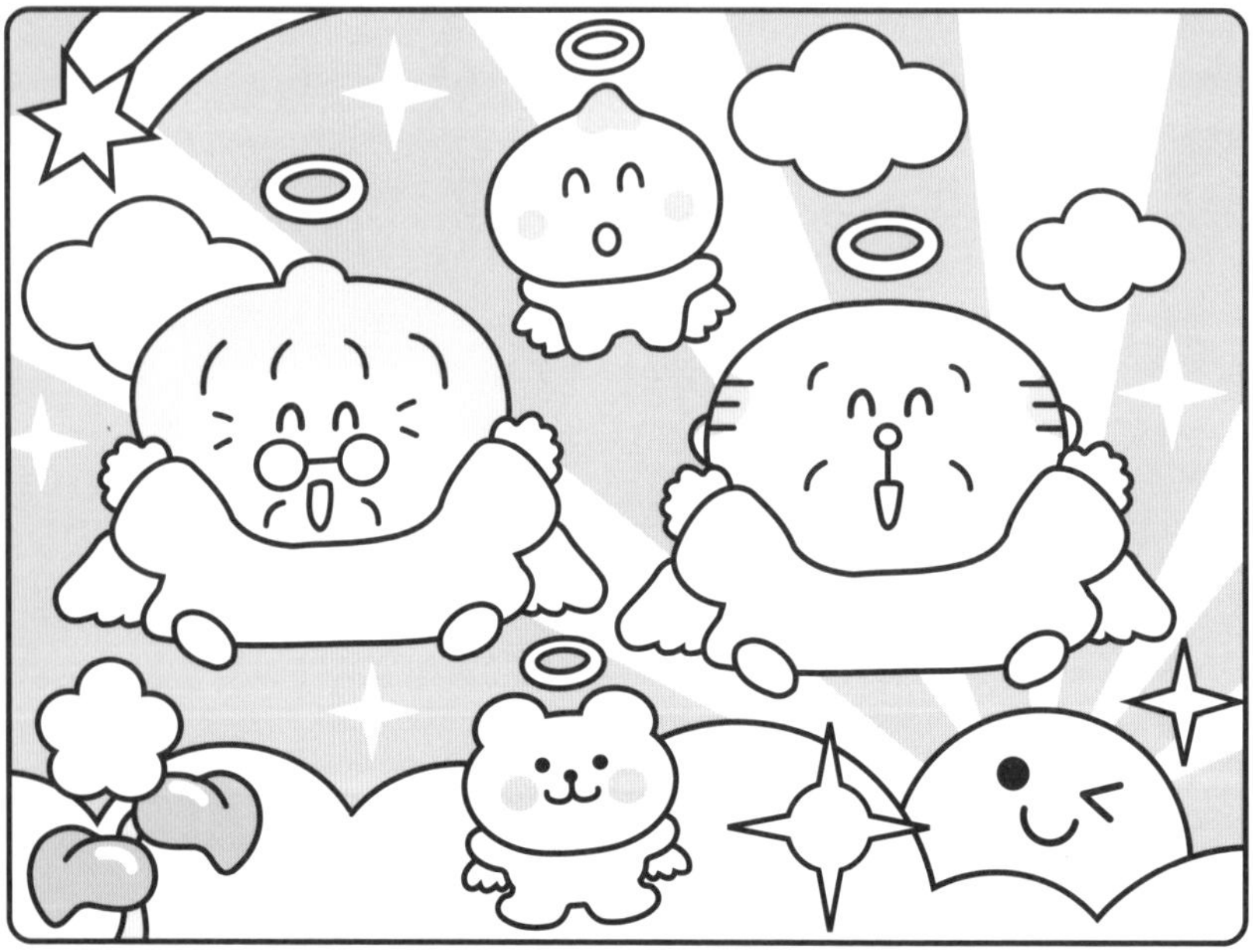

解答は123ページでございます

「あの世っていいところ？」「あたりまえだろう、帰ってきた人は一人もいないぞ！」

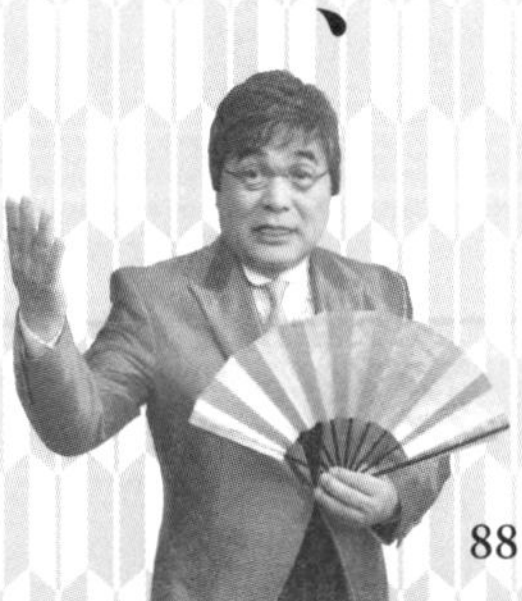

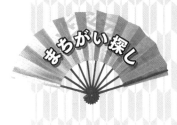

02

まちがいを探しましょう

上と下の絵には違うところが5カ所あります。探してくださいね

あっちの健康食品、こっちの健康食品、全部口に入れて、どれが効いたかわからない

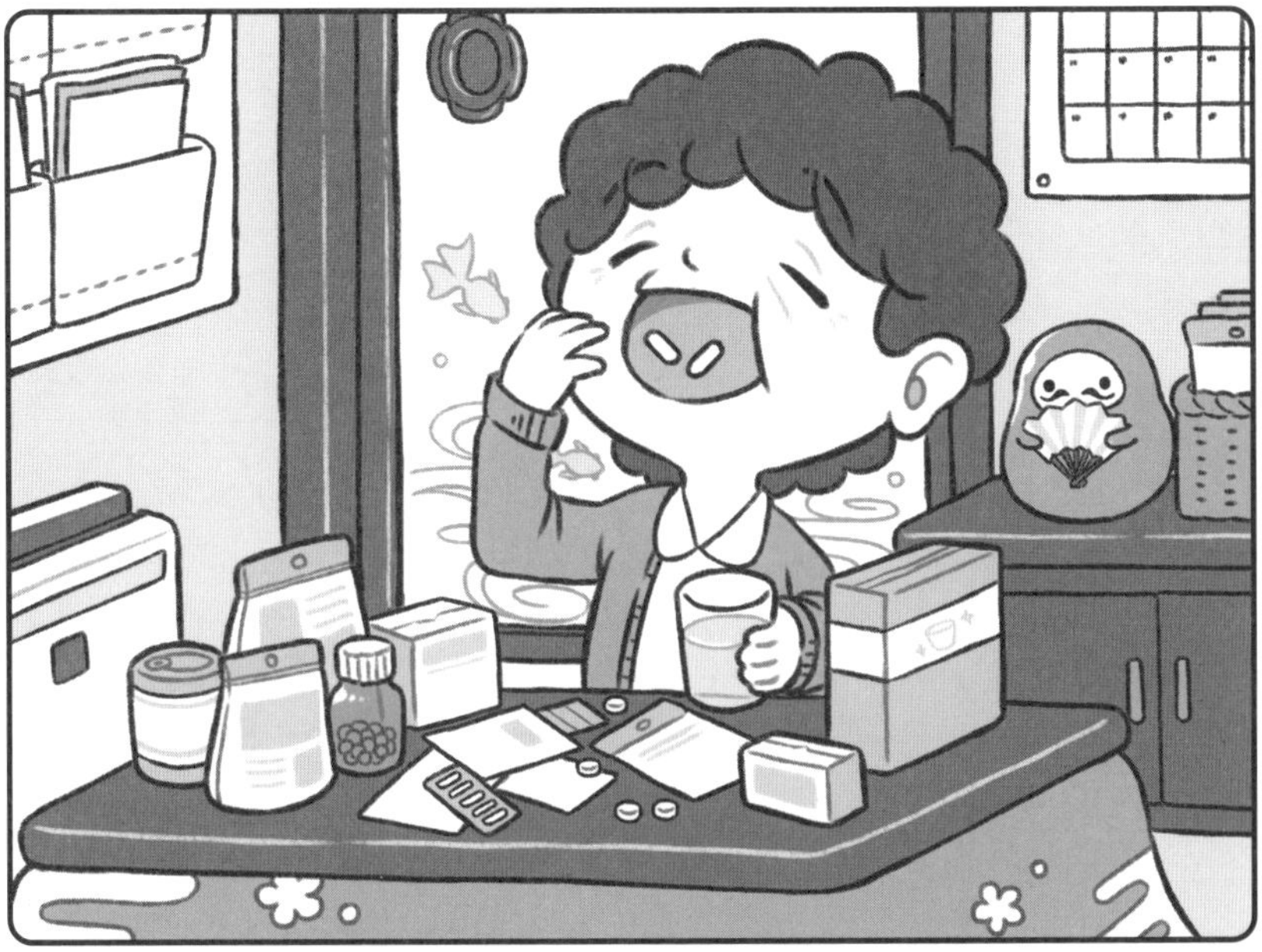

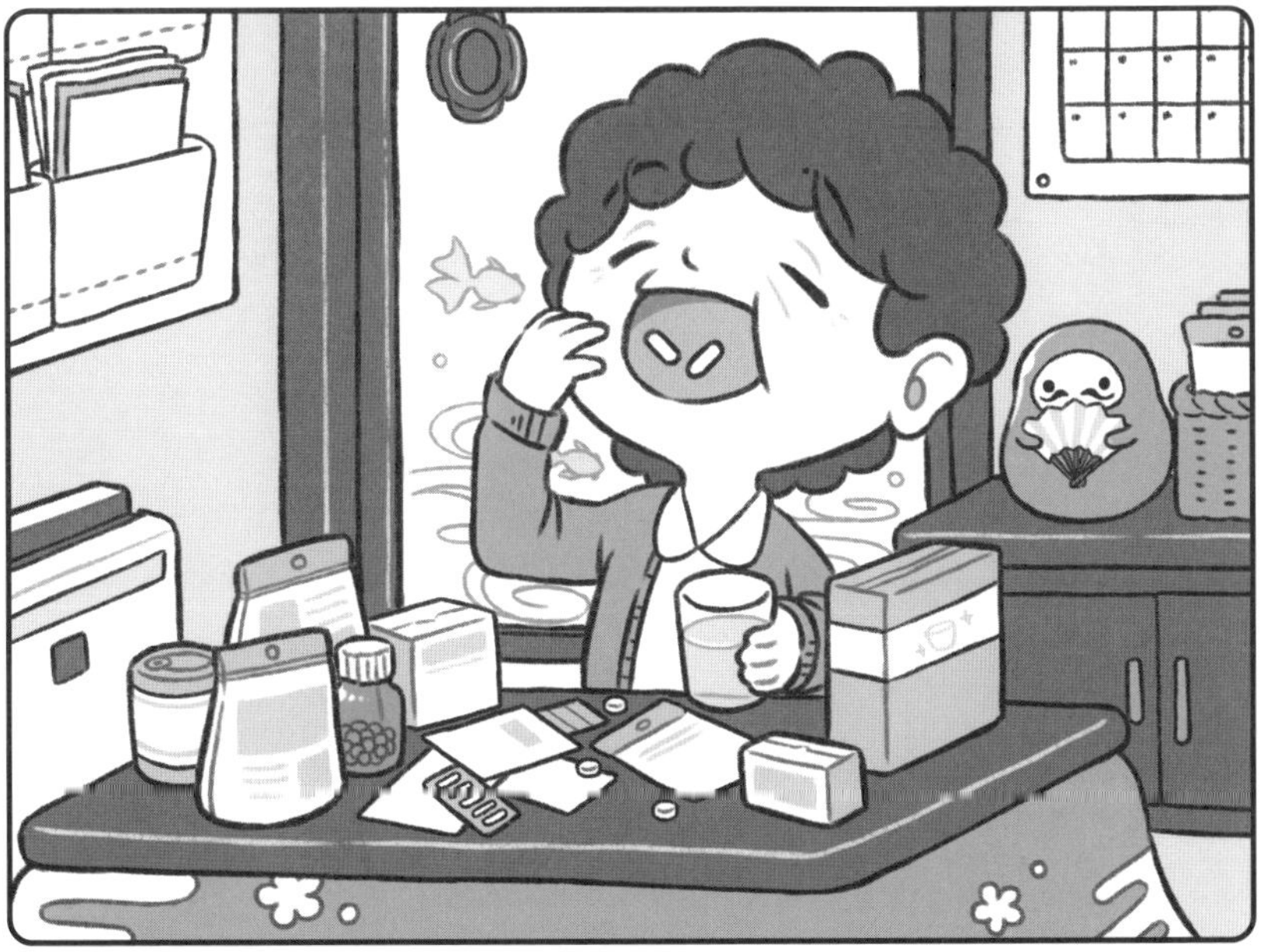

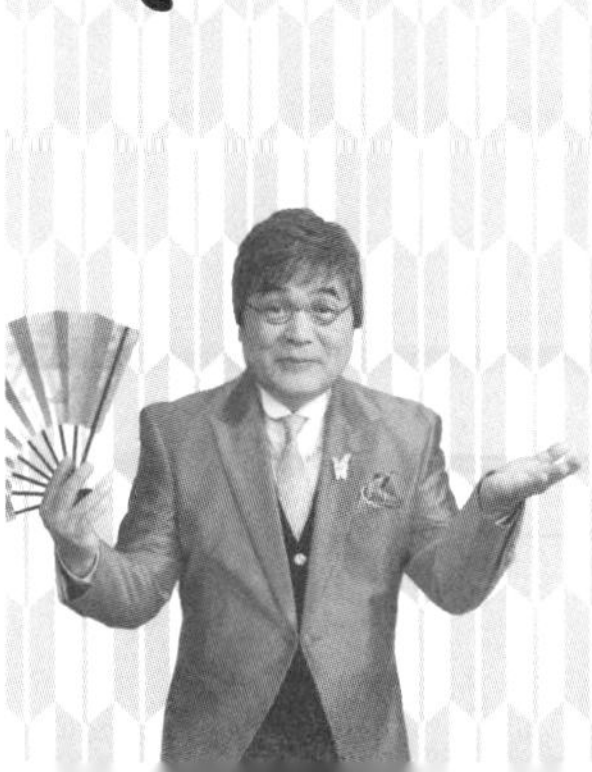

解答は123ページでございます

03

まちがいを探しましょう

上と下の絵には違うところが5カ所あります。探してくださいね

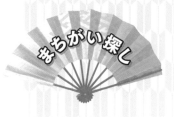

「見て見て、流れ星きれい！」
あれから40年！
今、流れ星なんか見たら首を痛めます

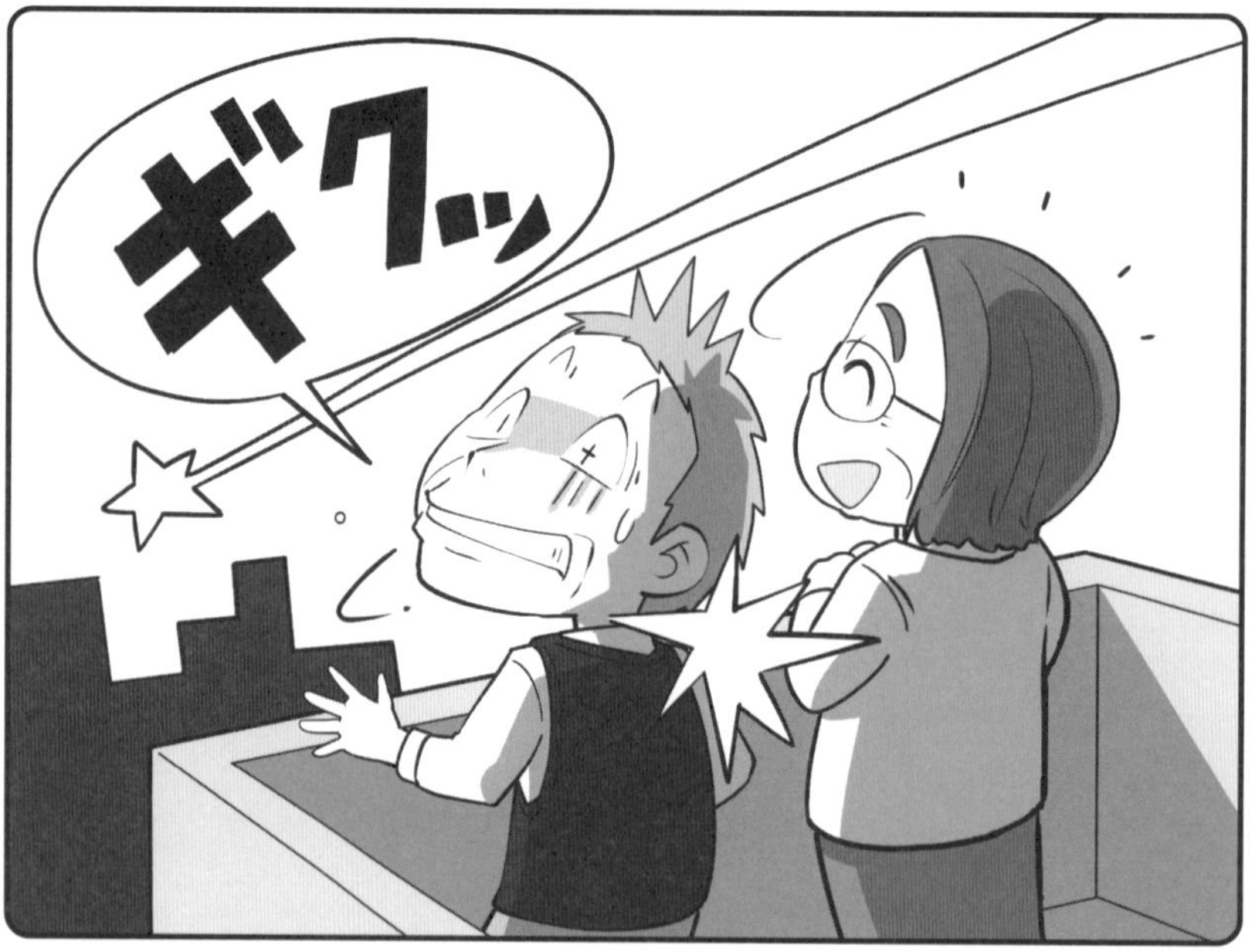

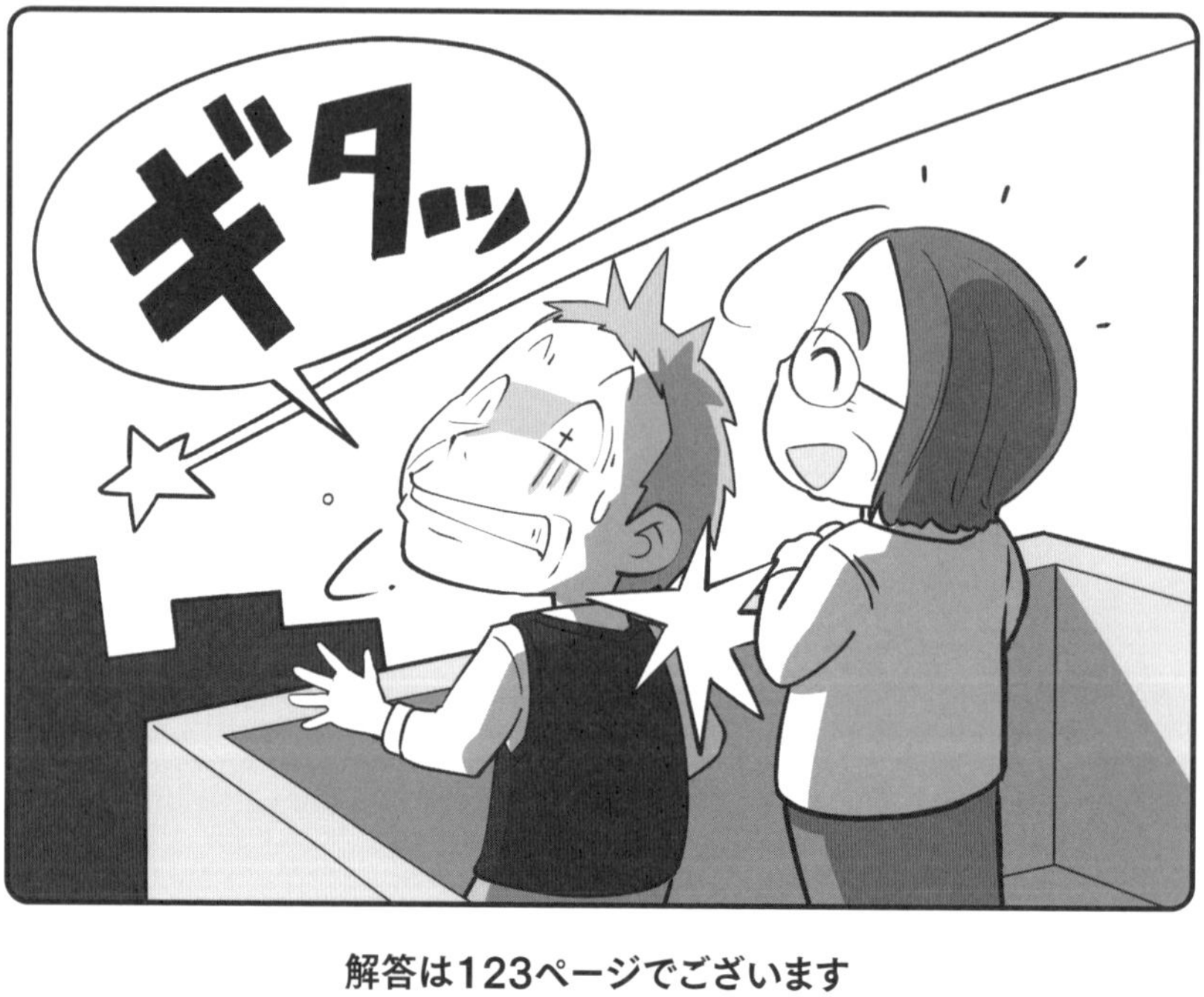

解答は123ページでございます

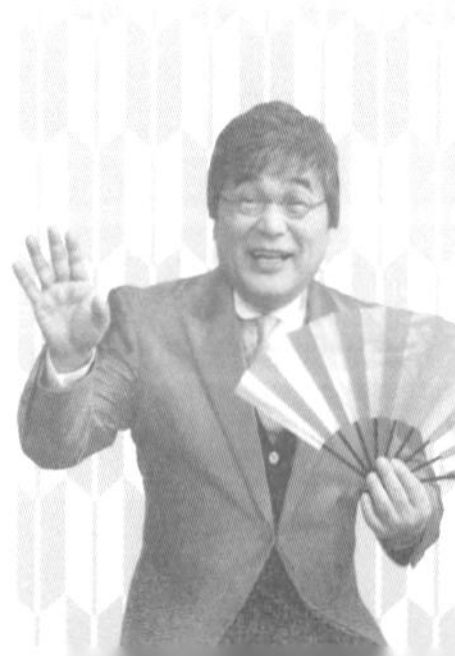

新婚当時は亭主の帰りが待ち遠しかった。
あれから40年！「おかえりー」
目はテレビ、体はコタツ

04

まちがいを探しましょう

上と下の絵には違うところが3カ所あります。探してくださいね

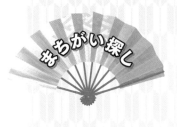

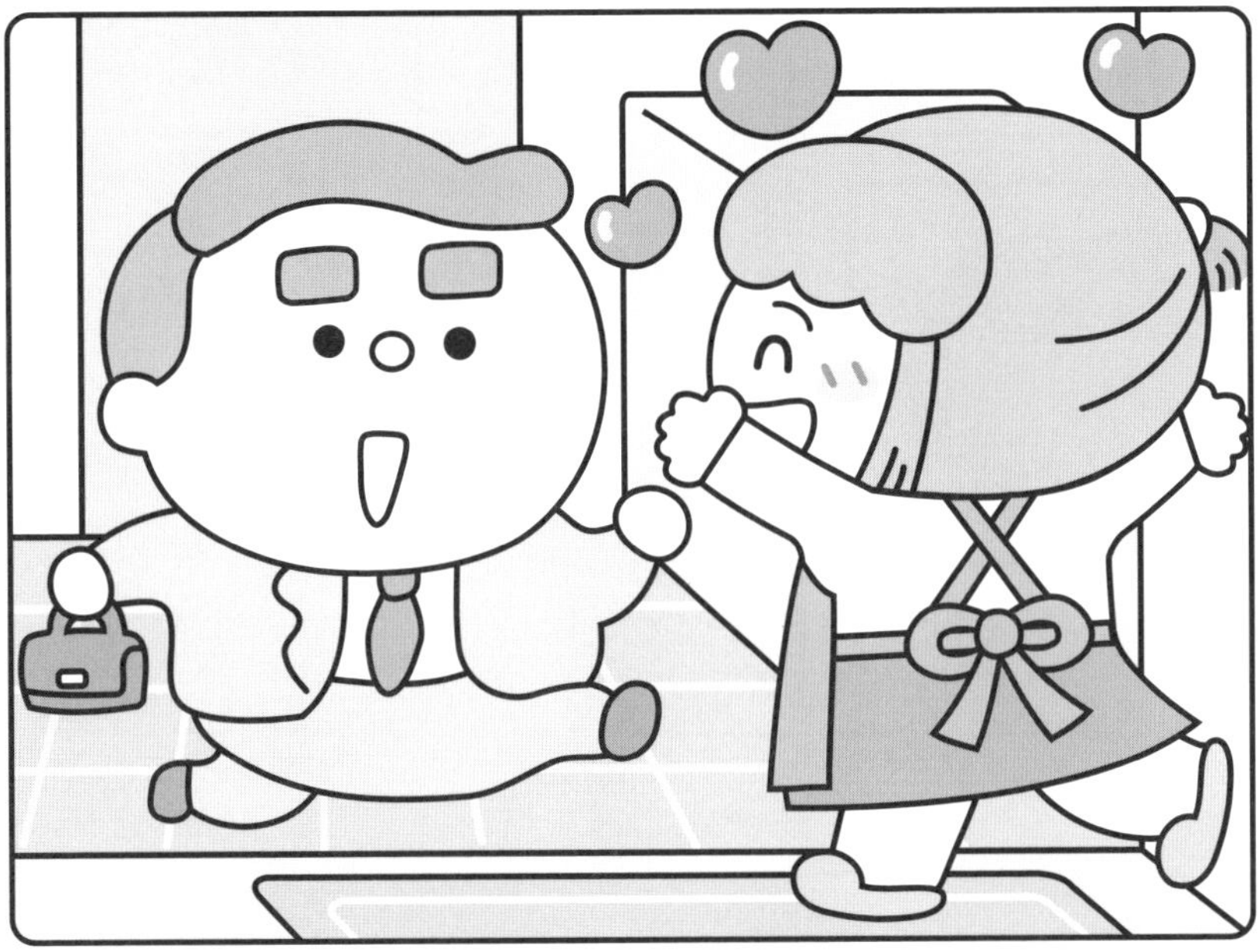

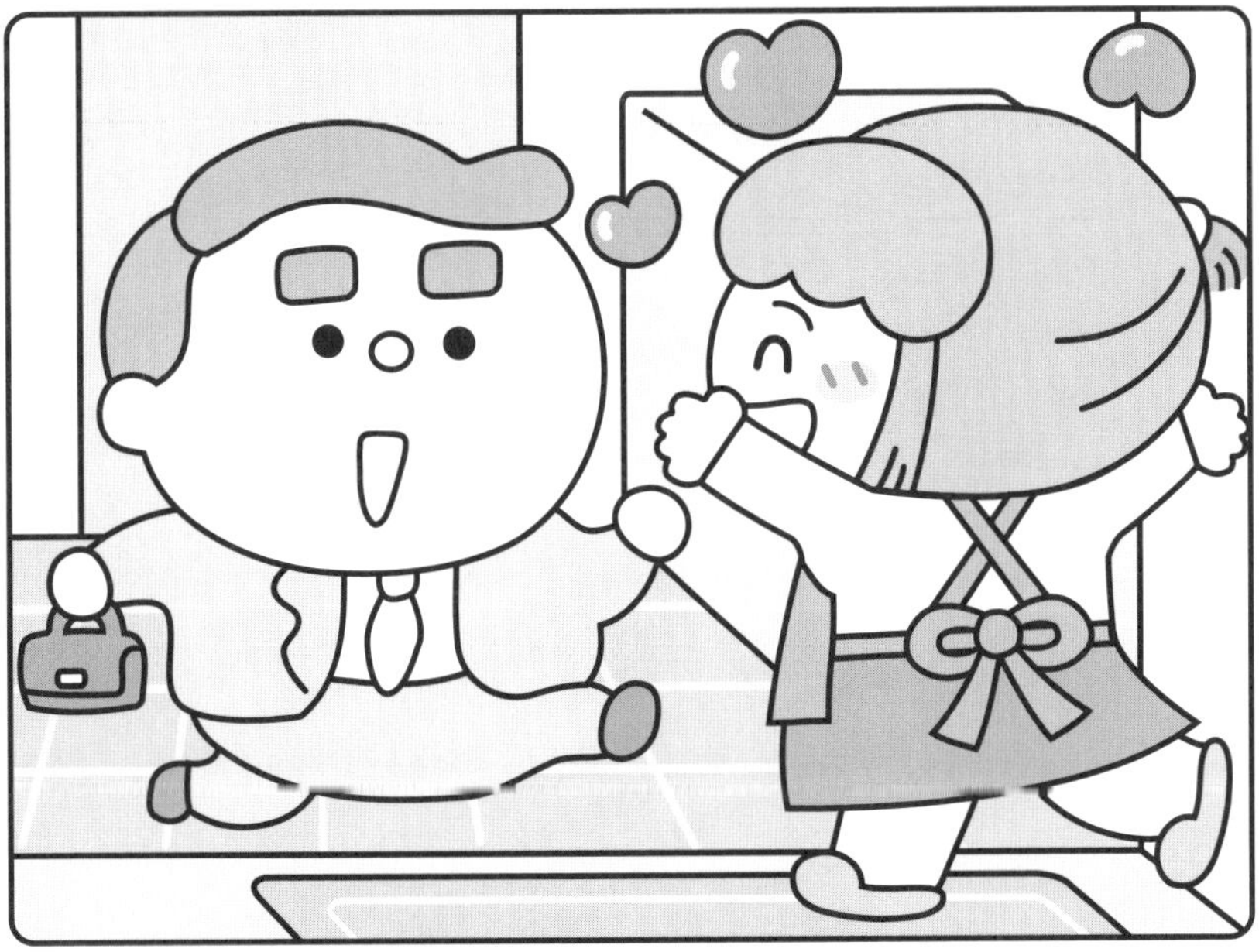

解答は123ページでございます

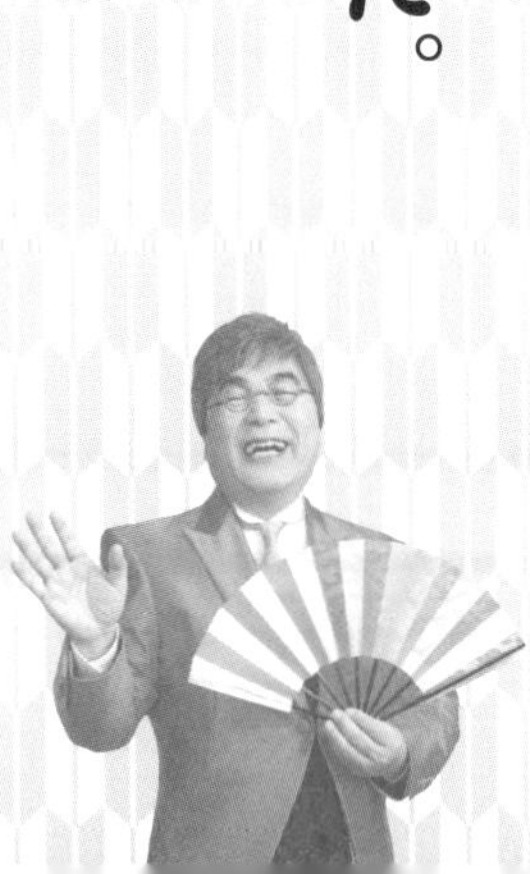

あっちの鏡、こっちの鏡、どの鏡を見ても
顔も体形も変わらないのです

05

まちがいを探しましょう

上と下の絵には違うところが7カ所あります。探してくださいね

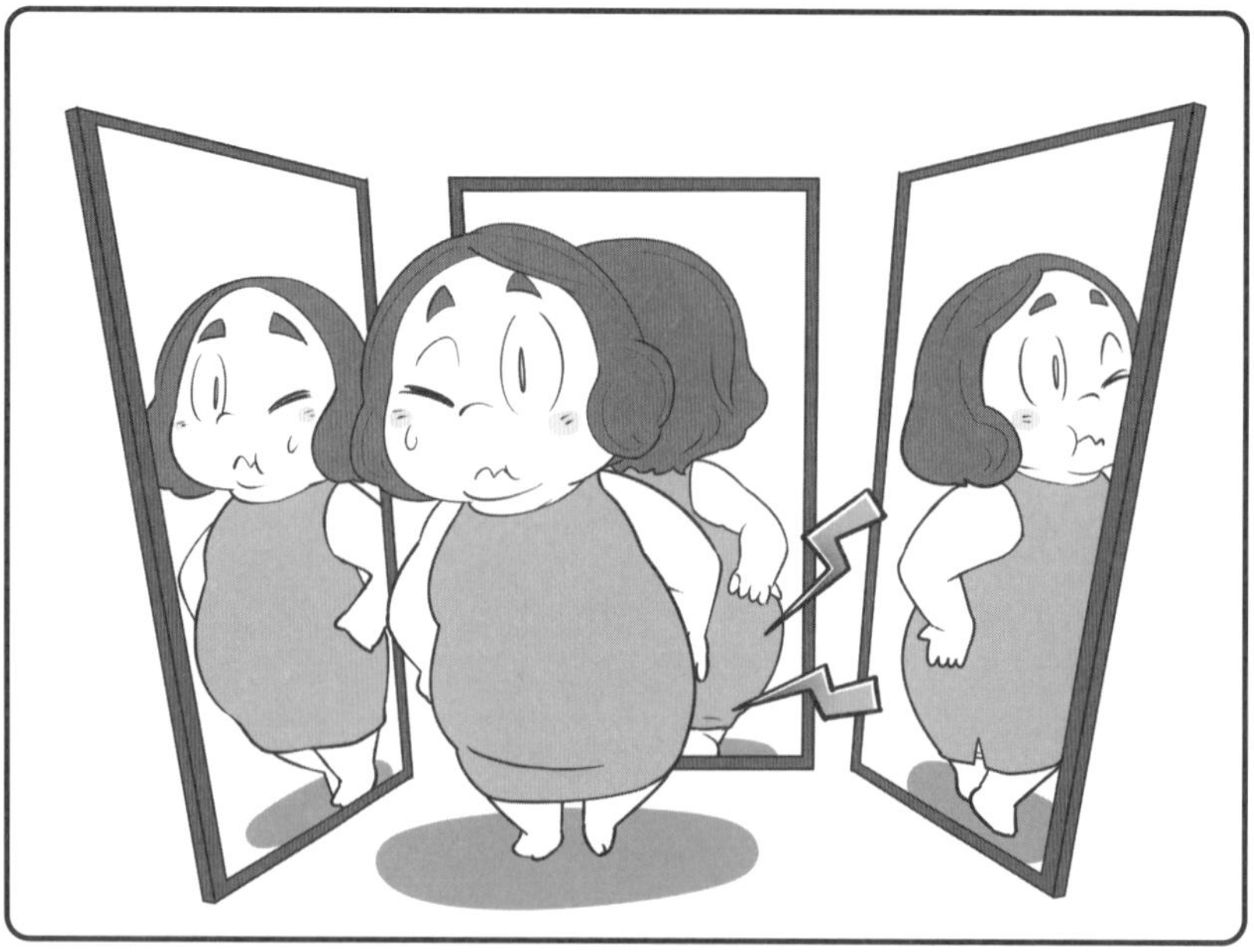

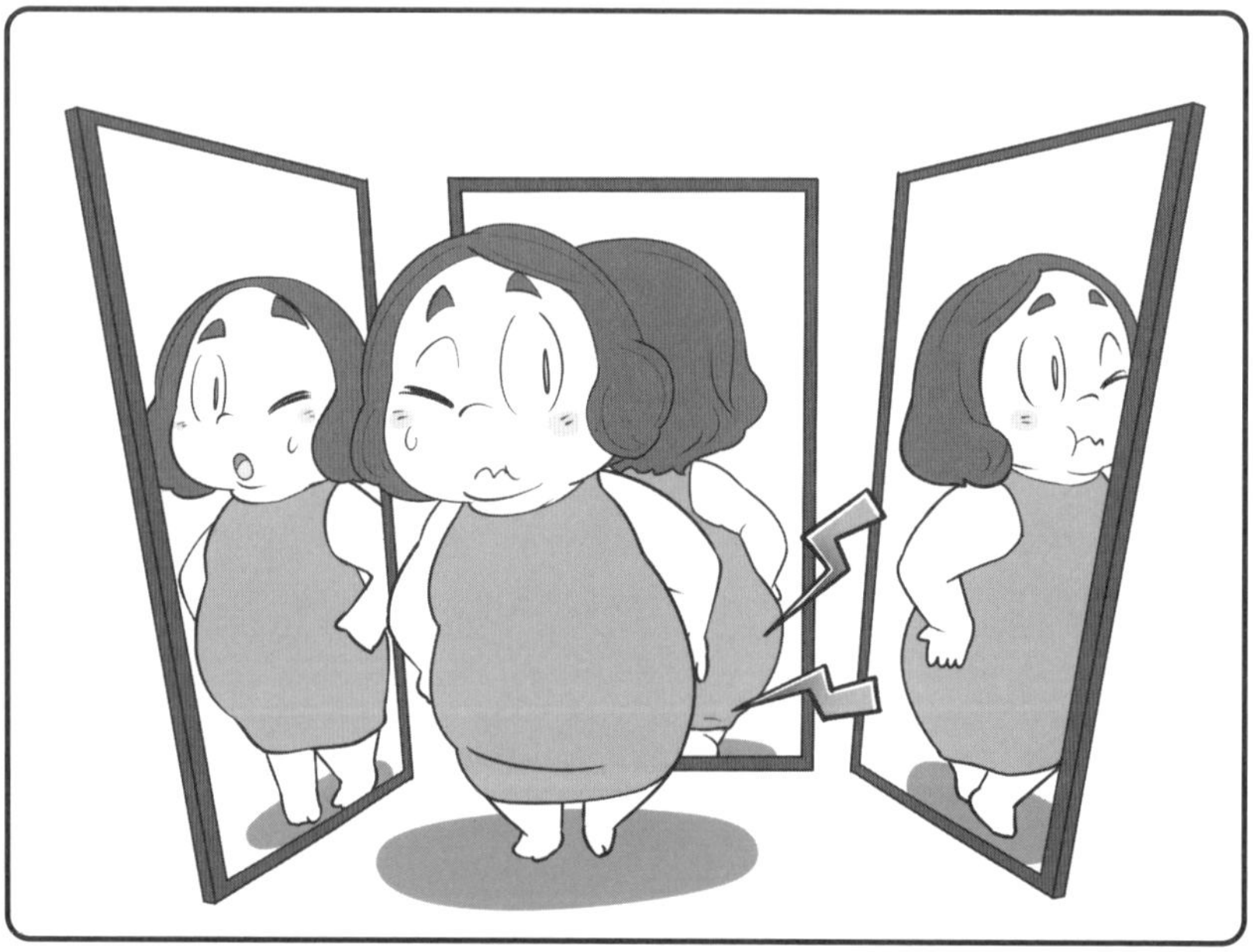

解答は123ページでございます

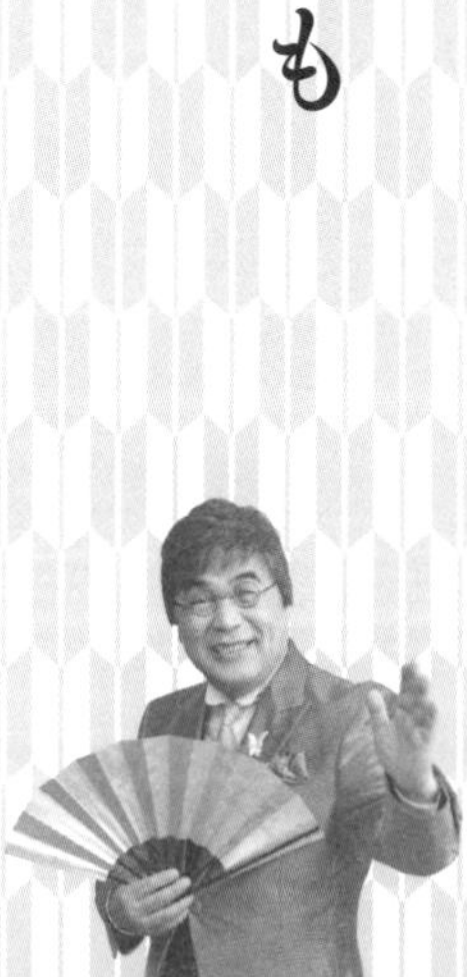

4人に1人が認知症になるのなら、3人のグループに入ればいいのです

06

まちがいを探しましょう

上と下の絵には違うところが7カ所あります。探してくださいね

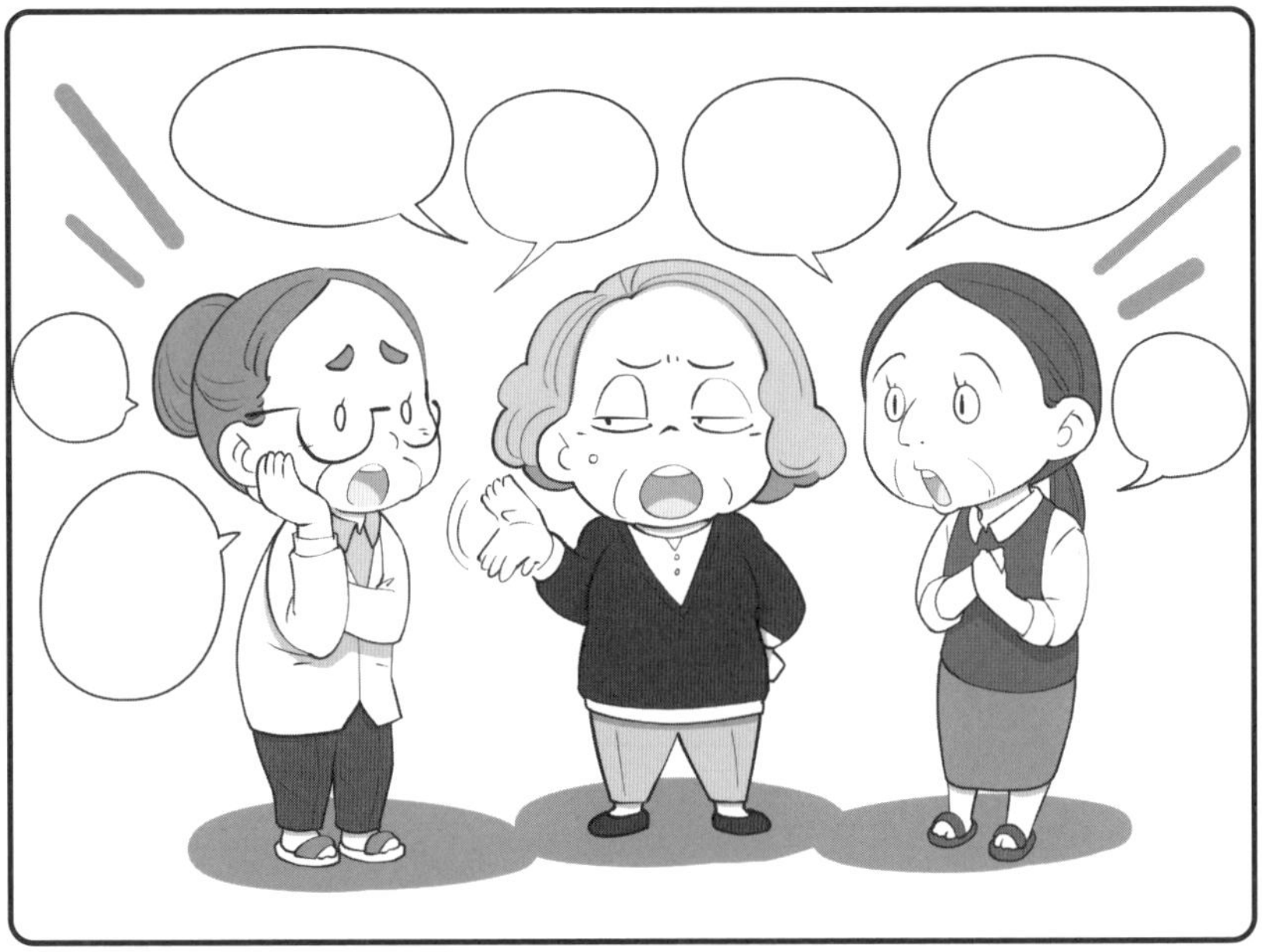

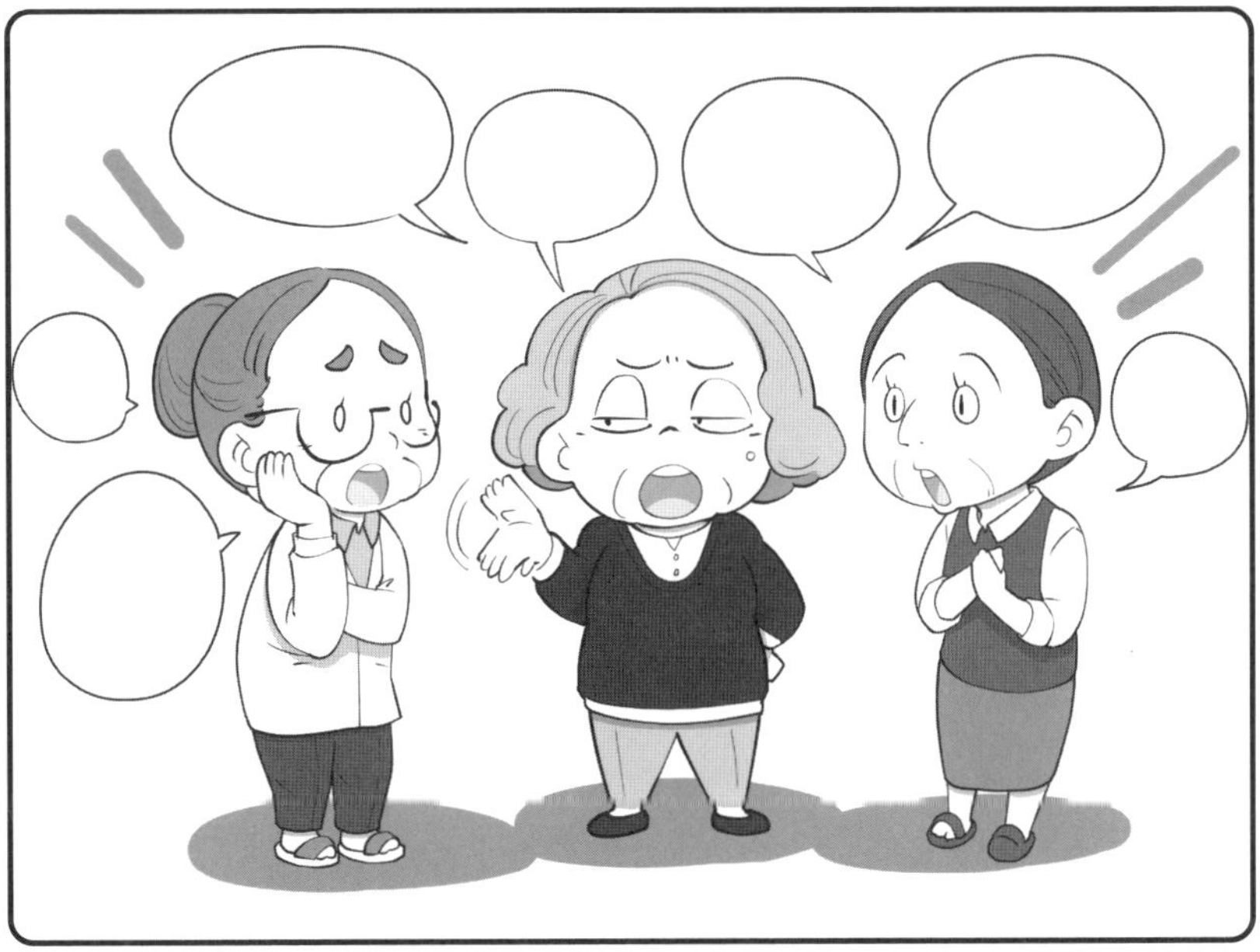

解答は123ページでございます

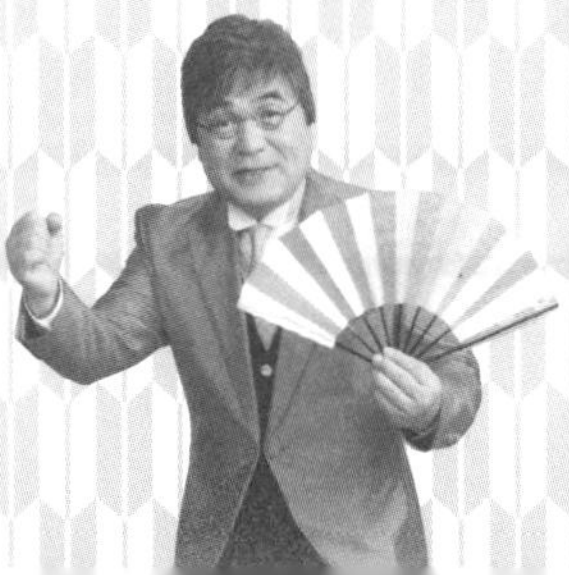

3人集まれば病気の話、5人集まればお寺の話

07

まちがいを探しましょう

上と下の絵は左右逆にしたものですが、4カ所違うところがありますよ

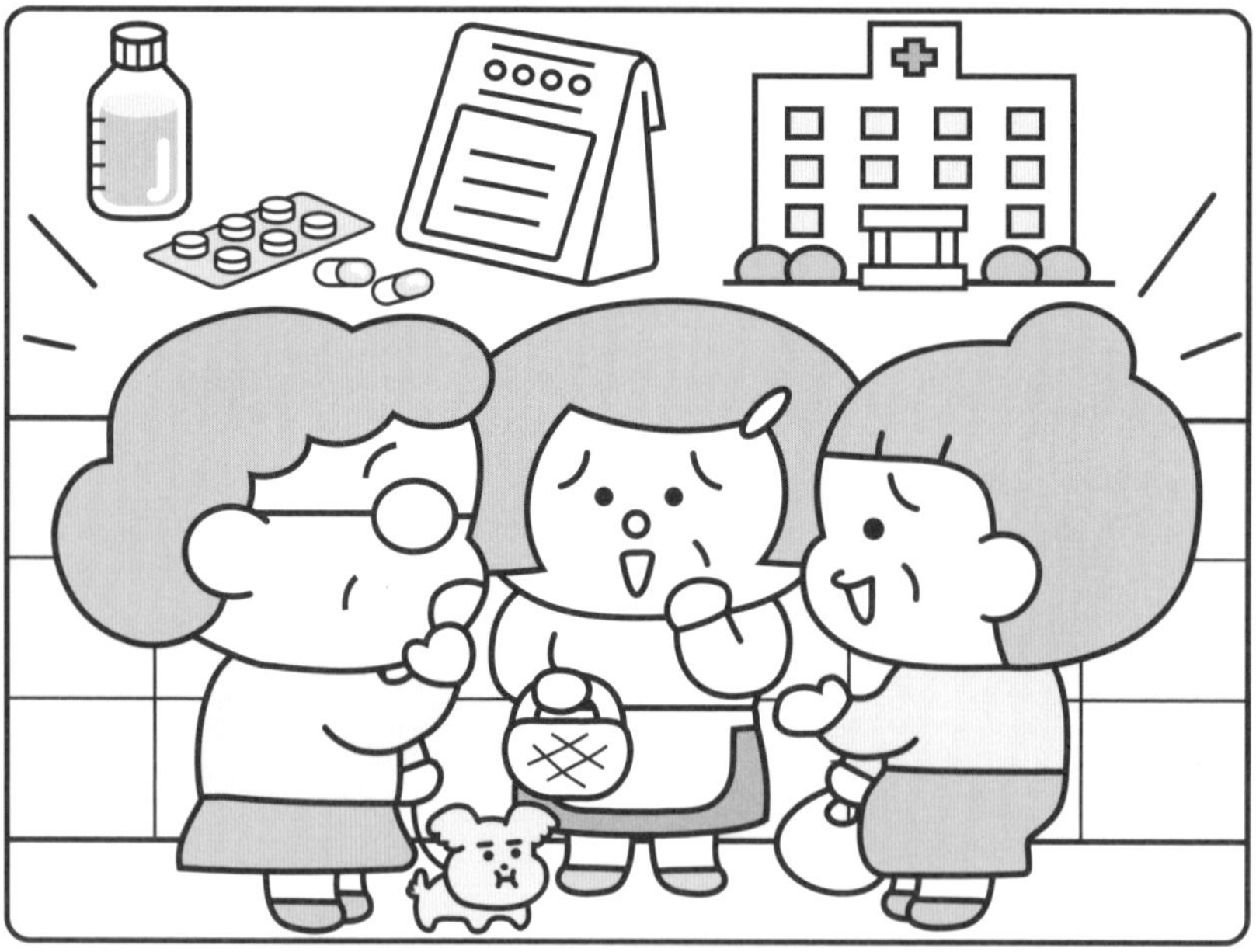

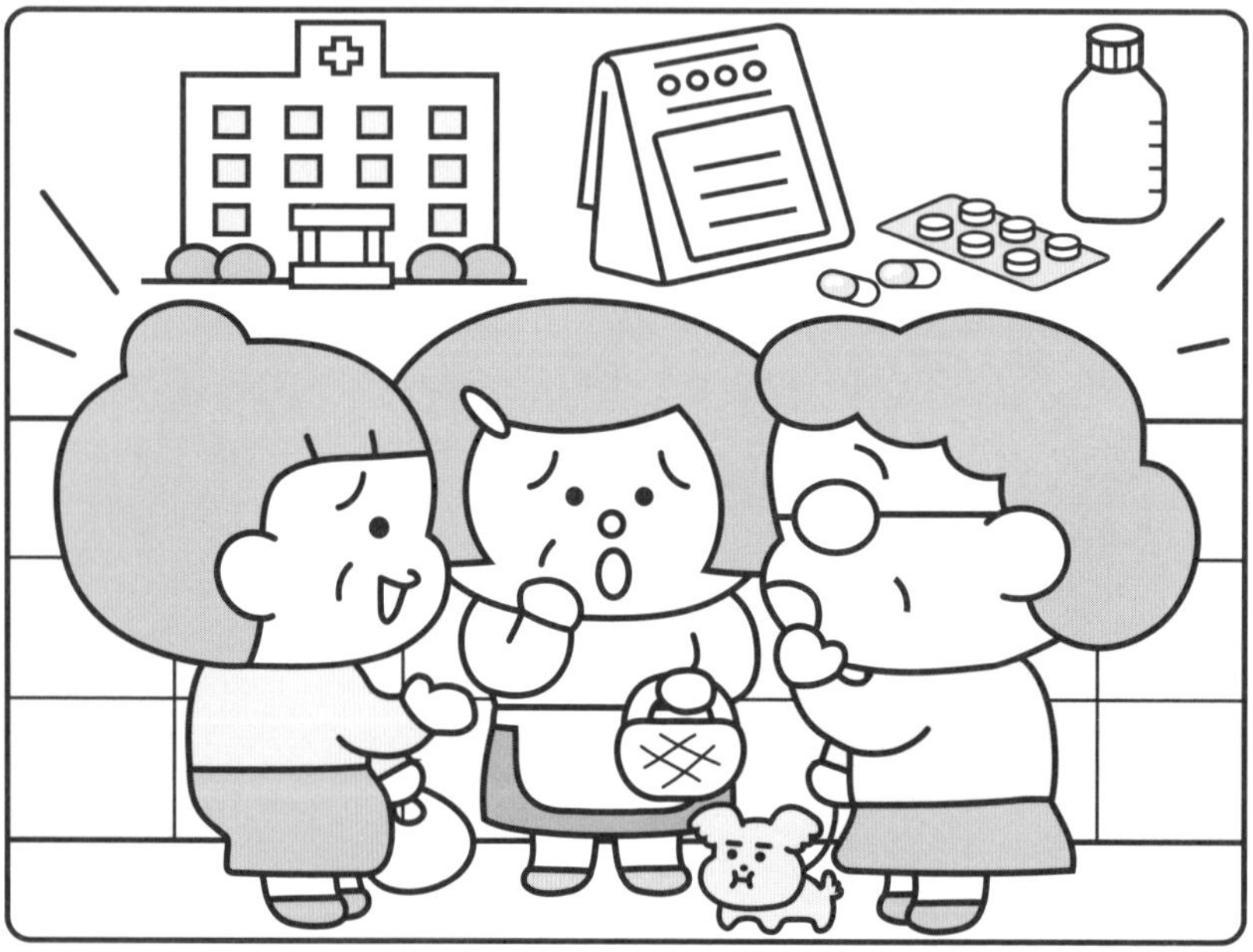

解答は123ページでございます

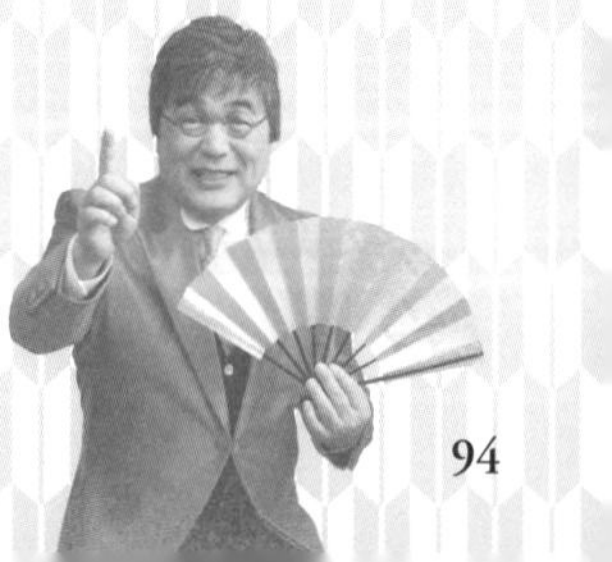

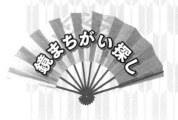

08

まちがいを探しましょう

上と下の絵は左右逆にしたものですが、5カ所違うところがありますよ

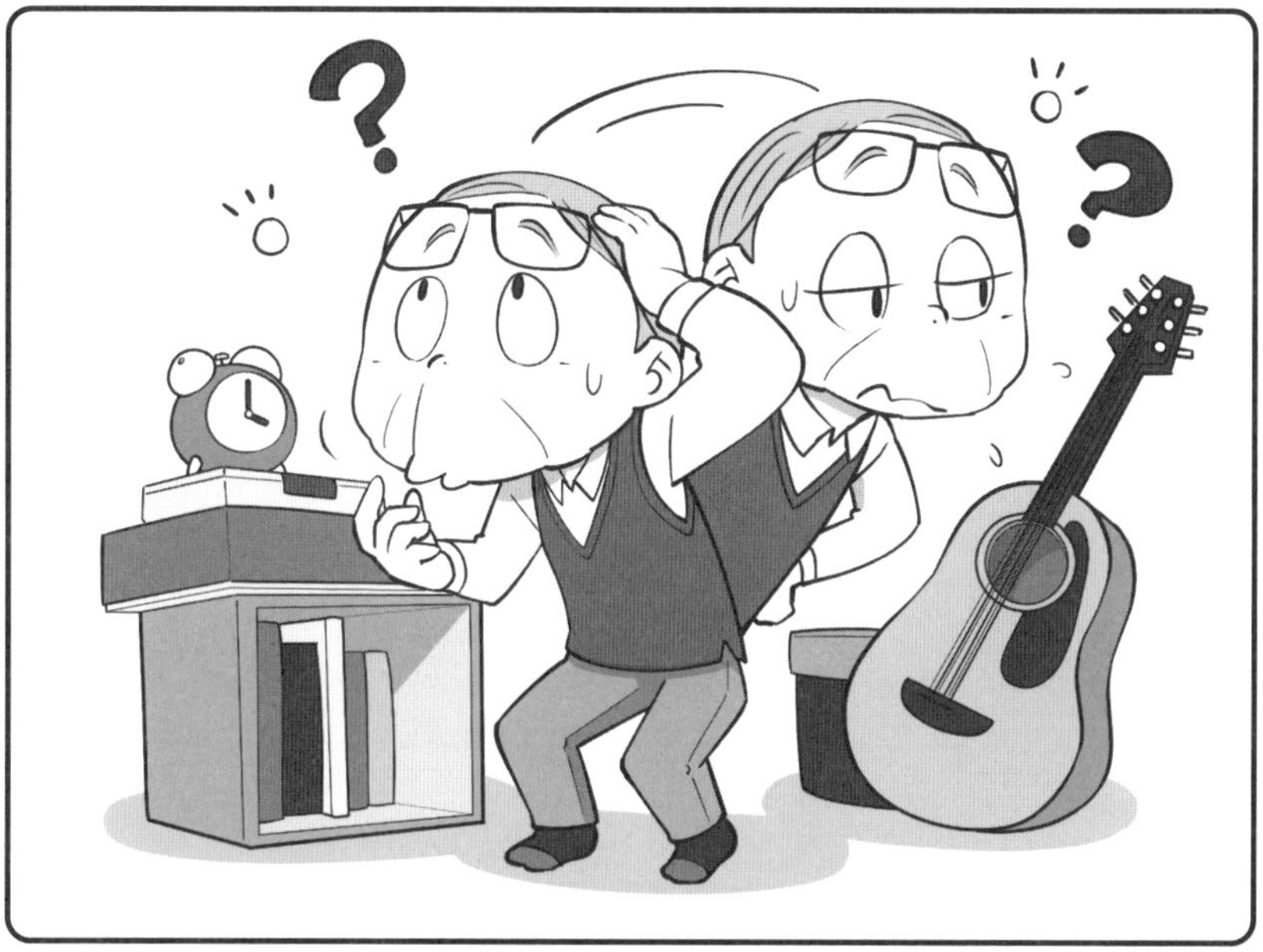

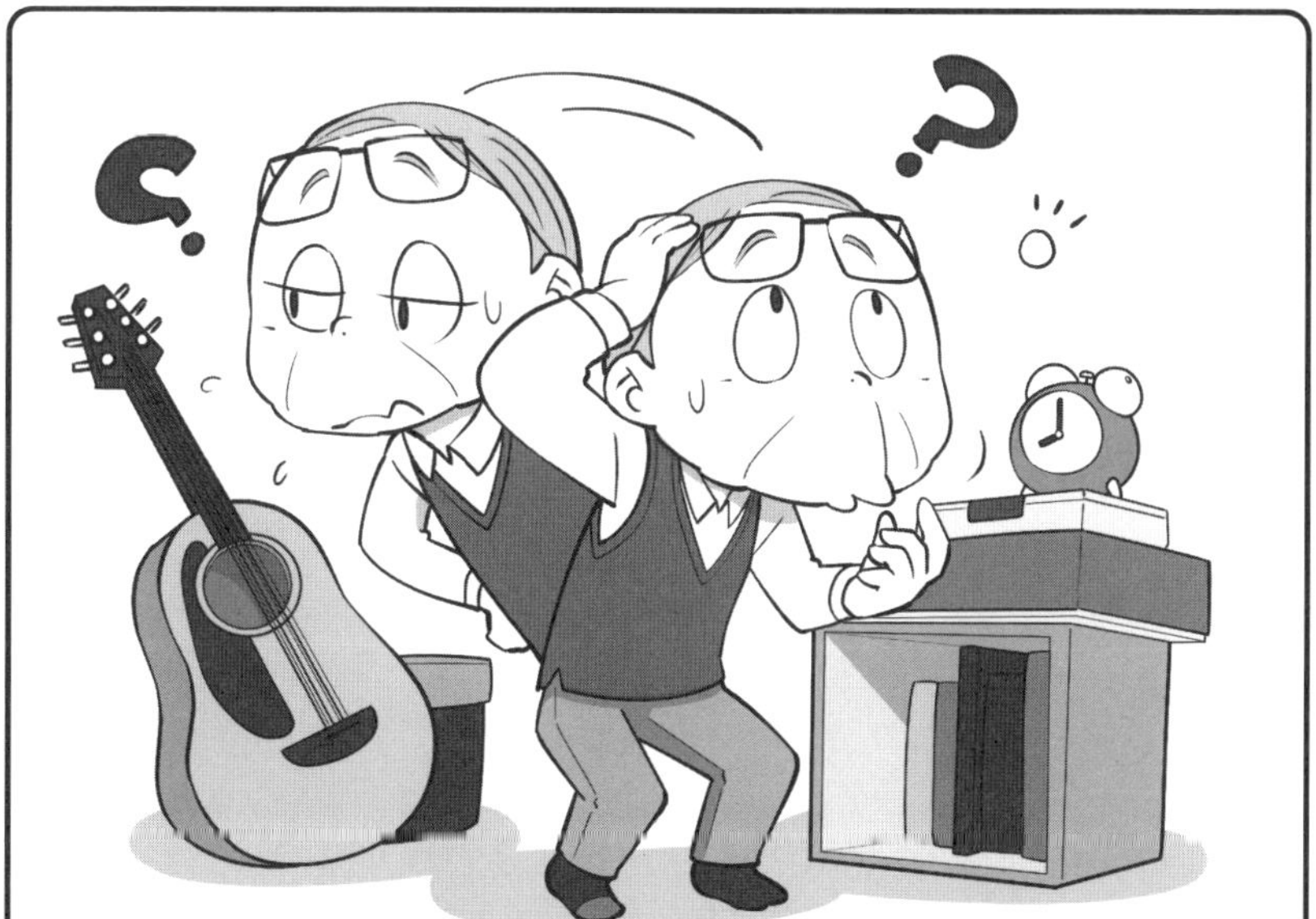

解答は123ページでございます

なんだっけ？　とりに来たのに　また戻る

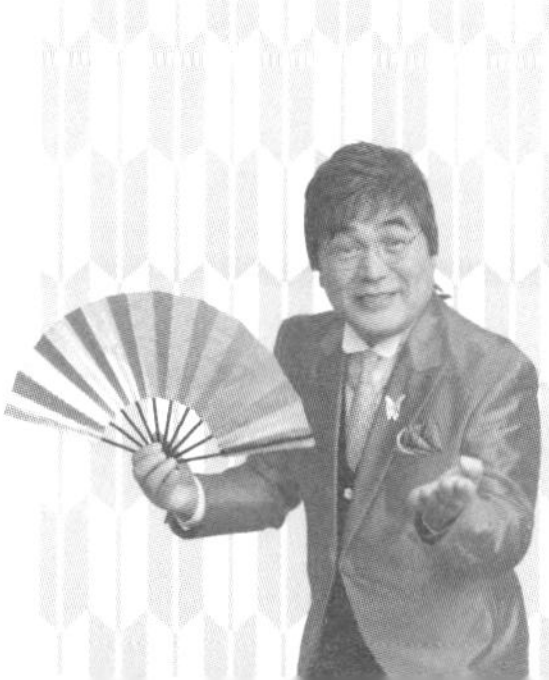

09

まちがいを探しましょう

上と下の絵は左右逆にしたものですが、4カ所違うところがありますよ

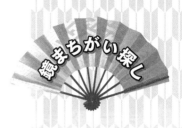

ポイントを 貯めて行ったら 店がない

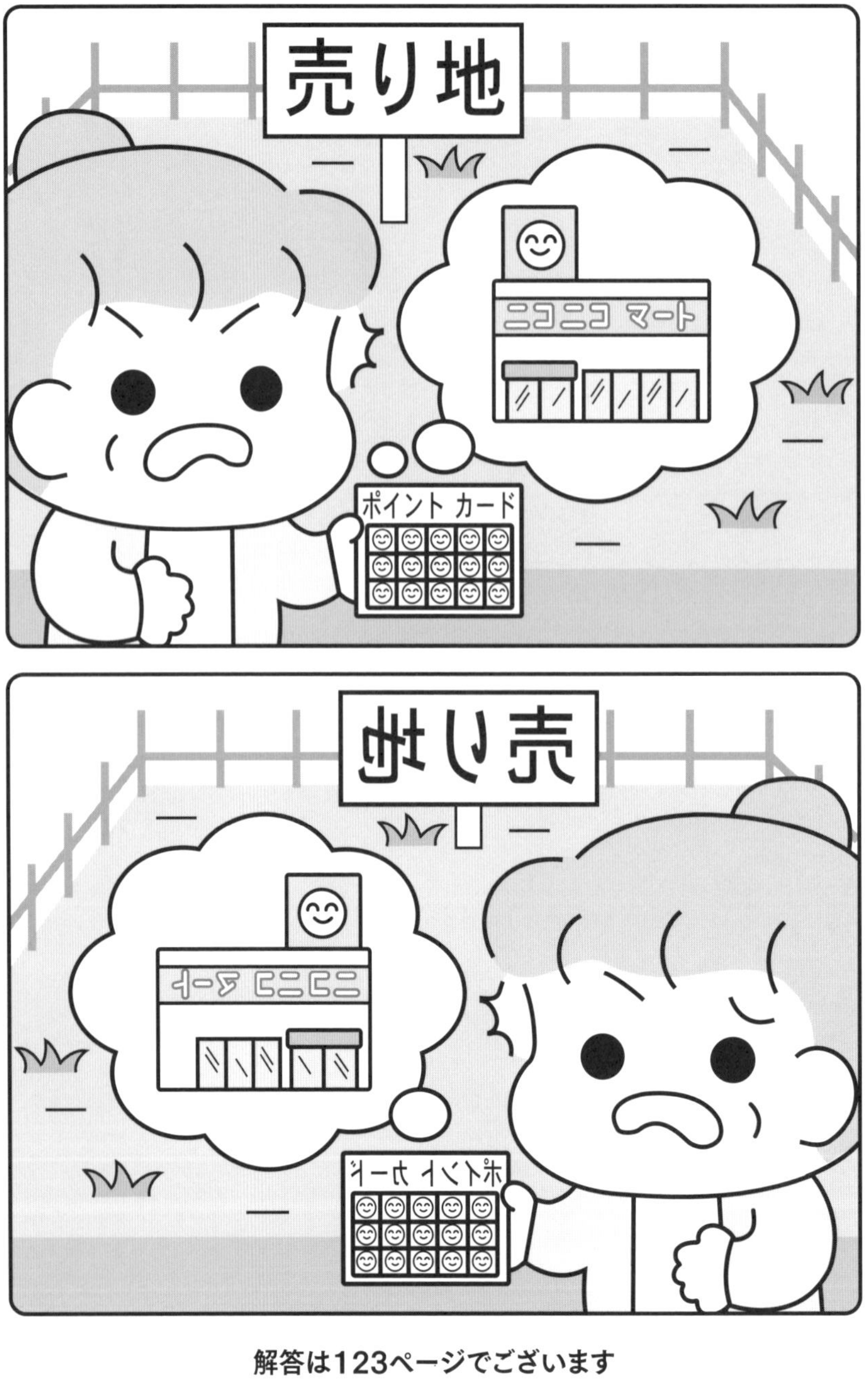

解答は123ページでございます

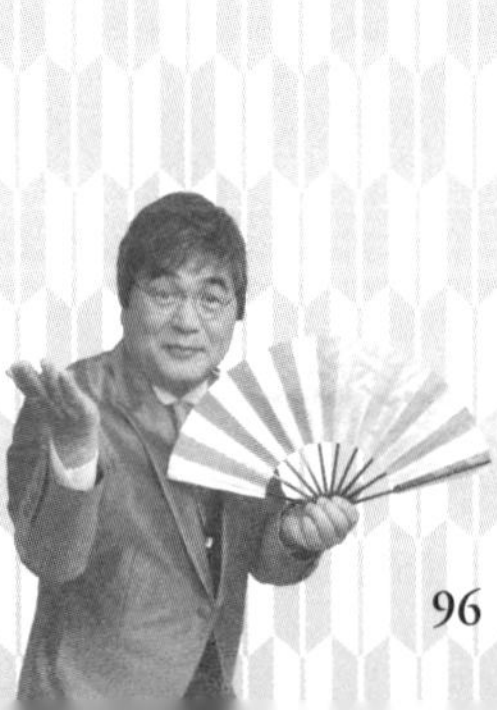

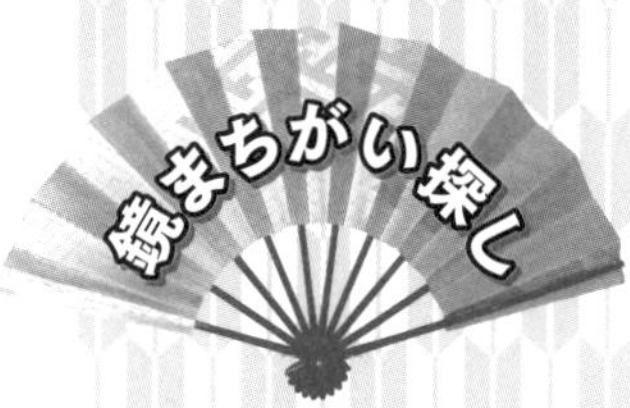

10

まちがいを探しましょう

上と下の絵は左右逆にしたものですが、4カ所違うところがありますよ

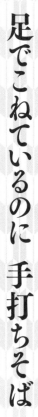

足でこねているのに 手打ちそば

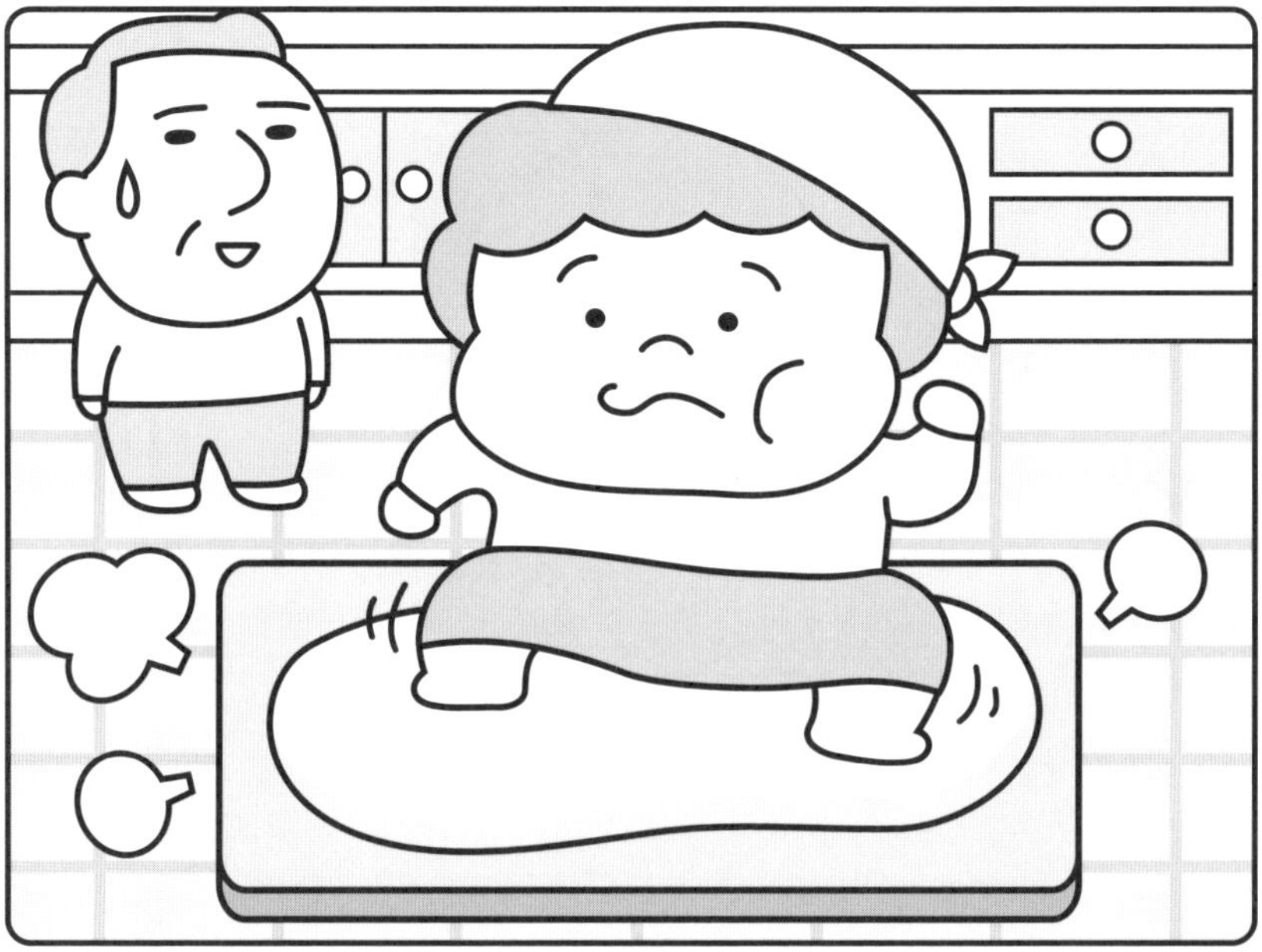

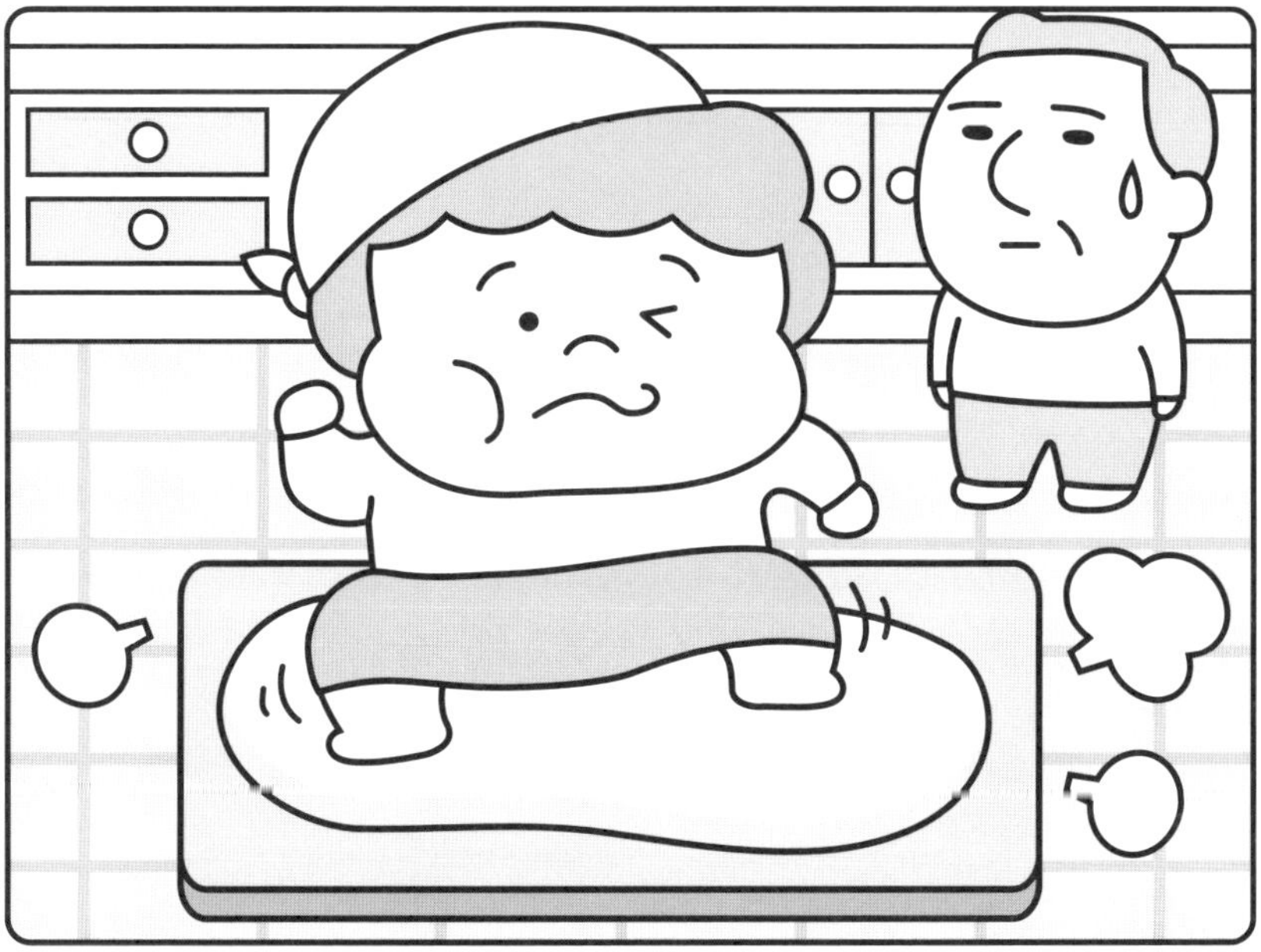

解答は123ページでございます

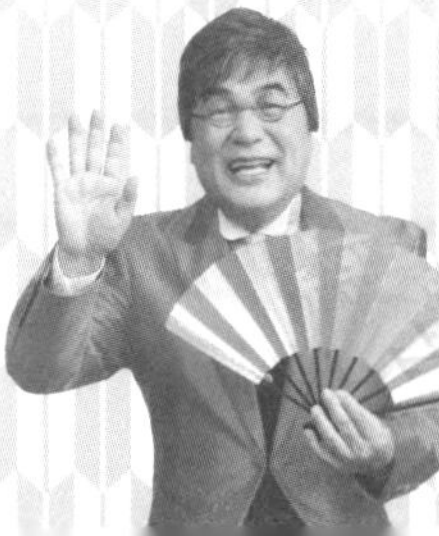

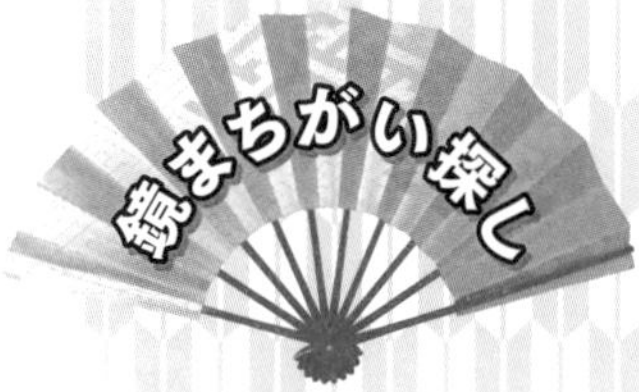

11

まちがいを探しましょう

上と下の絵は左右逆にしたものですが、4カ所違うところがありますよ

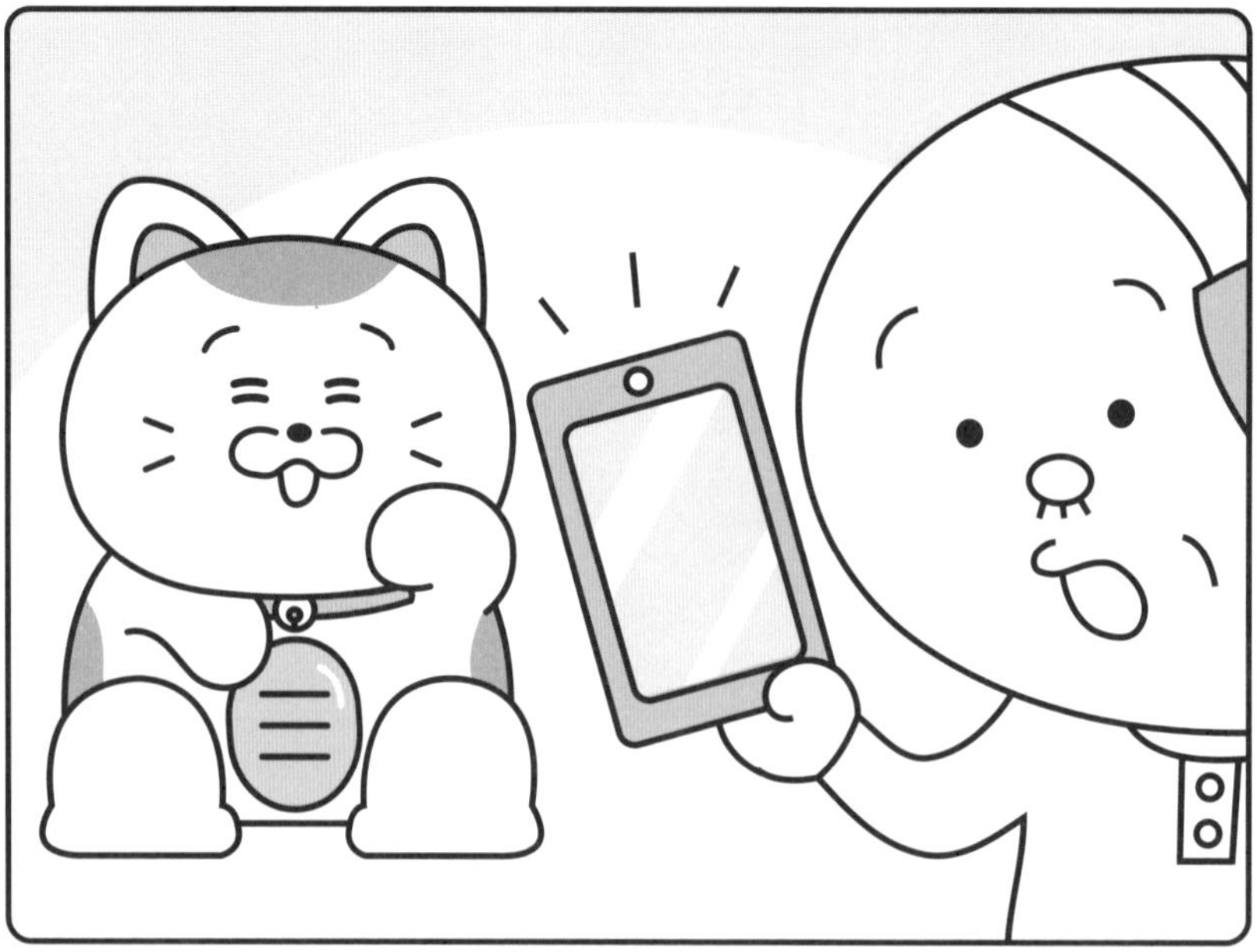

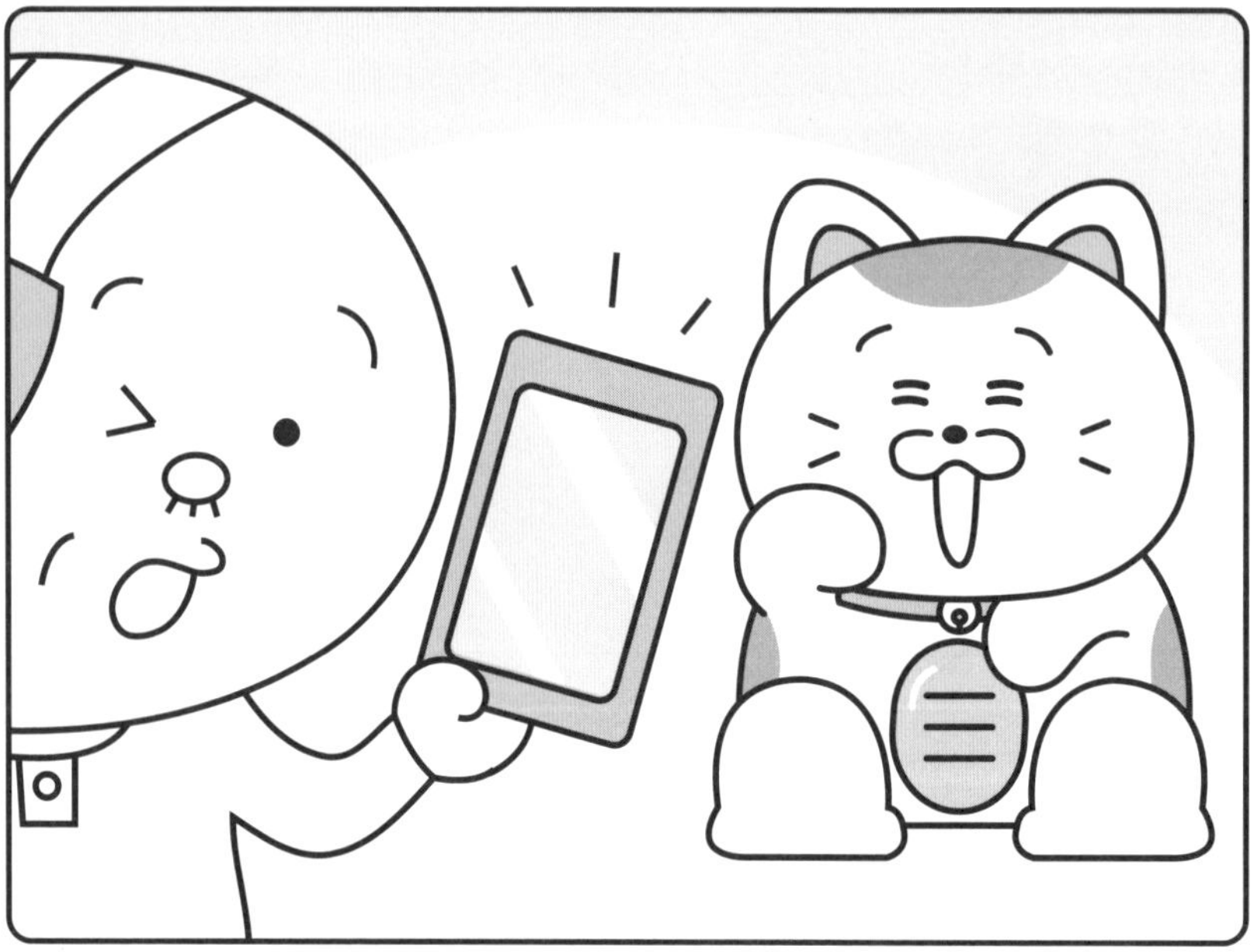

解答は123ページでございます

猫に小判　中高年にスマホかな

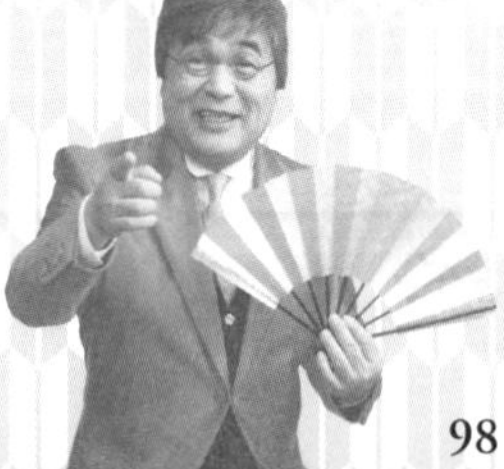

12

まちがいを探しましょう

上と下の絵は左右逆にしたものですが、4カ所違うところがありますよ

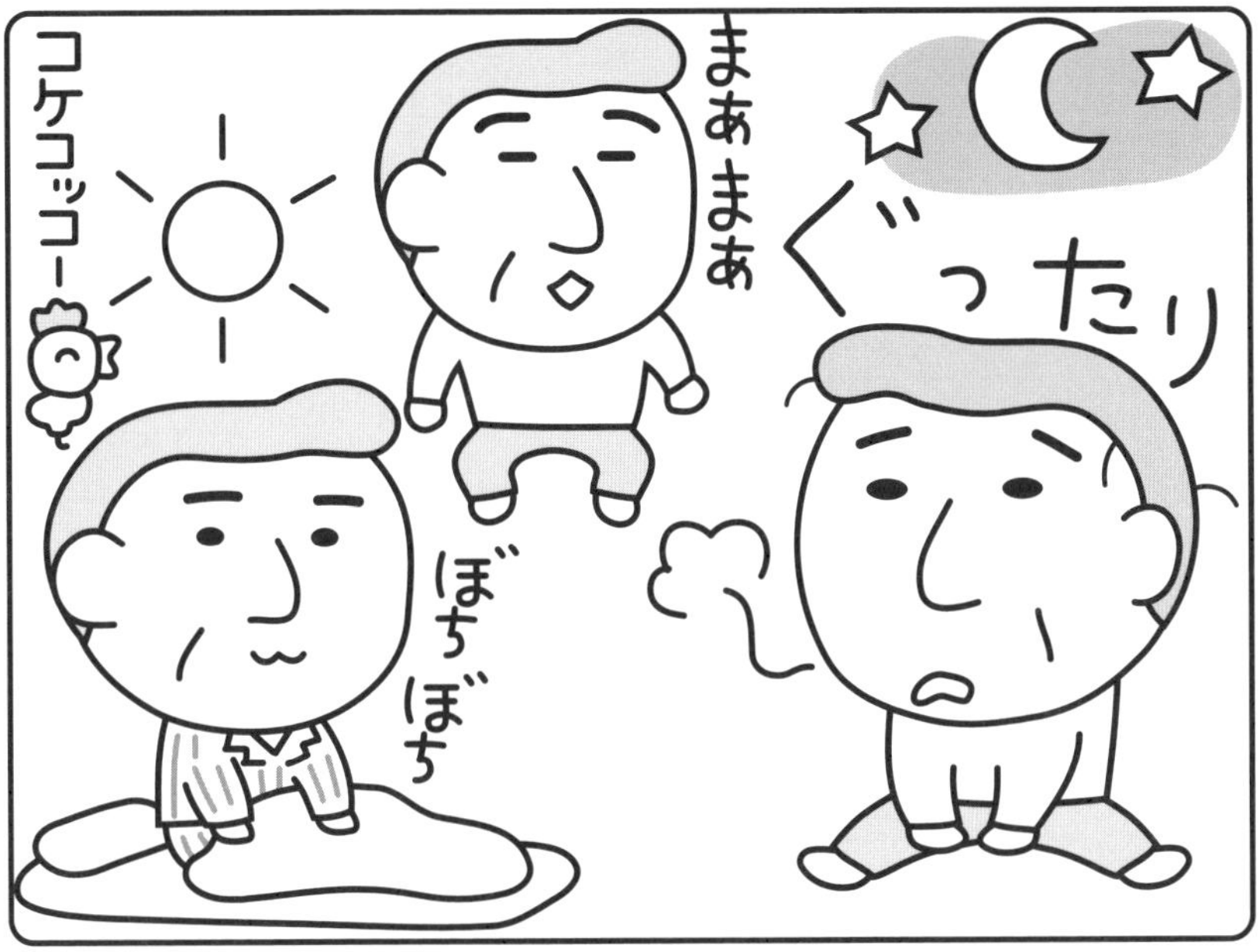

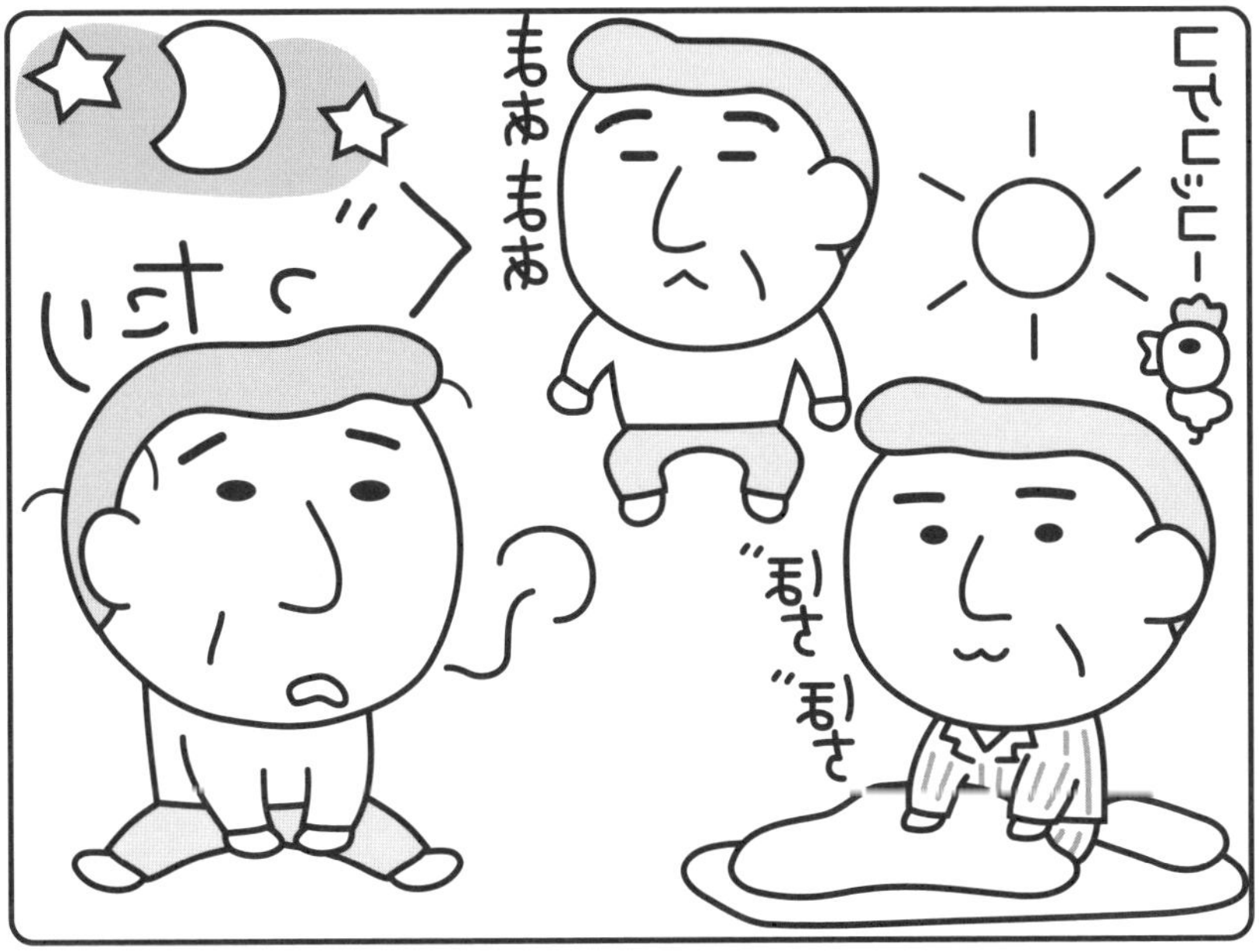

朝元気　昼はまあまあ　夜ぐったり

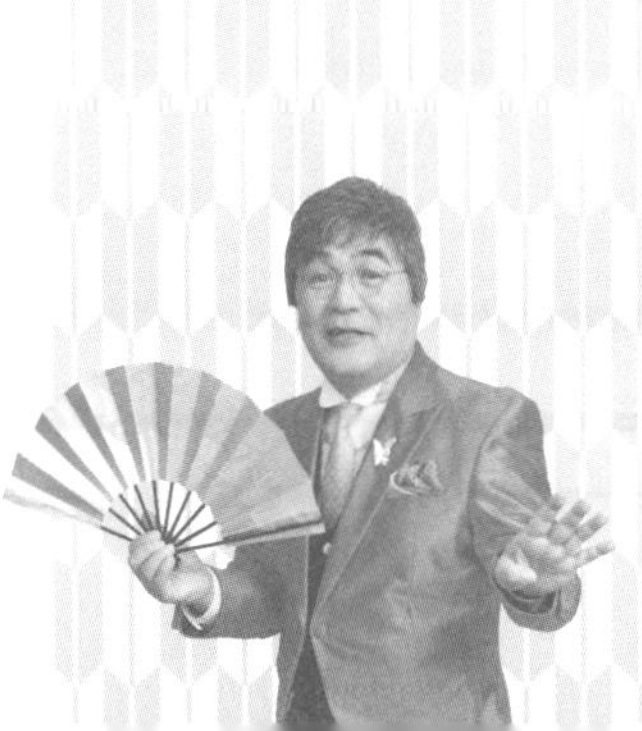

解答は123ページでございます

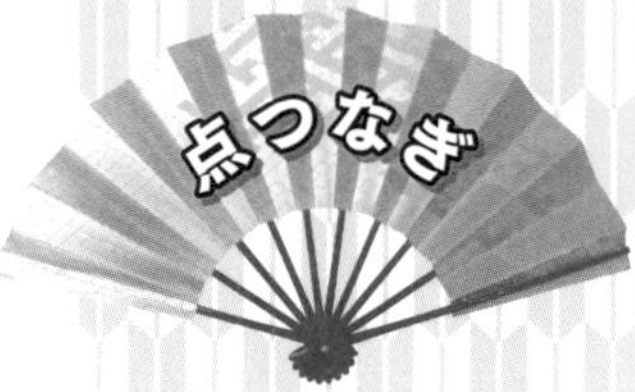

老婆は一日にしてならず

01

点つなぎ

1から順に点をつないで絵を完成させましょう。
点は全部で88個ありますよ

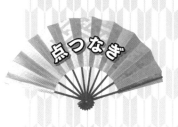

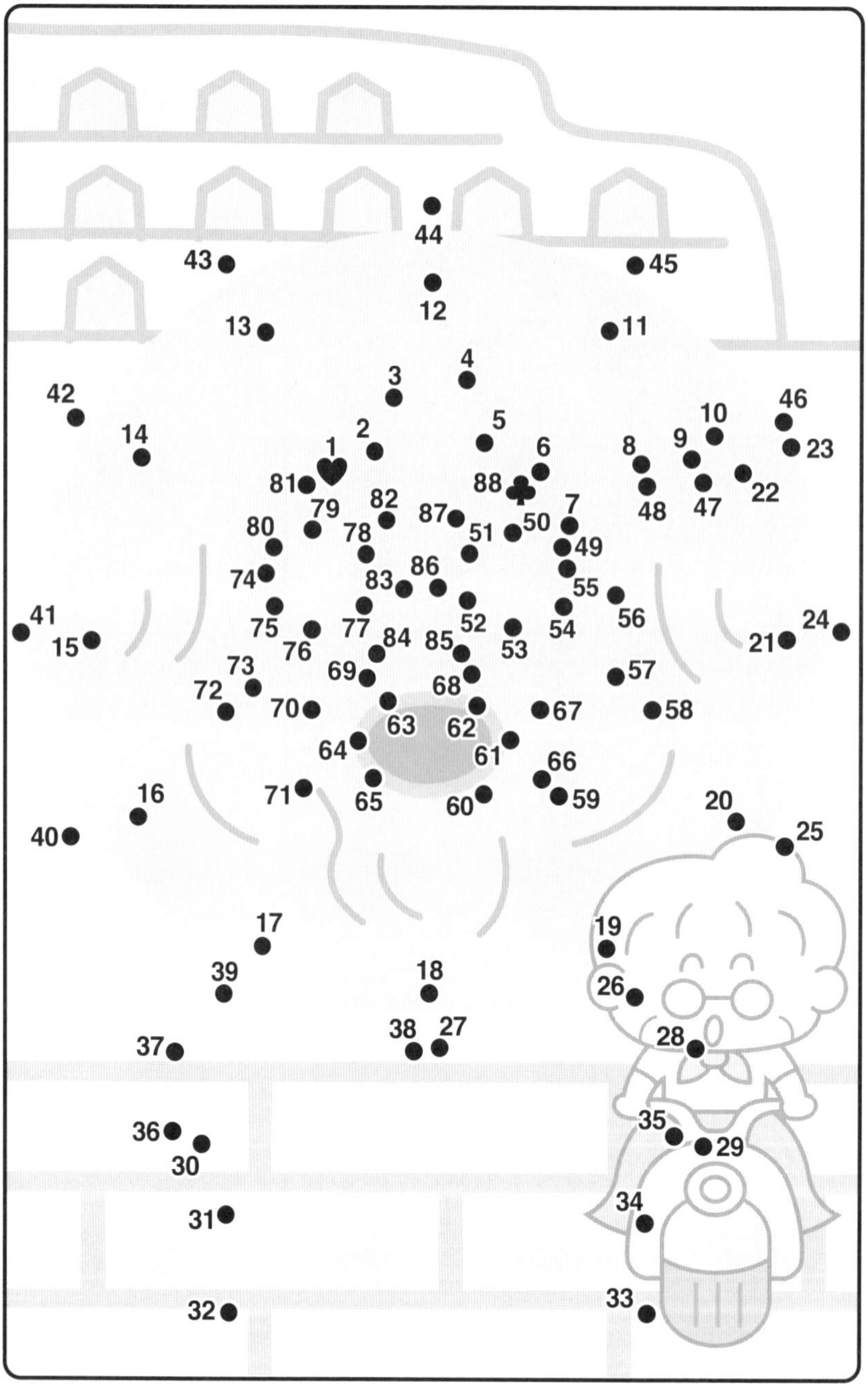

解答は124ページでございます

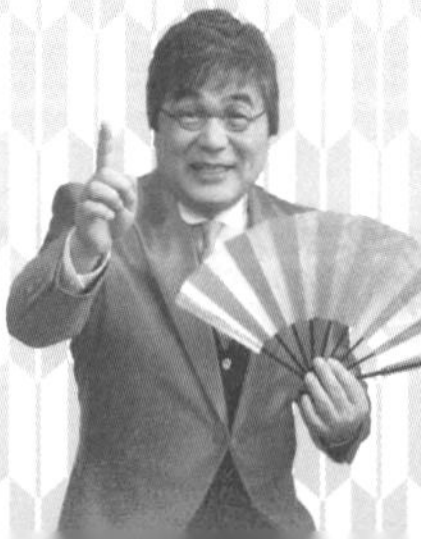

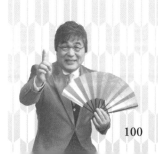

02

点つなぎ

1から順に点をつないで絵を完成させましょう。
点は全部で82個ありますよ

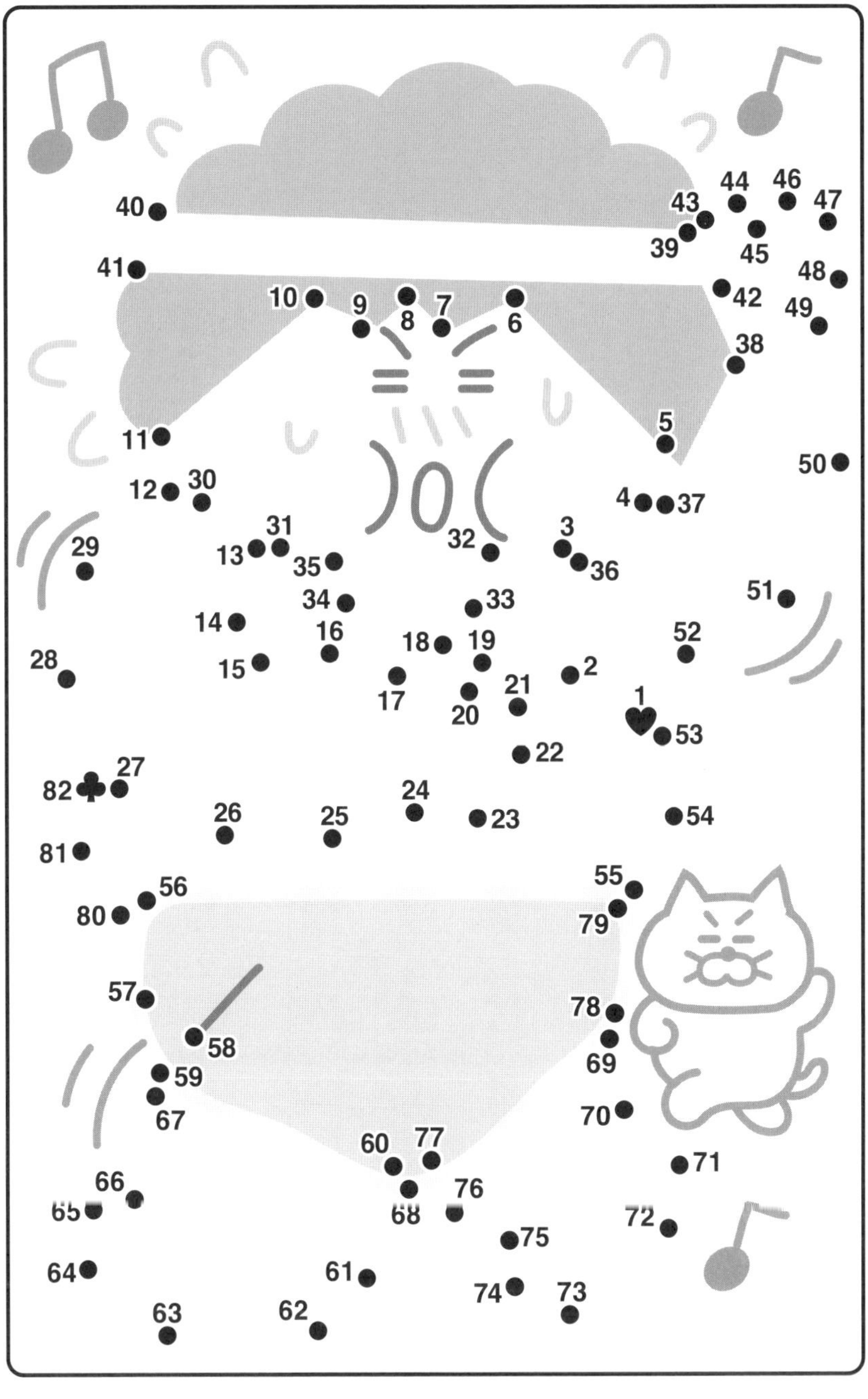

解答は124ページでございます

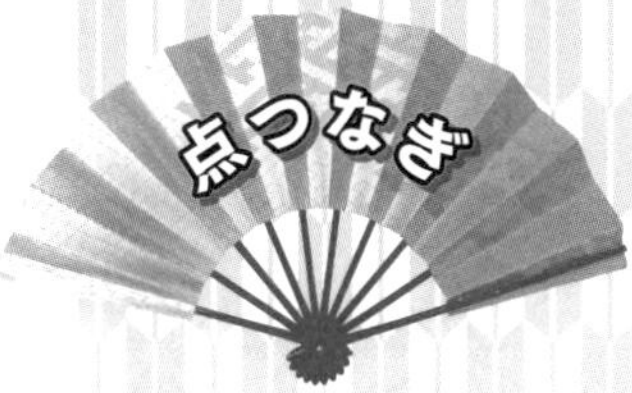

自分の三段腹を見つめ若いころに戻りたいとため息

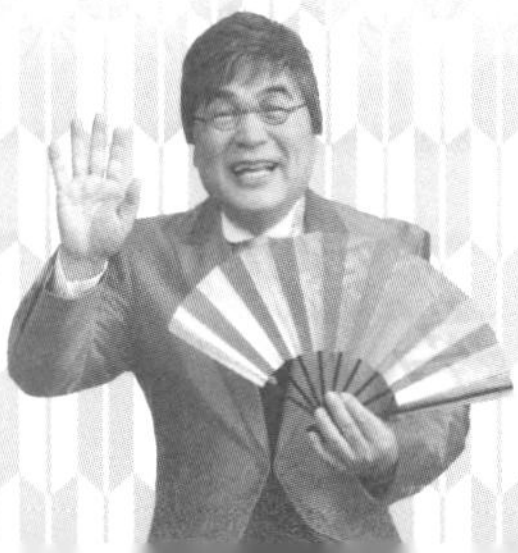

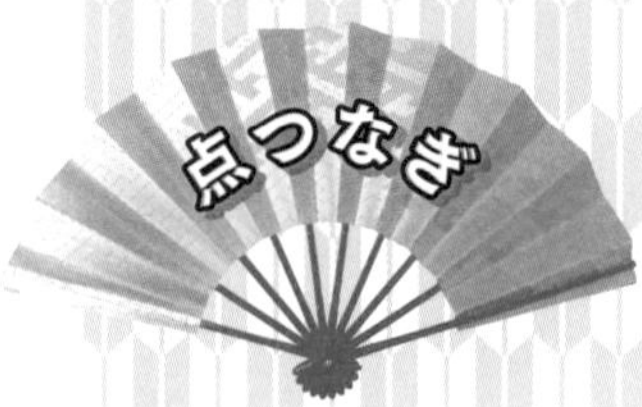

03

点つなぎ

1から順に点をつないで絵を完成させましょう。

点は全部で89個ありますよ

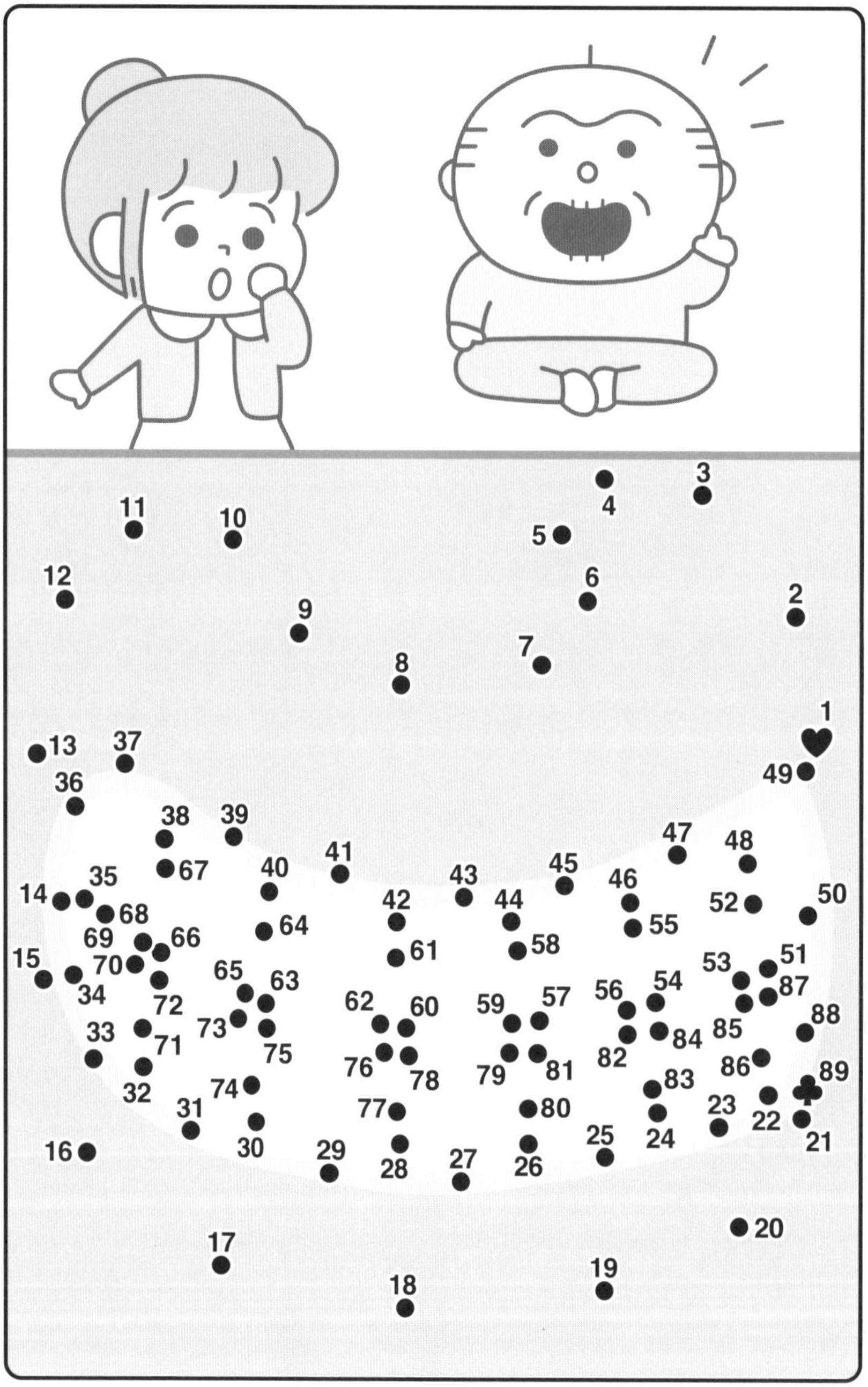

解答は124ページでございます

机の上に置かれた入れ歯。

「あの入れ歯はいつ入れ入れるんですか？」

「歯を磨くときだよ」

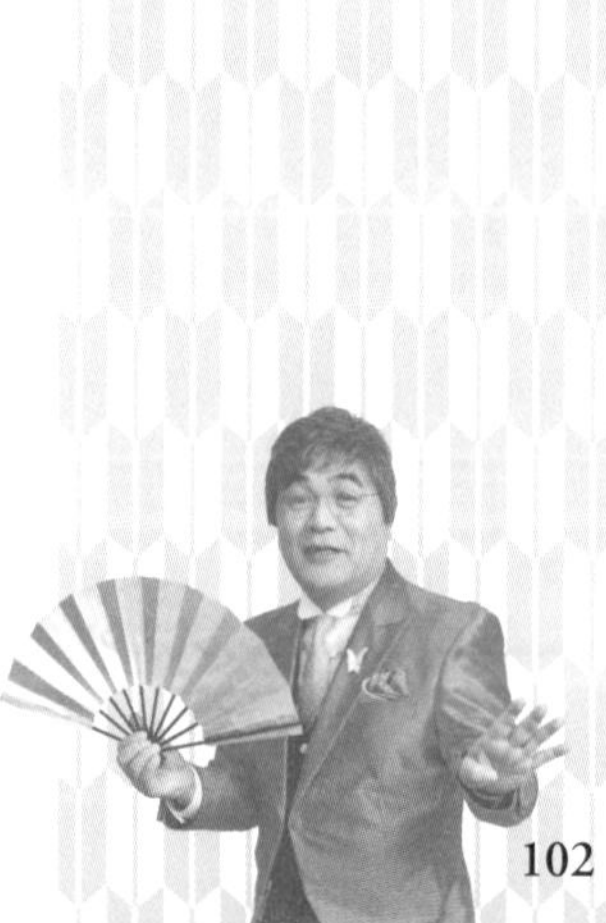

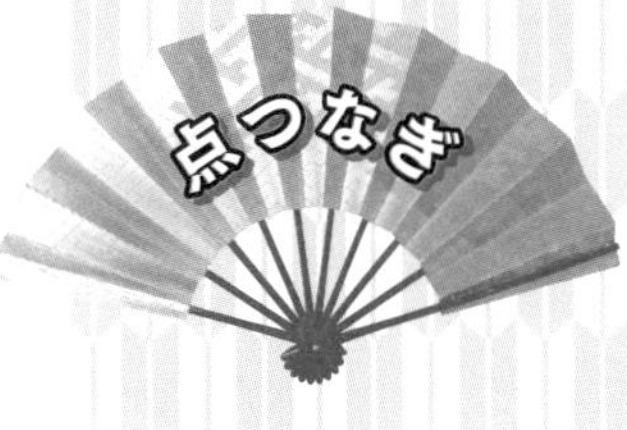

化粧よりも化粧まわしが似合う今日このごろ

04

点つなぎ

1から順に点をつないで絵を完成させましょう。
点は全部で73個ありますよ

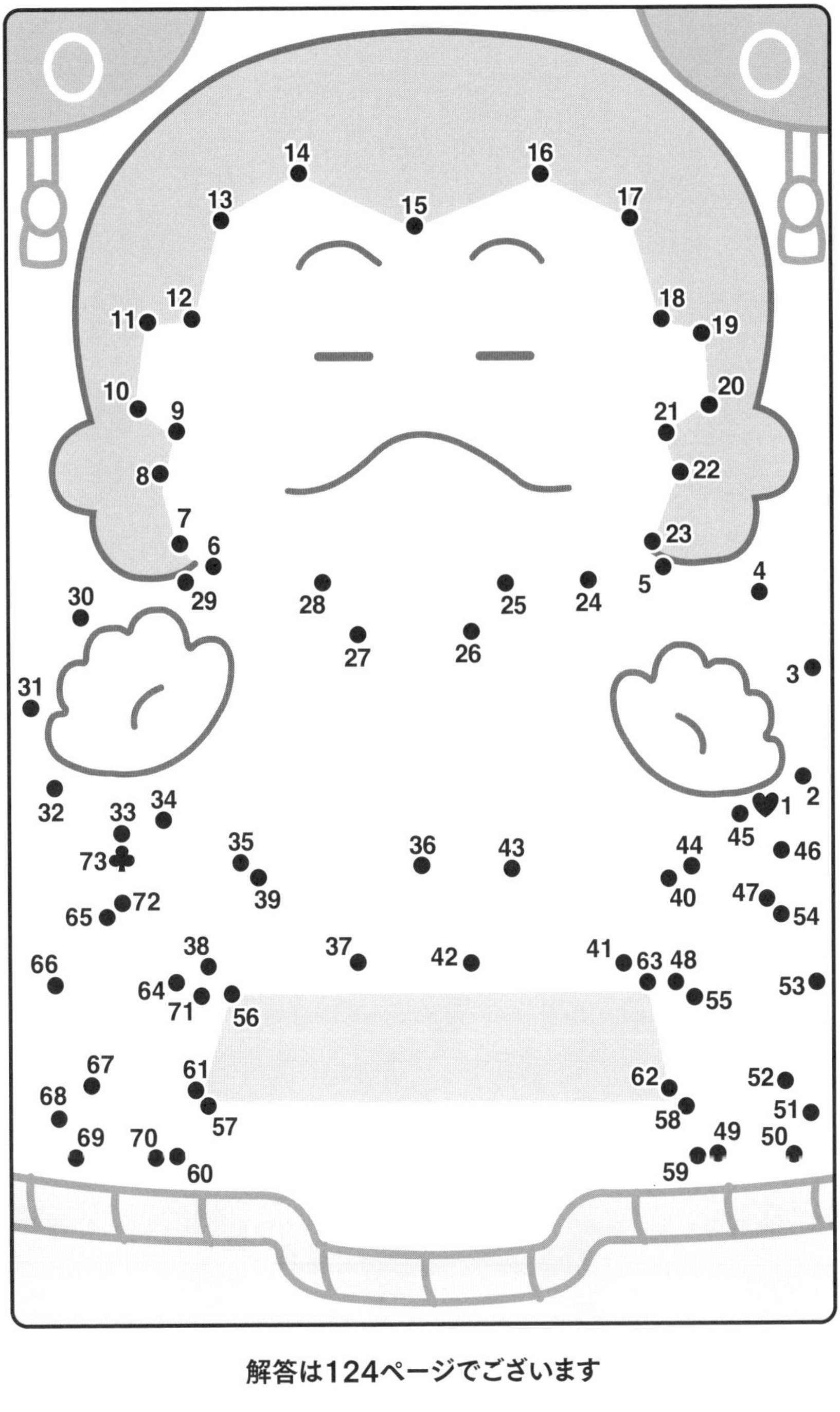

解答は124ページでございます

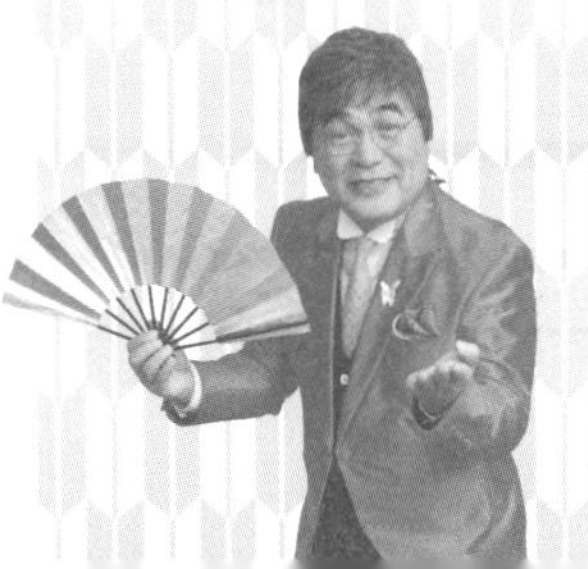

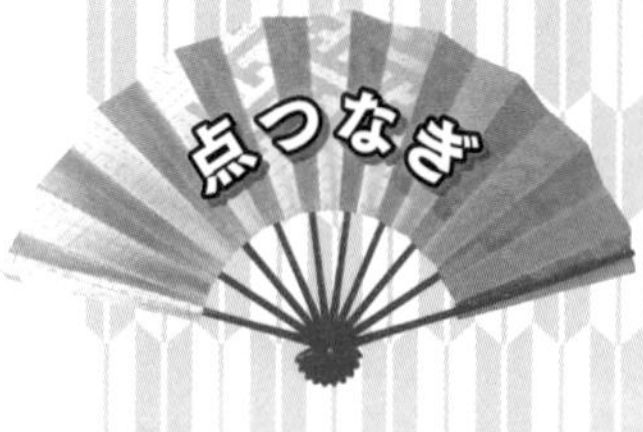

奥さまの場合、外見より内臓がきれいです

05

点つなぎ

1から順に点をつないで絵を完成させましょう。
点は全部で62個あります

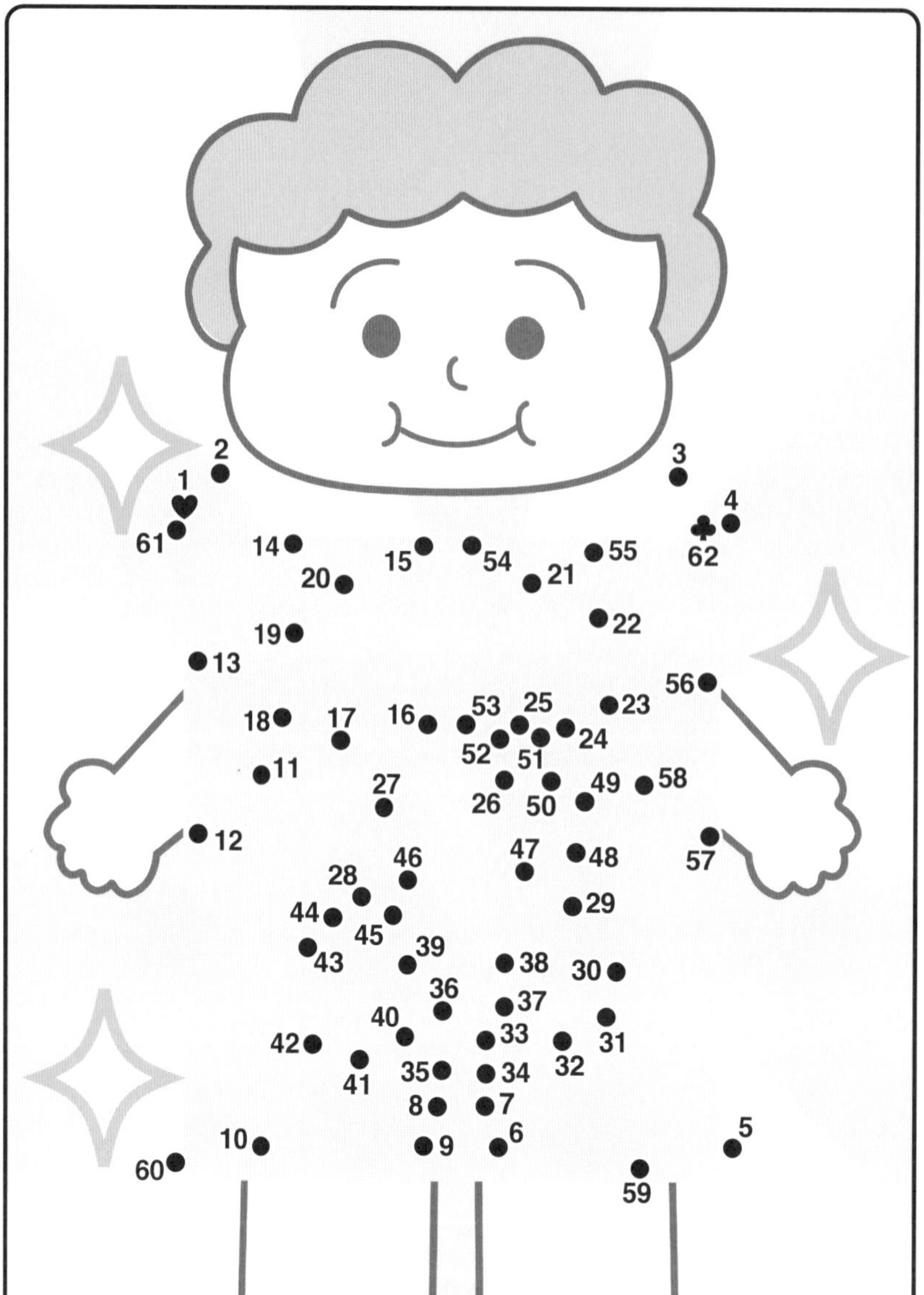

解答は124ページでございます

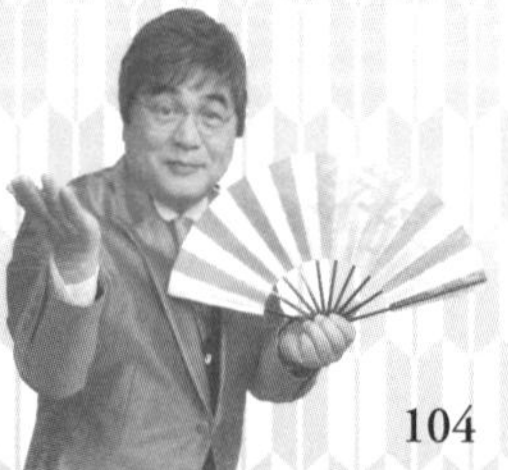

06

点つなぎ

1から順に点をつないで絵を完成させましょう。
点は全部で125個あります

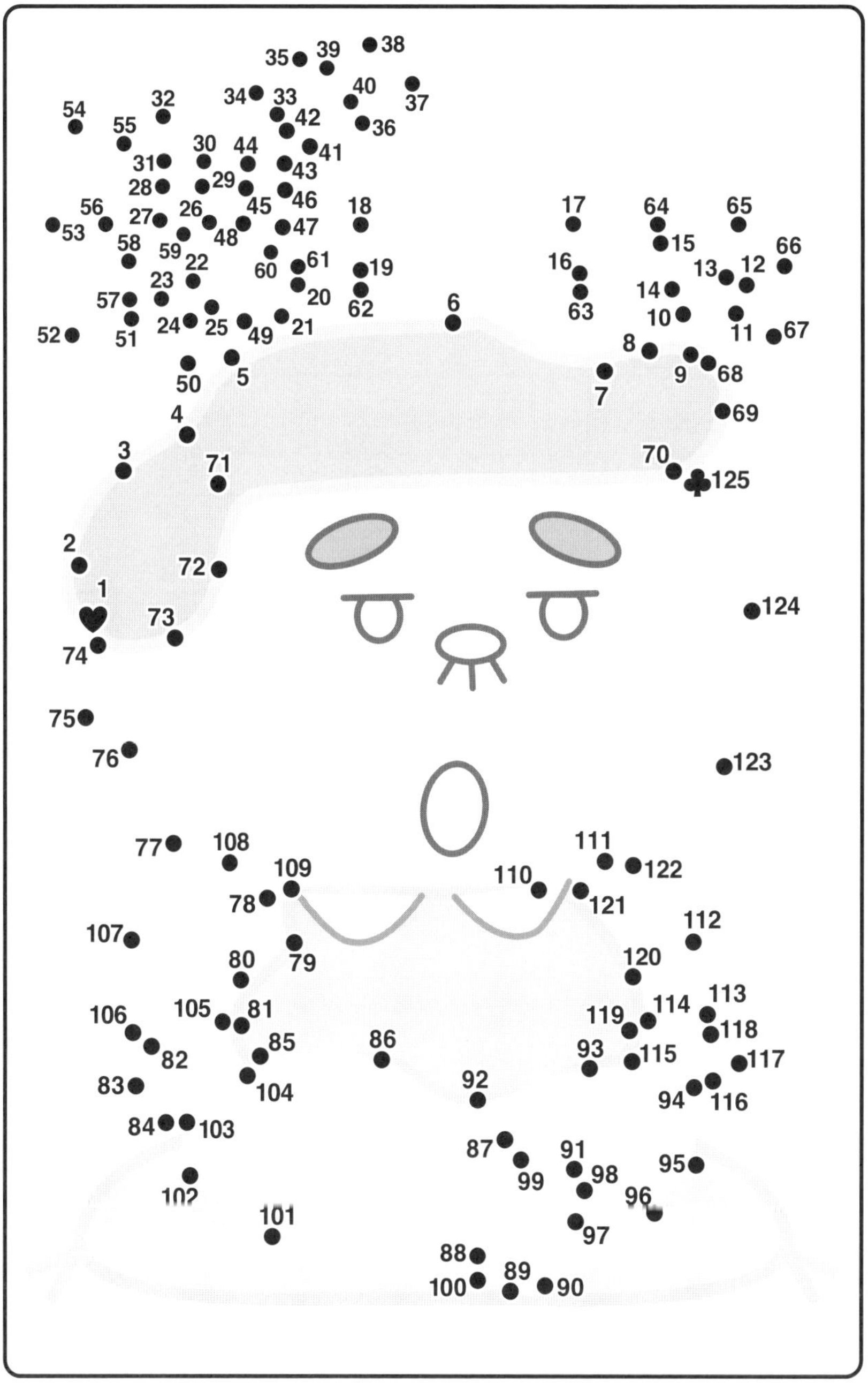

解答は124ページでございます

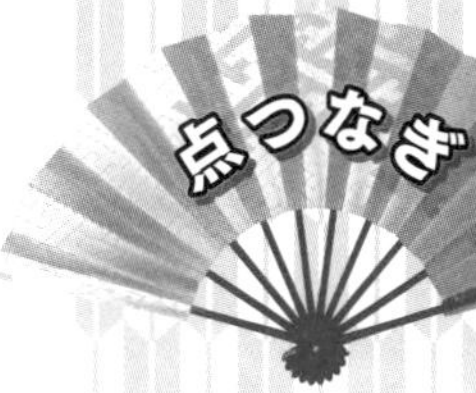

「お父さん、幸せってなあに？」
「そういうことをいちいち考えないことだ」

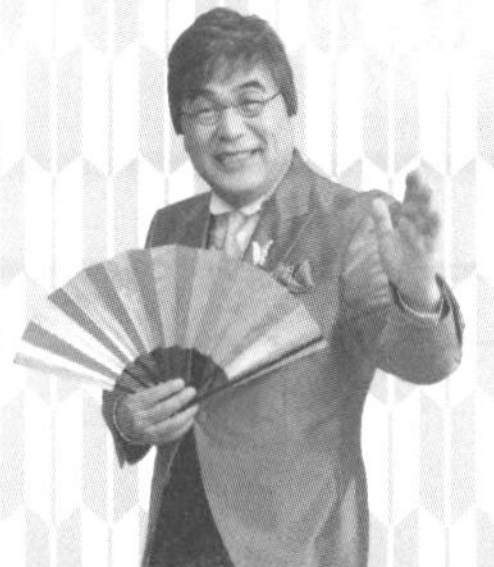

01

本物探し

いちばん上の絵と同じものが、下の9枚の中に一つだけありますので
見つけてくださいませ

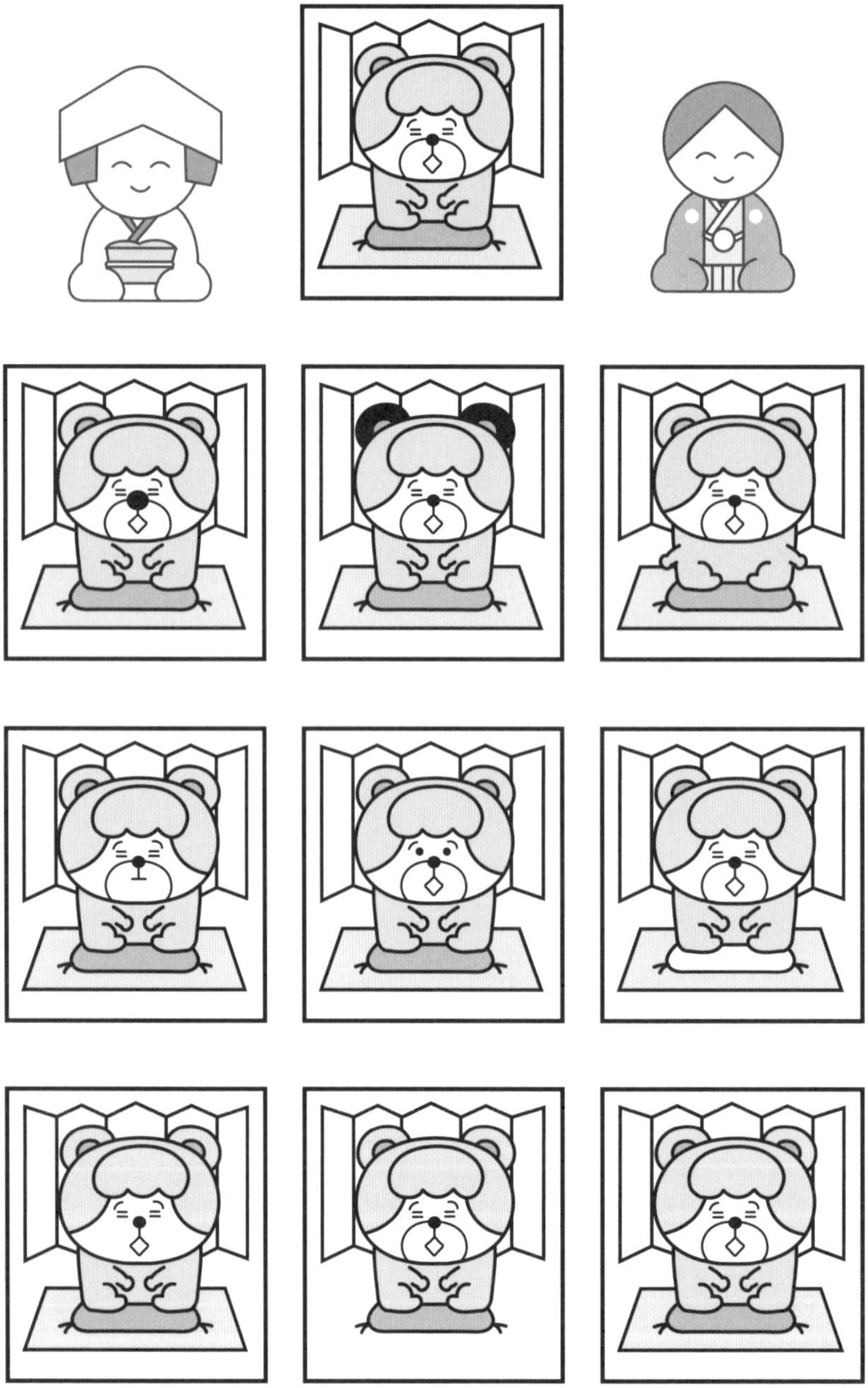

解答は124ページでございます

金びょうぶの前に座り、
かわいい花嫁と言われました。
あれから40年、今座ったらクマの置き物！

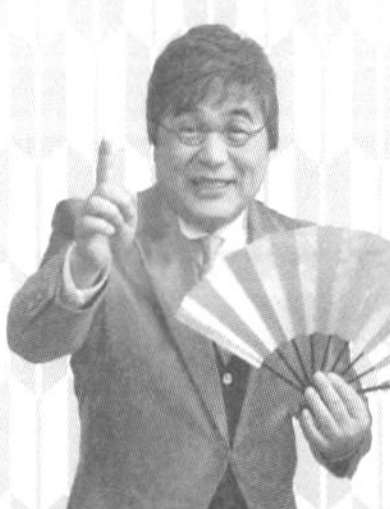

本物探し

20代、30代は上の子をおんぶして下の子をだっこして。今おんぶに抱っこしているのは脂肪のかたまり

02

本物探し

いちばん上の絵と同じものが、下の9枚の中に一つだけありますので見つけてくださいませ

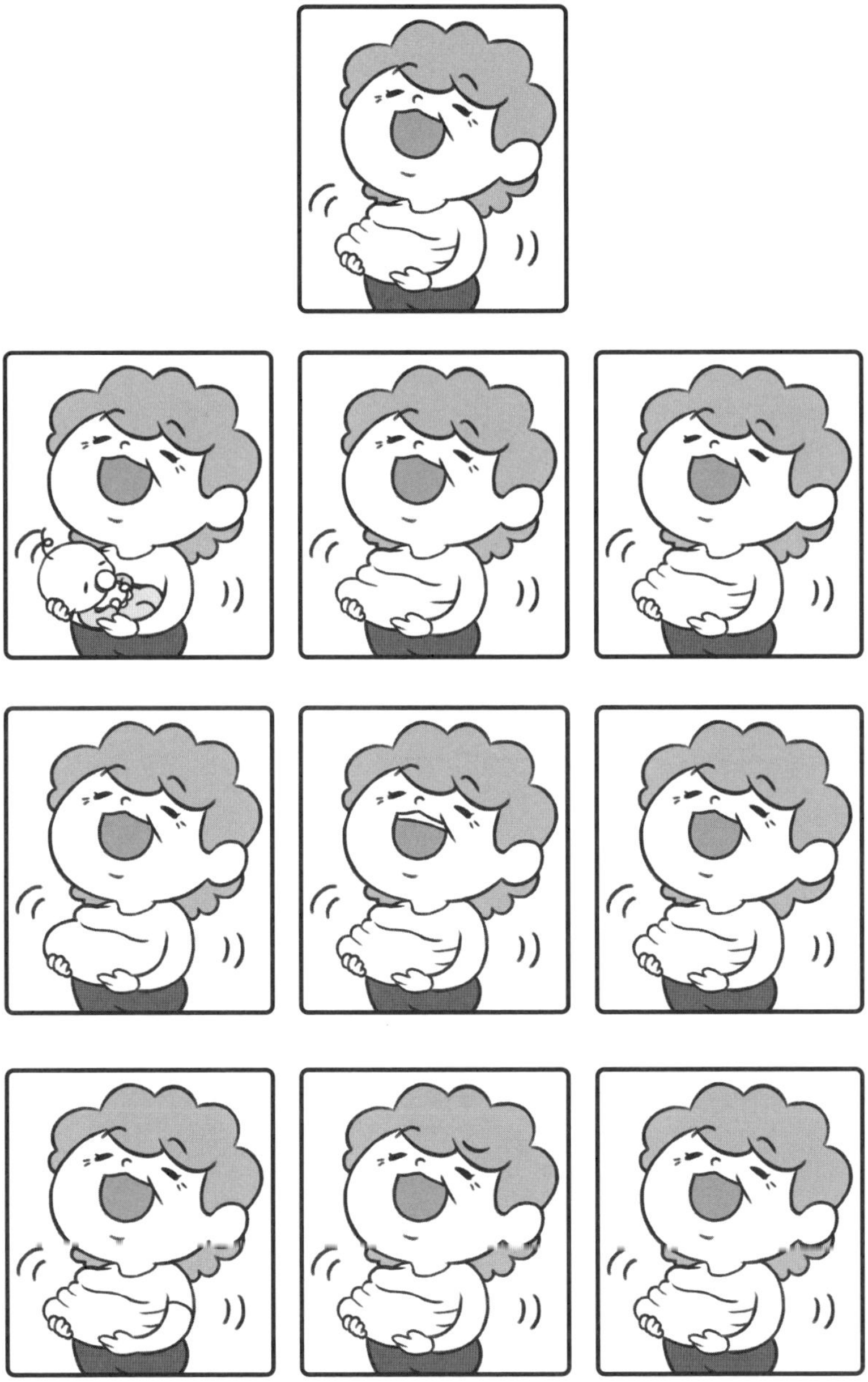

解答は124ページでございます

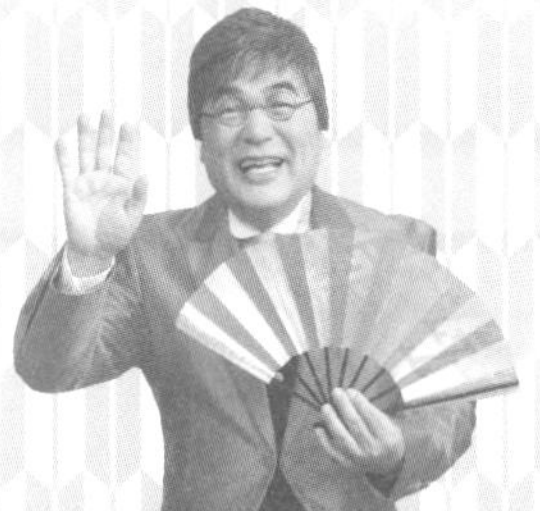

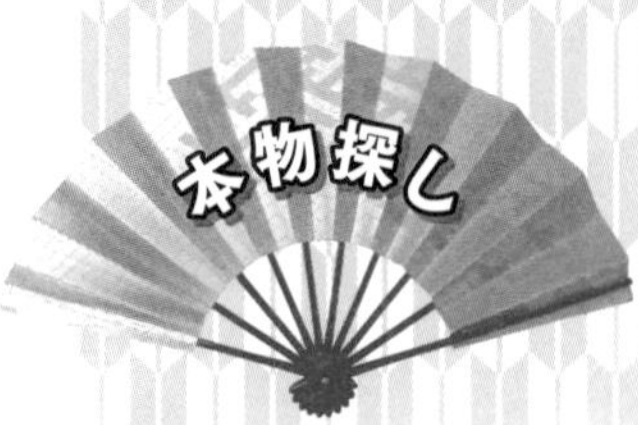

03

本物探し

妻の口　一度貼りたい　ばんそうこう

いちばん上の絵と同じものが、下の9枚の中に一つだけありますので
見つけてくださいませ

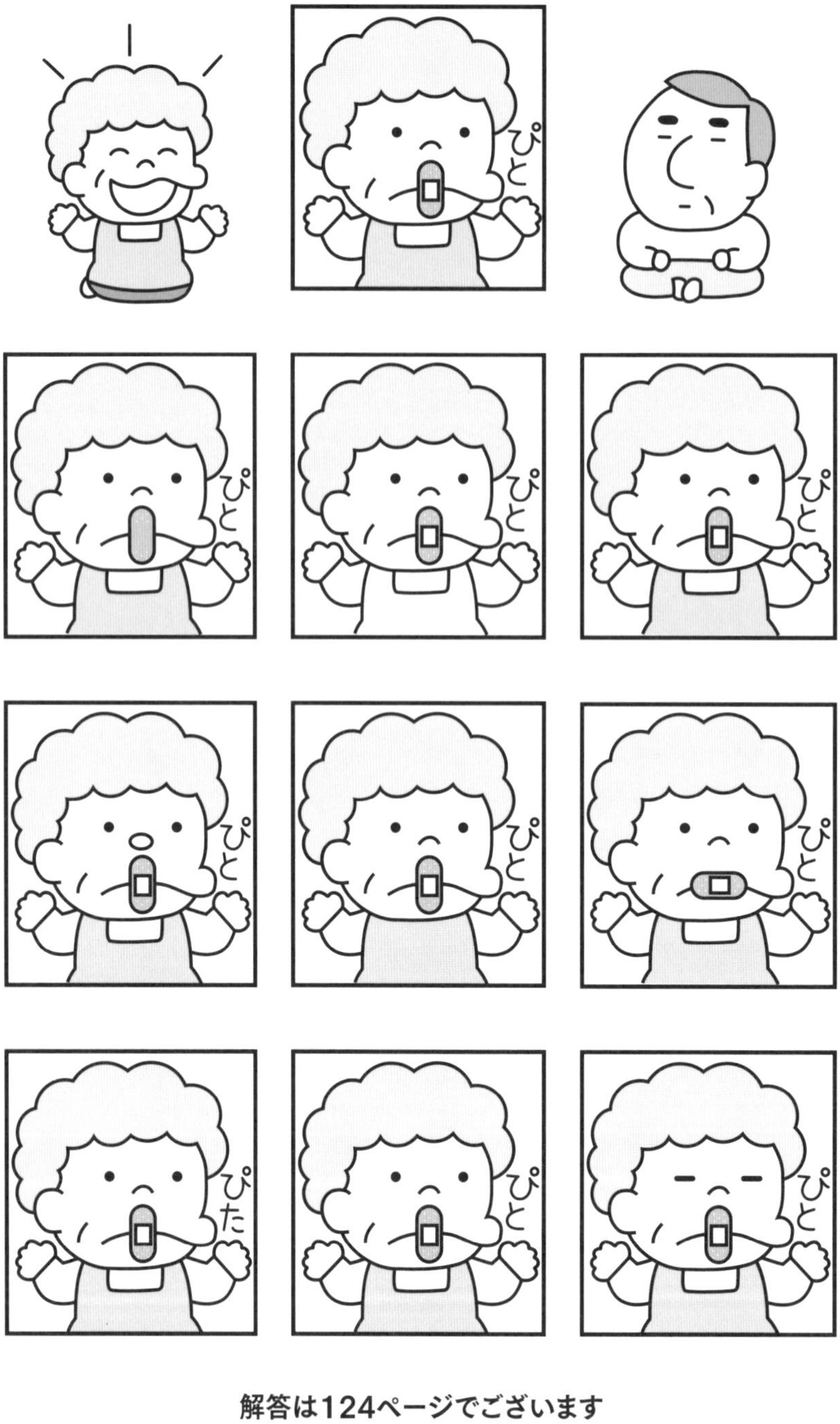

解答は124ページでございます

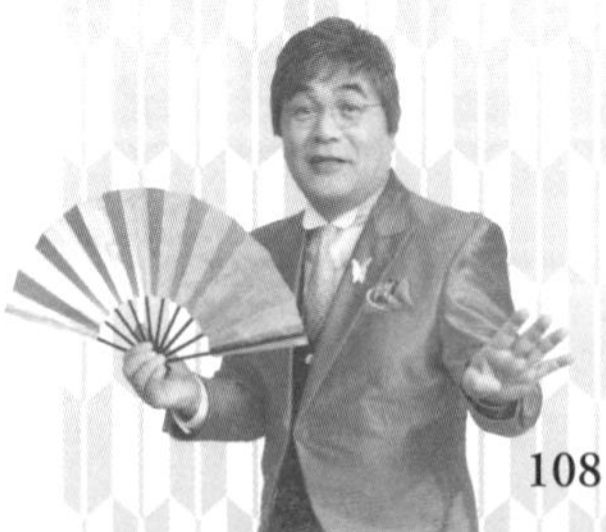

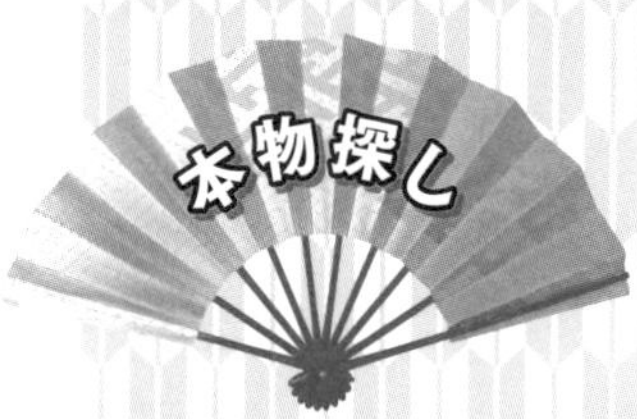

「なに食べる？」
聞くだけ聞いて いつものおかず

04

本物探し

いちばん上の絵と同じものが、下の9枚の中に一つだけありますので
見つけてくださいませ

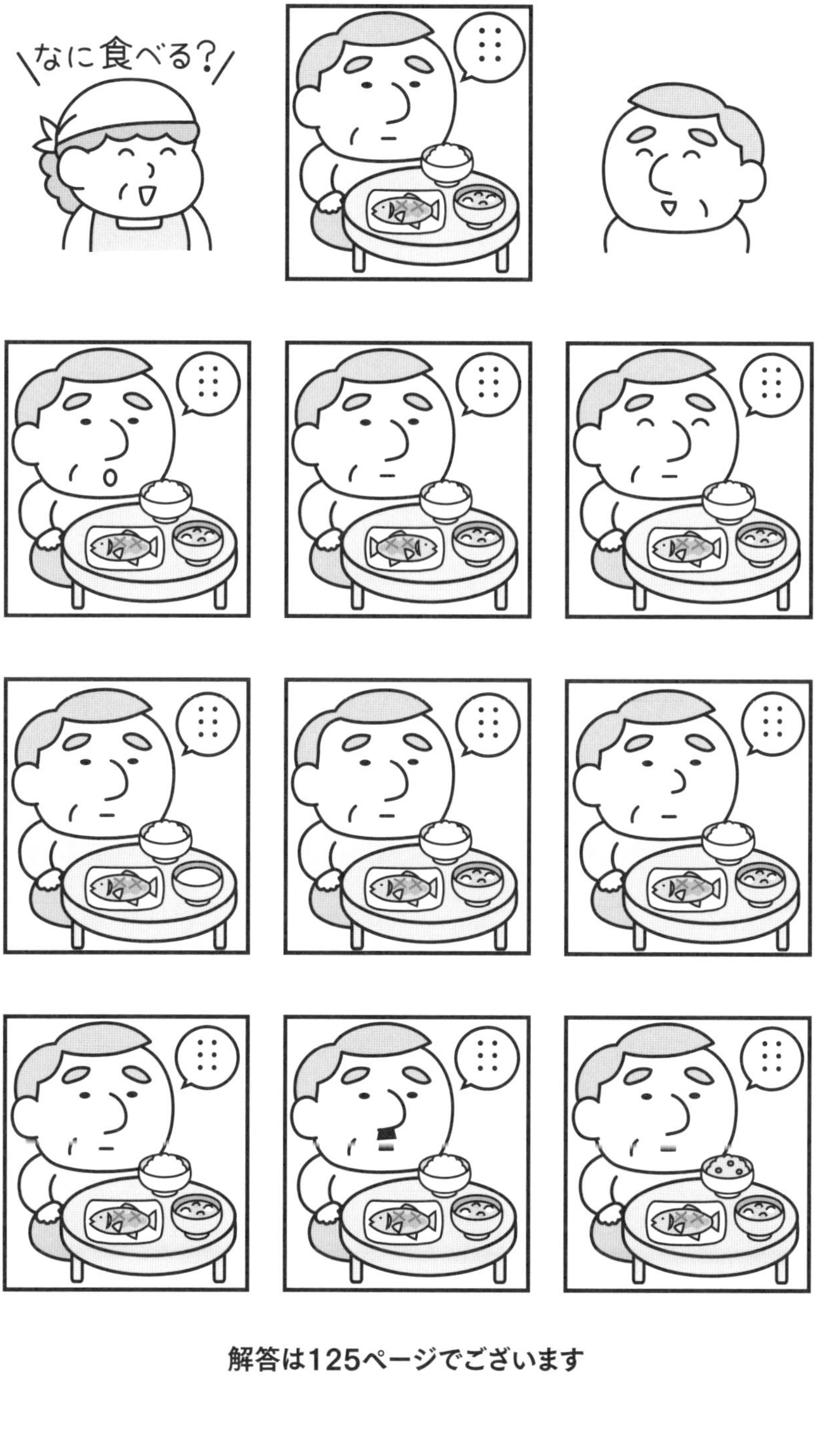

解答は125ページでございます

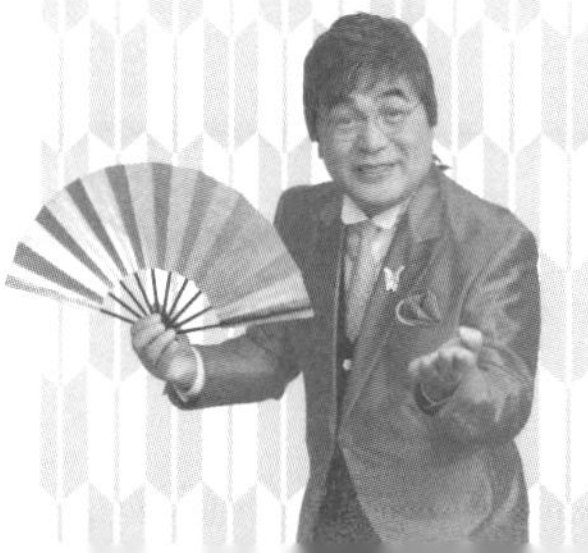

10円玉を拾おうとして腰を痛める

01

探しもの

おじいさんのかわりに、10円玉を見つけましょう

探すモノ →

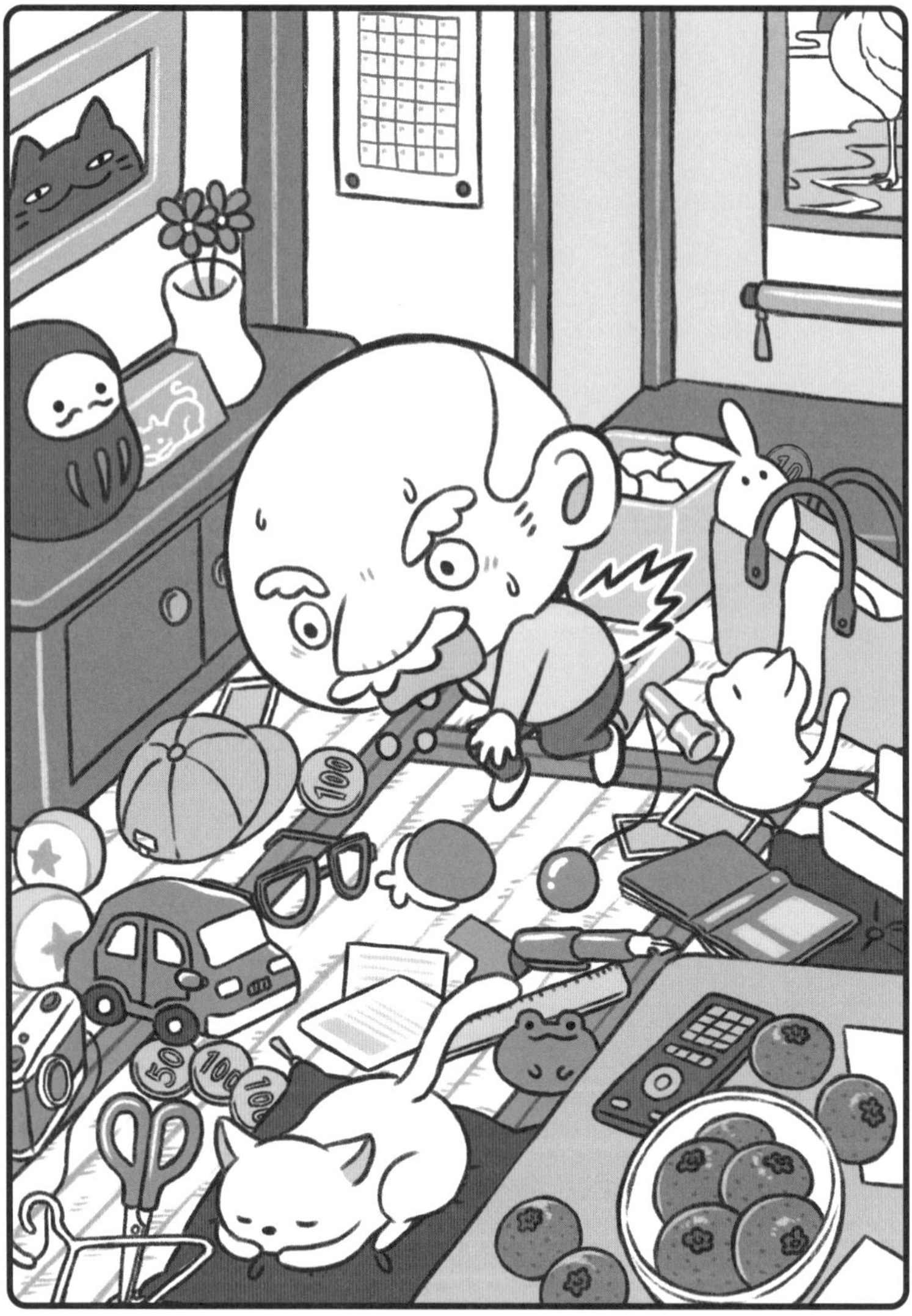

解答は125ページでございます

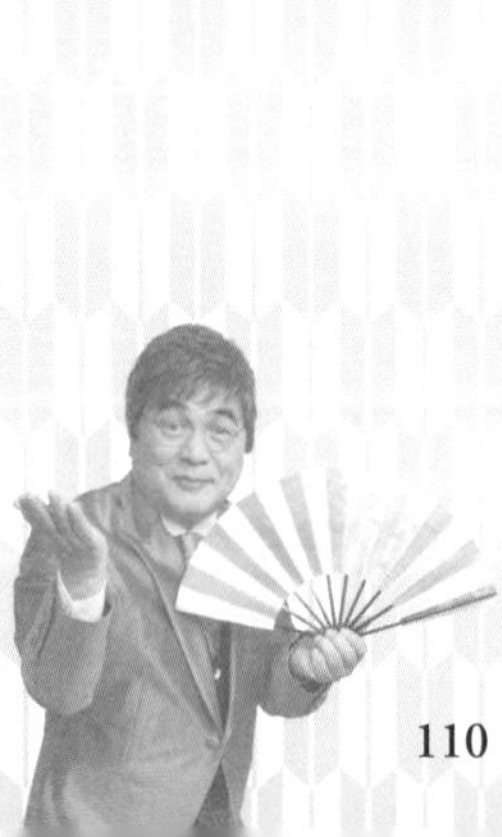

02

探しもの

○の中の入れ歯を、イラストの中から見つけてあげましょう

探すモノ →

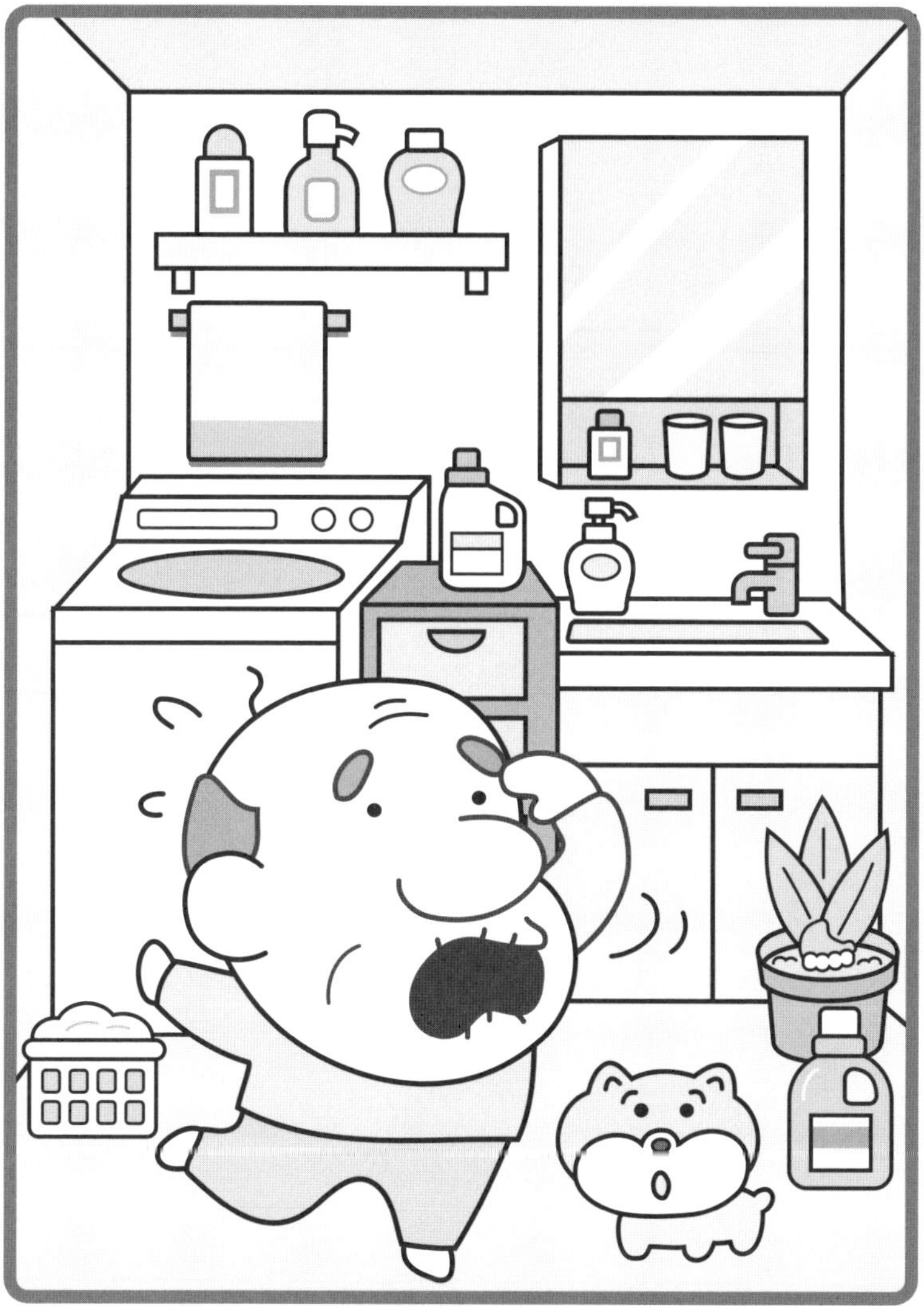

解答は125ページでございます

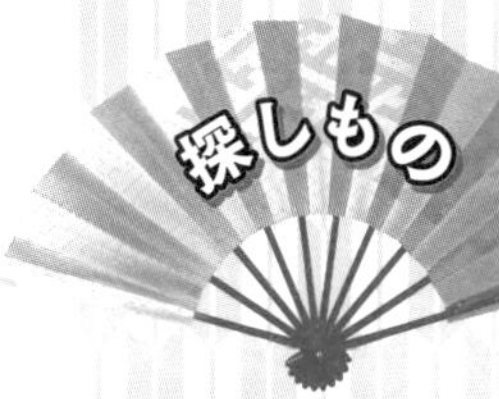

中高年 毛も抜ける 歯も抜ける
抜けないのは疲れだけ

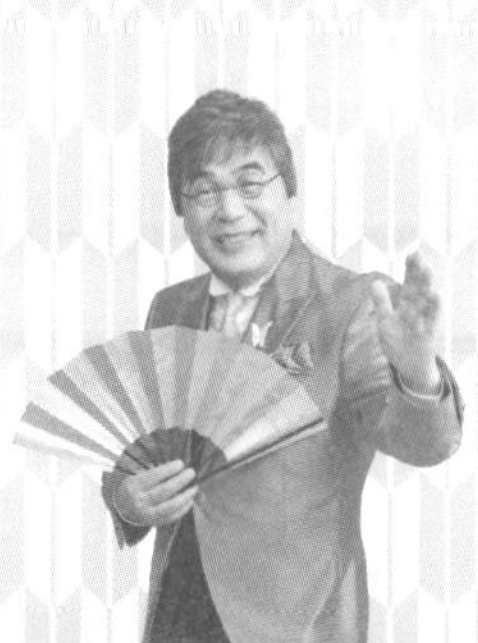

03

探しもの

〇の中の口紅を、イラストの中から見つけてあげましょう

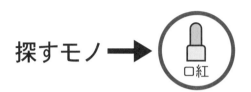

探すモノ →

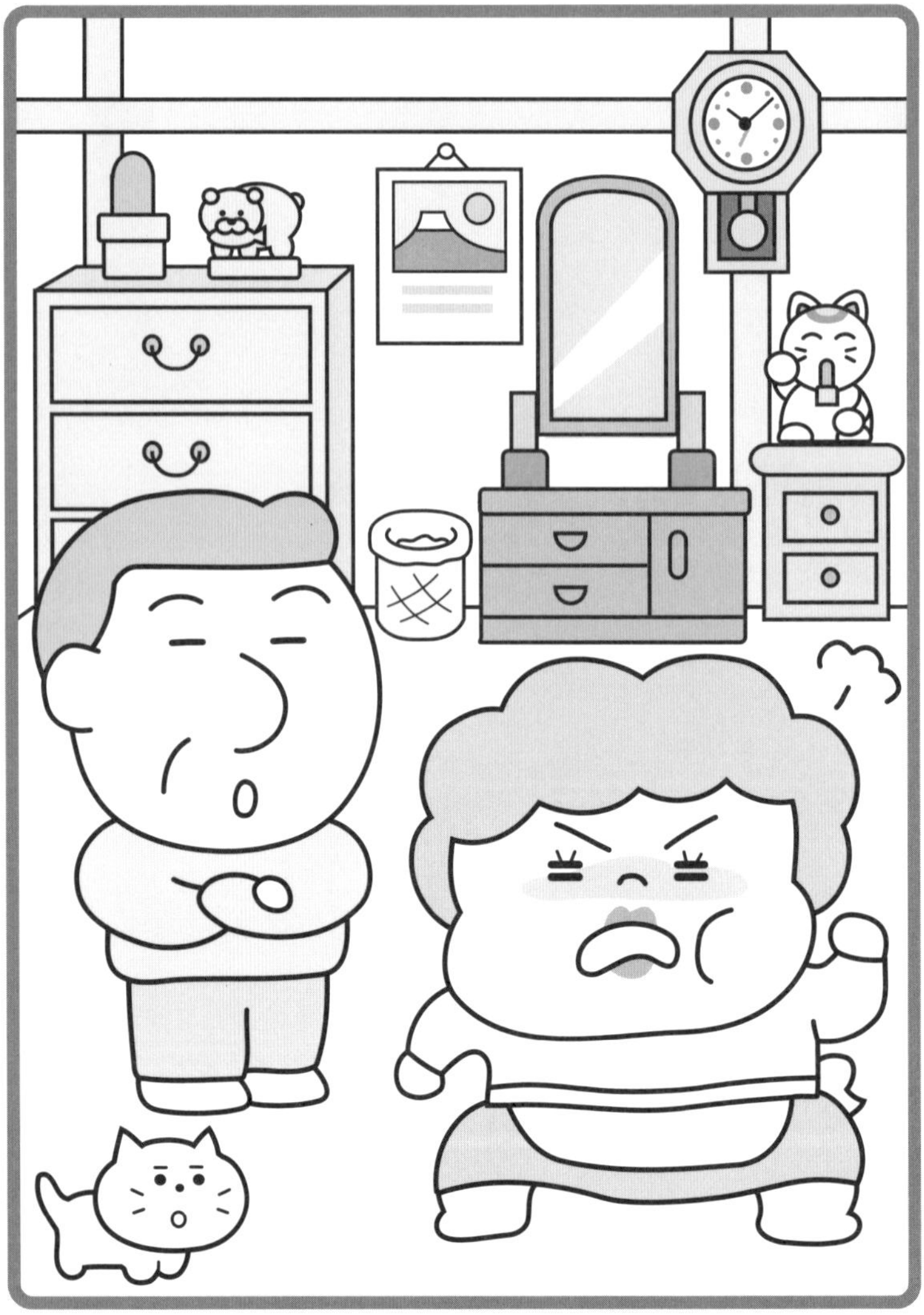

「おまえ、たまには化粧をしろよ！」

「なに言ってるの、したばっかりよ！」

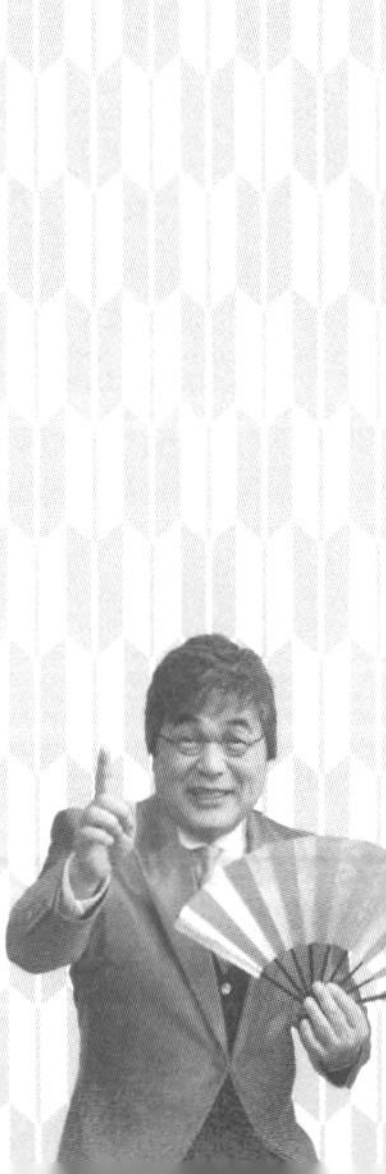

解答は125ページでございます

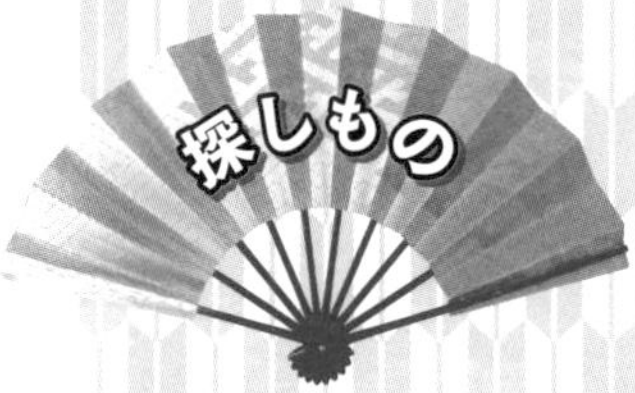

04

探しもの

○の中のミルクを、イラストの中から見つけてくださいませ

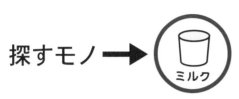

探すモノ →

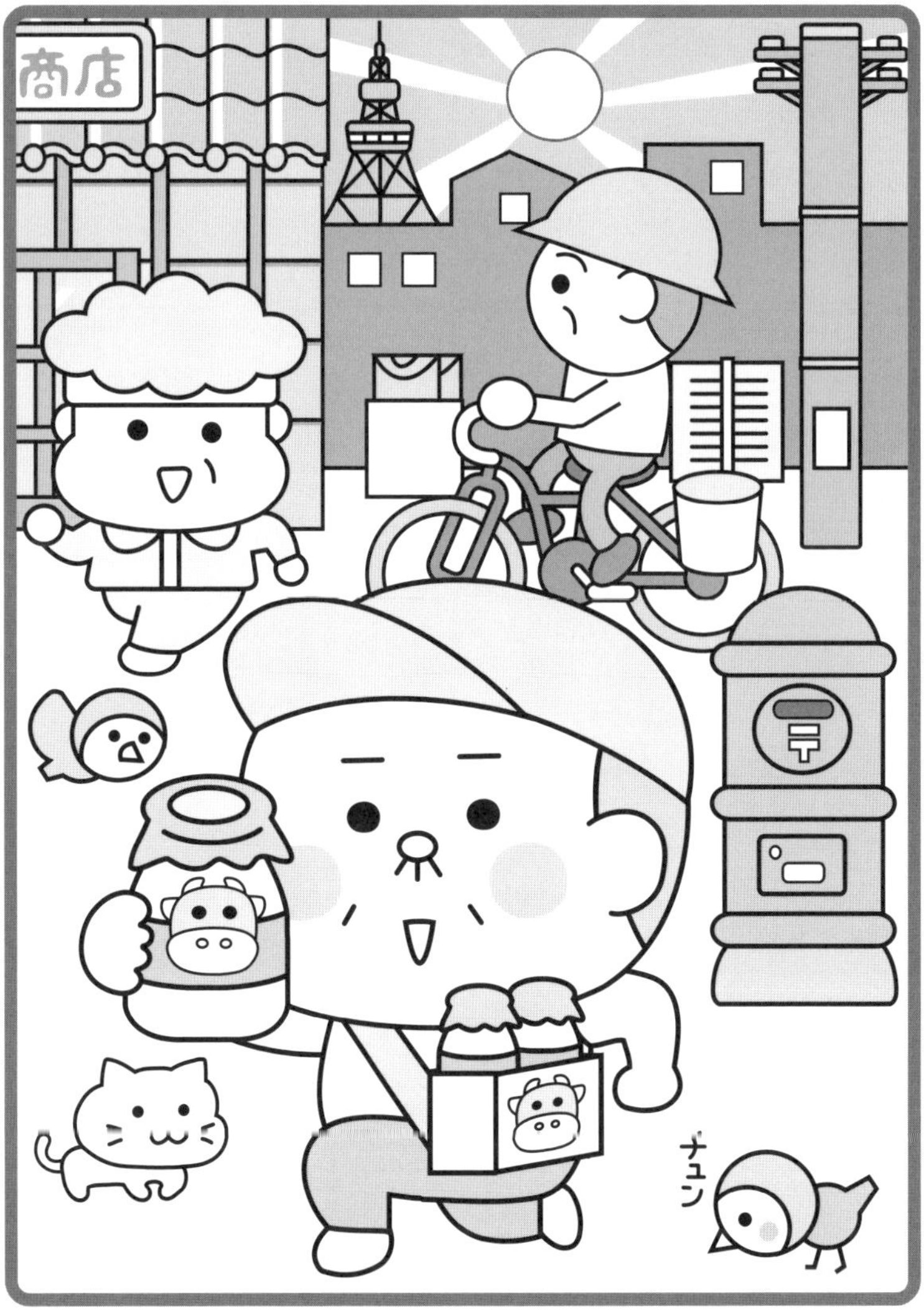

牛乳を飲む人よりも、配達する人のほうが健康になるそうです

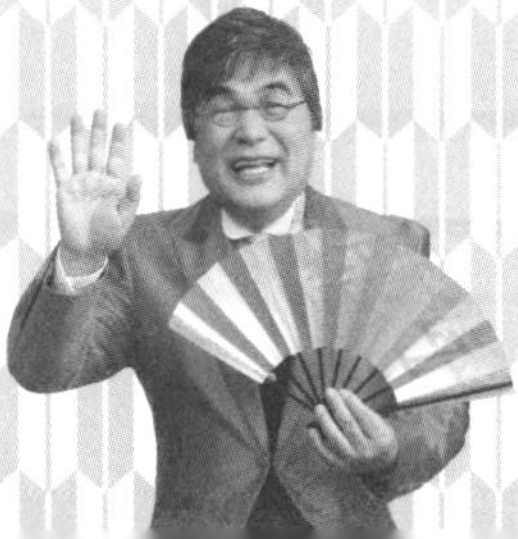

解答は125ページでございます

05

探しもの

○の中のみかんを、イラストの中から見つけてくださいませ

探すモノ → みかん

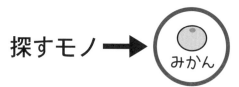

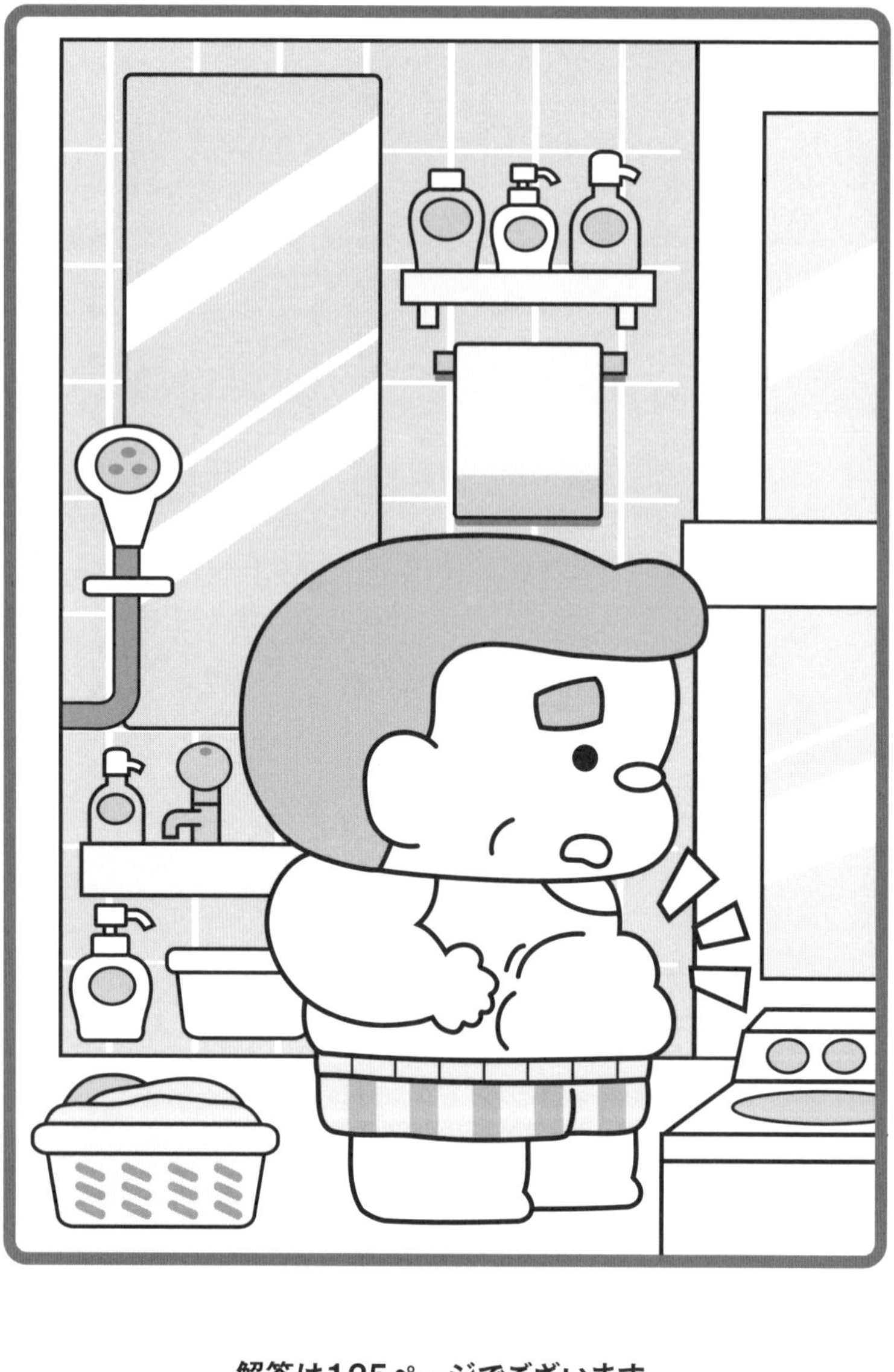

解答は125ページでございます

おなかは季節はずれの鏡餅

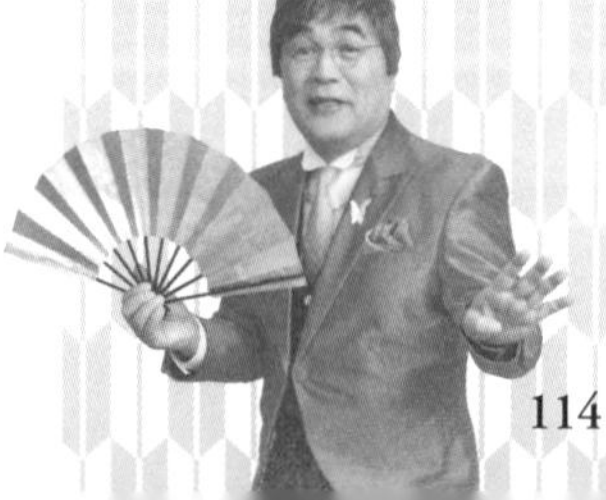

きみまろ式
健康法
③

Trial & Error

ネタを考える試行錯誤が脳へのいい刺激になっている

芸に近道はないというのが、私の信条です。だからいつも自分の芸をもっと高めるにはどうすればいいか、どんなネタがおもしろがっていただけるか、と考えています。

ほかの芸人さんの舞台は「なるほど、そういう言い方があったのか!」なんてつい研究に向かうので、笑わないで真面目な顔で見入っちゃう。バスや電車では、乗客のかたたちの表情やしぐさをジーッと観察してしまいます。それで何か思いついたら、持ち歩いているネタ帳にすかさず書きつける。自分のライブは毎回録音して、寝る前に必ず聴いています。孫に言わせると、どうやらとんでもなく大きな音で聴いているらしい。だからでしょうか、毎日イヤホンで爆笑ライブを聴いていたら、耳鳴りがお友達になりました。

ネタを生むための試行錯誤は、脳を活性化させている気がします。頭を使わないと、脳に怠けグセがつきそう。脳トレが目的でネタを考えているわけではないけれど、結果的にいい刺激になっているように思います。だからお客さまがいらっしゃる限り、これからも漫談家を続けて頭も体も健康でいたいですね。私にはこれしかできませんから。IT関係の仕事なんて、いまさら無理だもん。

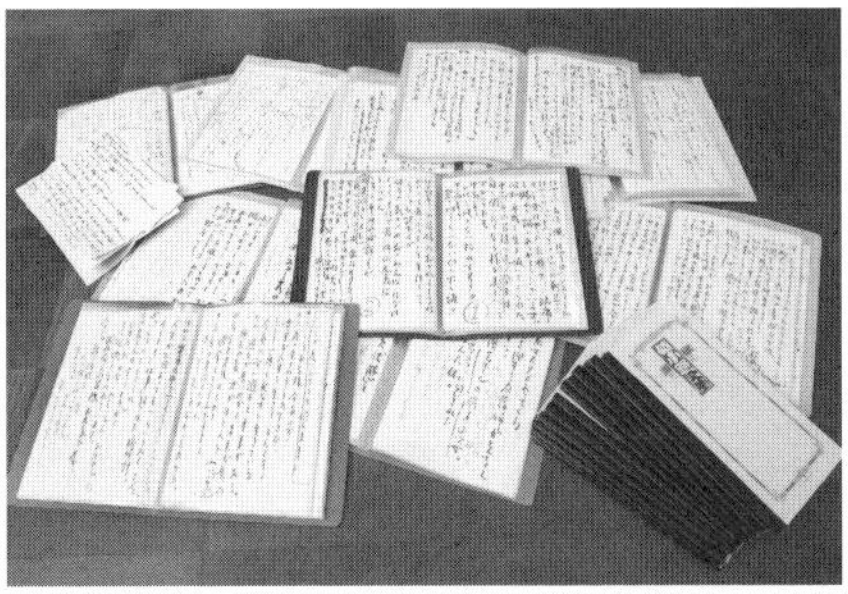

日々思いついたことや気になったことを書き記すネタ帳。これでもごく一部です。

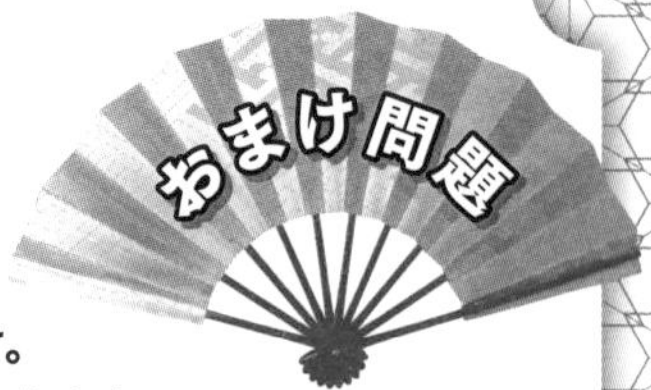

スペシャル点つなぎ

中高年の皆さまに最後の挑戦！
スペシャル点つなぎにチャレンジしてみてくださいませ。
点の数は121個、けっこう大変です。けれど見事つなぎ終わったとき、
皆さまの大好きな中高年の星が現れる……！？
目薬をそばに置いて、どうぞチャレンジしてみてくださいませ！

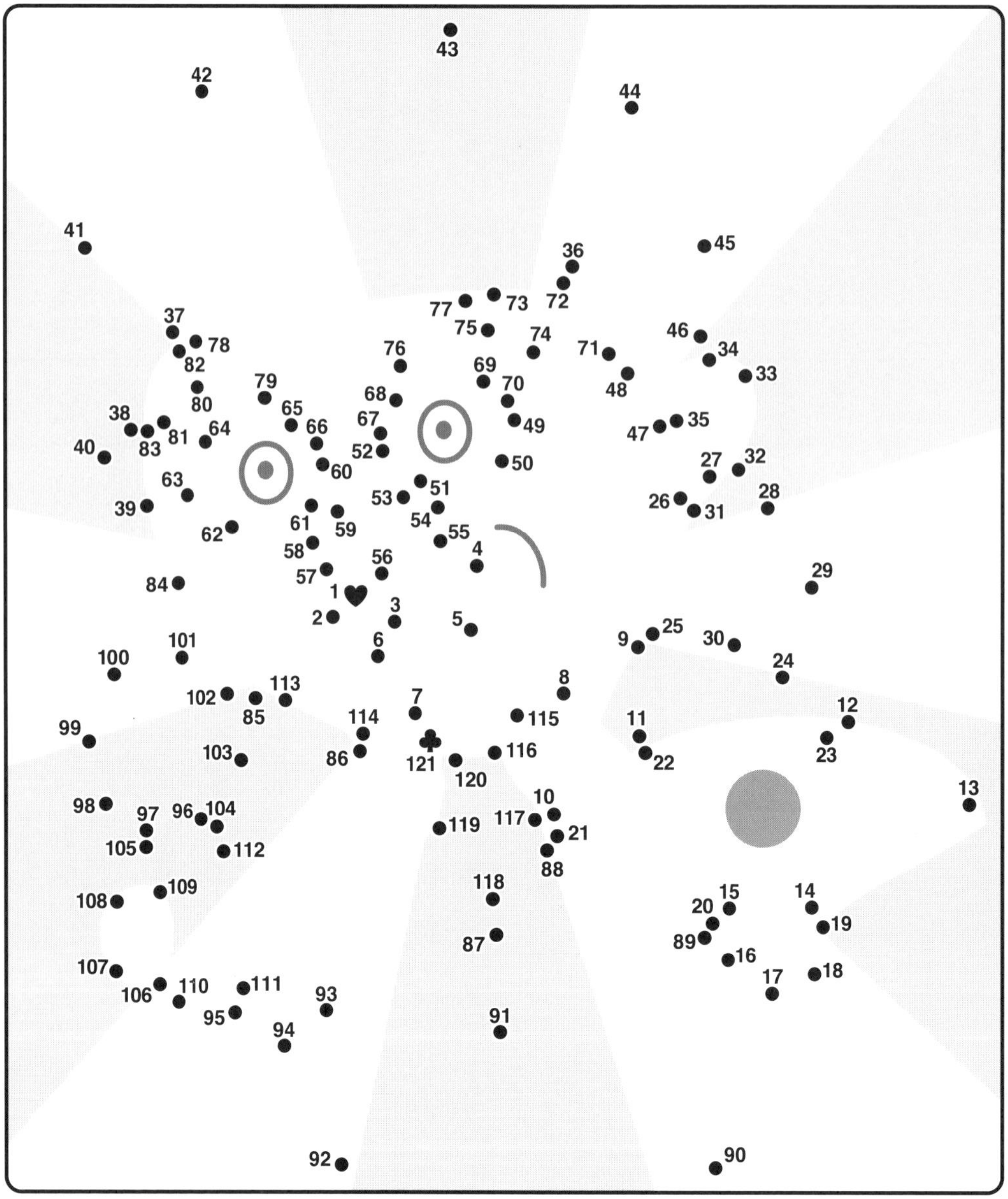

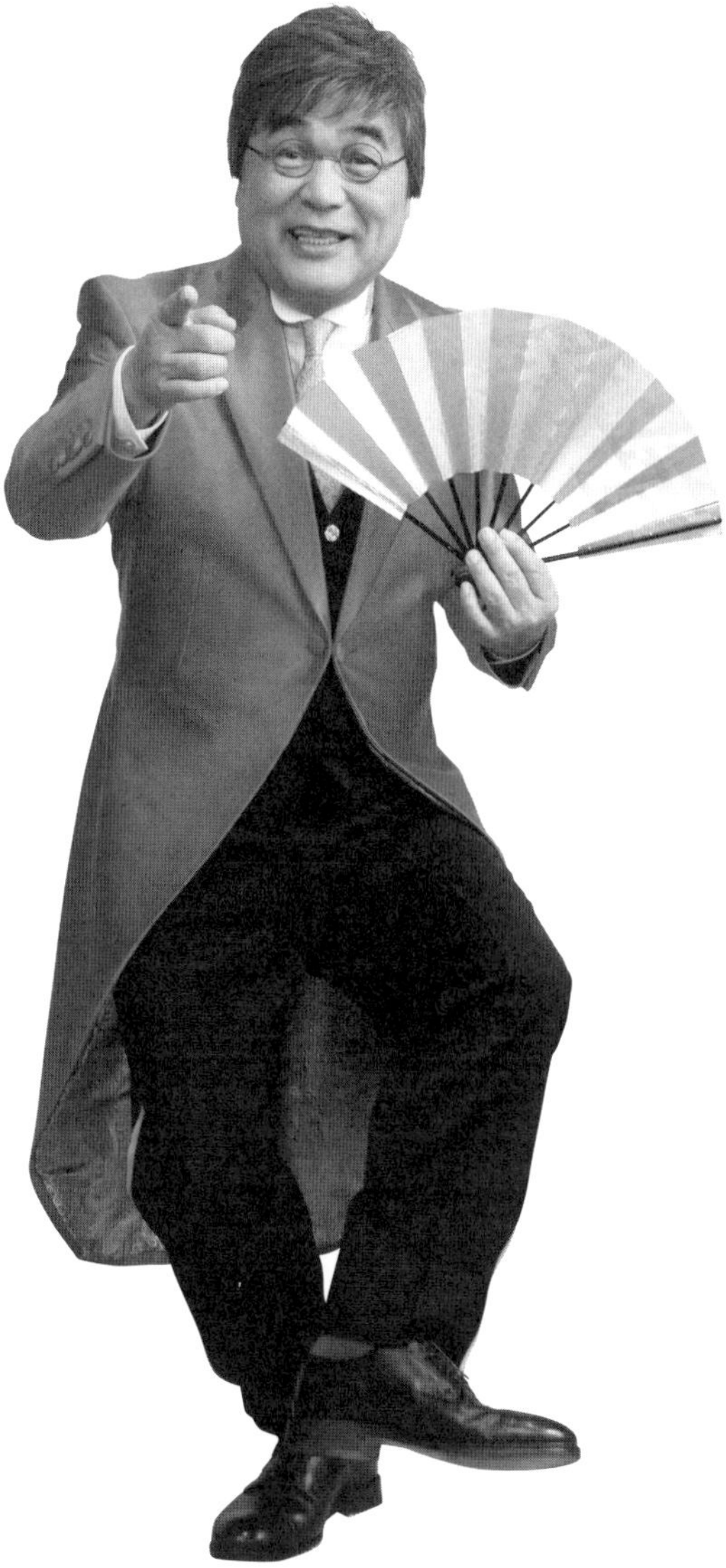

中高年の皆さま、ここまでたどり着かれたということは、問題を全部解ききったということでしょうか。ご立派です！　その根気、知性、まだまだこの先もお元気ですね！　解いていないけれどとりあえず答えを見たというかたもいらっしゃいますか？　そんな柔軟性も大事ですよ。激動の時代を生き抜くには柔らかな頭と心が必要です！

スペシャル点つなぎの答え

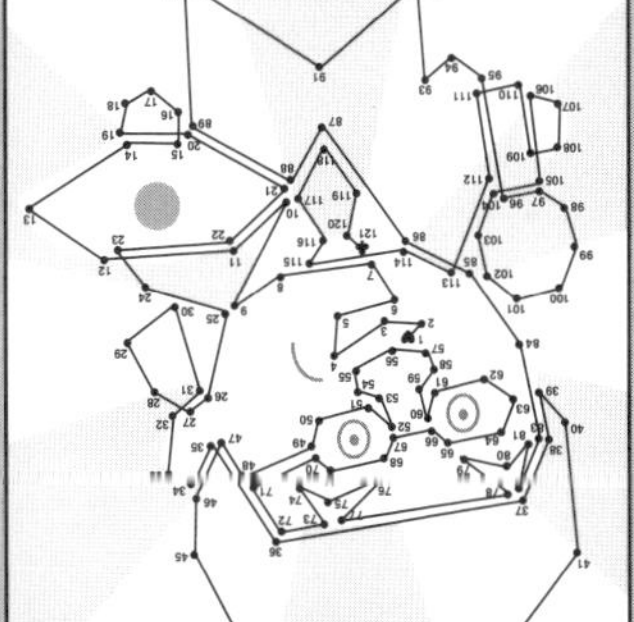

きみまろです！
細かい作業、おつかれさまでした！
じわじわと現れるワタシの姿にドキドキしましたか？

笑ドリル解答

p.26
01 ②便座
02 ①手すり
03 ②生命保険

p.27
04 ①不整脈
05 ②財産
06 ③厚化粧

p.28
07 ①みみず腫れ
08 ③溝
09 ③脂肪

p.29
10 ③配っている
11 ③女房の顔
12 ①ぐったり

p.30
13 ①忘れる
14 ②ボロボロ
15 ③息

p.31
16 ②座れ
17 ①舌
18 ③やつれたね

p.32
19 ②老いる
20 ①目ヤニ
21 ③おしめ

p.33
22 ②入れ歯
23 ③収入・血圧
24 ①トド

p.34
25 ②若くてきれいな
26 ③内臓
27 ②後ろ

p.35
28 ①病気
29 ①仏壇・お墓
30 ③まわし

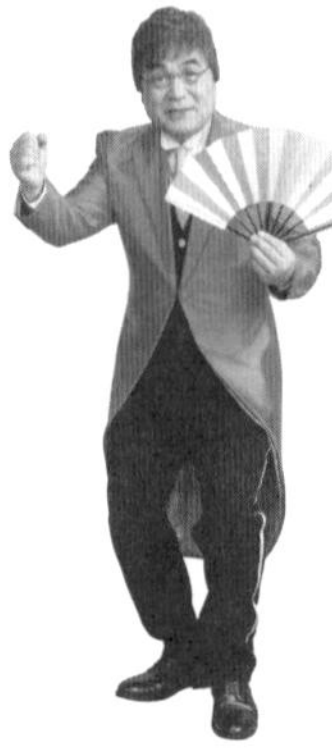

p.36
01 面影
02 自己申告
03 猫背
04 出不精
05 副作用

p.37
06 不細工
07 死亡率
08 貯蓄
09 失敗
10 禁煙

p.38
11 共白髪
12 健康
13 墓地
14 熟年
15 賞味期限

p.39
16 貼
17 加齢臭
18 磨
19 化粧
20 古希

p.40
21 繰
22 味噌汁
23 旦那
24 眼鏡
25 記憶力

p.41
26 頑張
27 地獄
28 更年期
29 鏡
30 瞬間

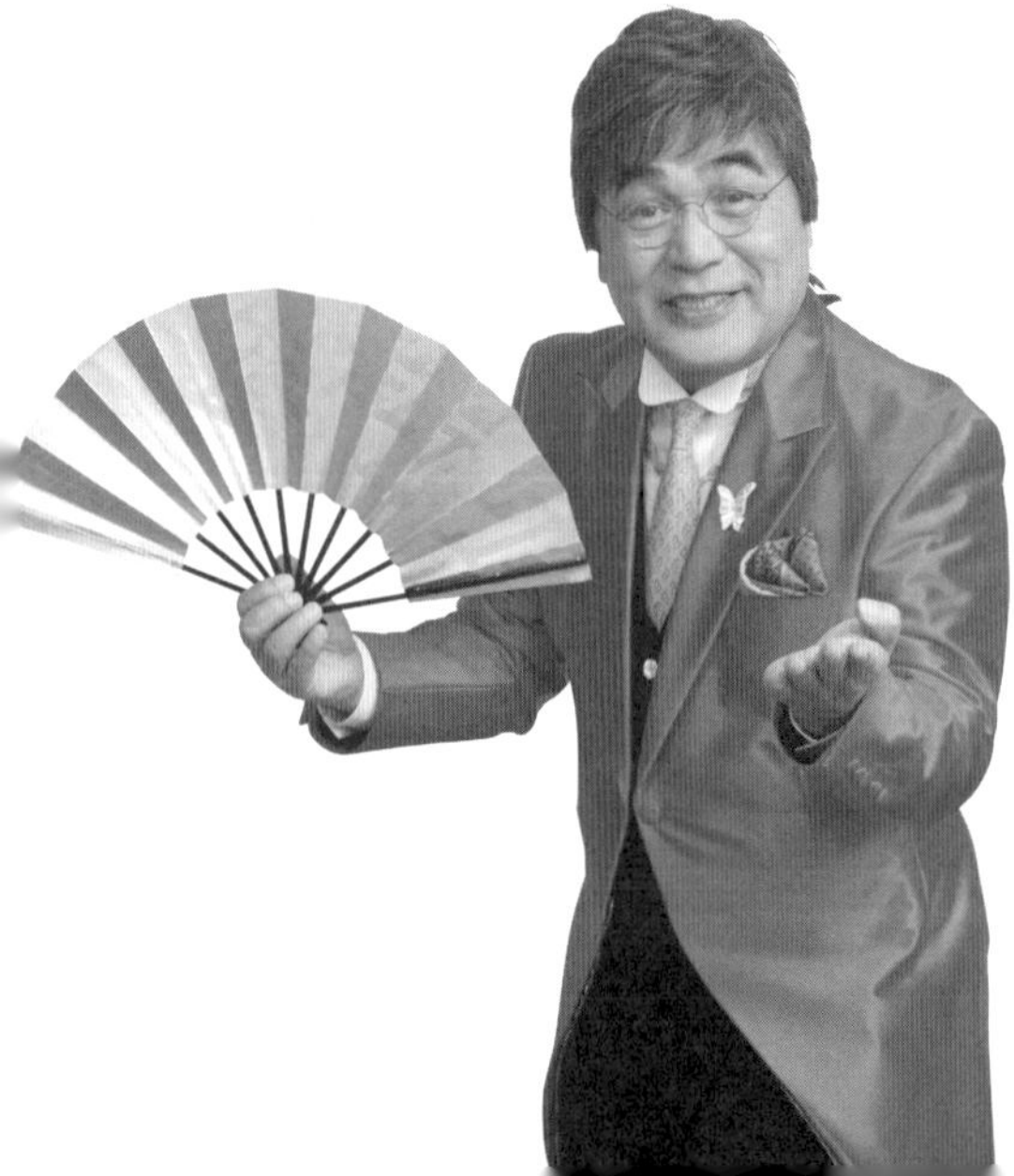

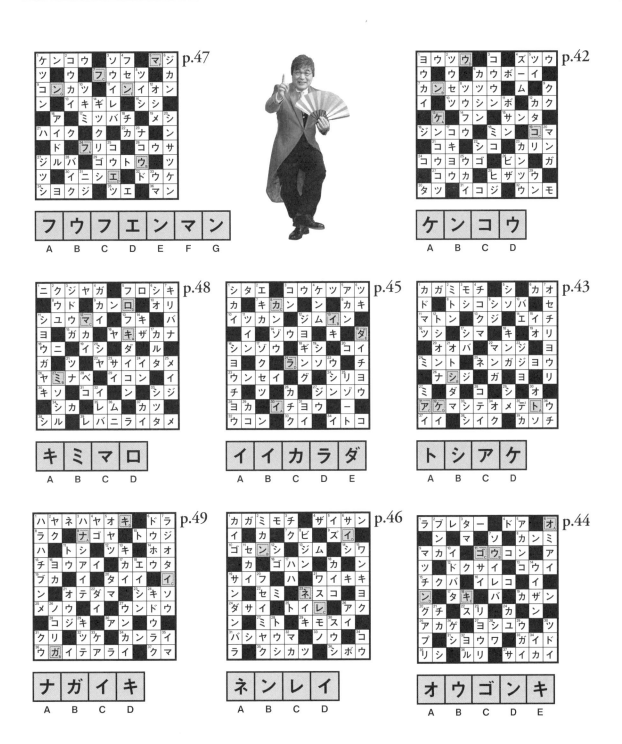

p.47

ケ	ン	コ	ウ	■	ソ	フ	■	マ	ジ
ツ	■	ウ	■	フ	ウ	セ	ツ	■	カ
コ	ン	カ	ツ	■	イ	ン	イ	オ	ン
ン	■	イ	キ	ギ	レ	■	シ	シ	■
■	ア	■	ミ	ツ	バ	チ	■	メ	シ
ハ	イ	ク	■	ク	■	カ	ナ	■	ン
■	ド	■	フ	リ	コ	■	コ	ウ	サ
ジ	ル	バ	■	ゴ	ウ	ト	ウ	■	ツ
ツ	■	イ	ニ	シ	エ	■	ド	ウ	ケ
シ	ヨ	ク	ジ	■	ツ	エ	■	マ	ン

A	B	C	D	E	F	G
フ	ウ	フ	エ	ン	マ	ン

p.42

ヨ	ウ	ツ	ウ	■	コ	■	ズ	ツ	ウ
ウ	■	ウ	■	カ	ウ	ボ	ー	イ	■
カ	ン	セ	ツ	ツ	ウ	■	ム	■	ク
イ	■	ツ	ウ	シ	ン	ボ	■	カ	ク
■	ケ	■	フ	ン	■	サ	ン	タ	■
ジ	ン	コ	ウ	■	ミ	ン	■	コ	マ
■	コ	キ	■	シ	コ	■	カ	リ	ン
コ	ウ	ヨ	ウ	ゴ	■	ビ	ン	■	ガ
■	コ	ウ	カ	■	ヒ	ザ	ツ	ウ	■
タ	ツ	■	イ	コ	ジ	■	ウ	ン	モ

A	B	C	D
ケ	ン	コ	ウ

p.48

ニ	ク	ジ	ヤ	ガ	■	フ	ロ	シ	キ
■	ウ	ド	■	カ	ン	ロ	■	オ	リ
シ	ユ	ウ	マ	イ	■	フ	キ	■	バ
ヨ	■	ガ	カ	■	ヤ	キ	ザ	カ	ナ
ウ	ニ	■	イ	シ	■	ダ	■	ル	■
ガ	■	ツ	■	ヤ	サ	イ	イ	タ	メ
ヤ	ミ	ナ	ベ	■	イ	コ	ン	■	イ
キ	ソ	■	コ	イ	■	ン	■	シ	ジ
■	シ	カ	■	レ	ム	■	カ	ツ	■
シ	ル	■	レ	バ	ニ	ラ	イ	タ	メ

A	B	C	D
キ	ミ	マ	ロ

p.45

シ	タ	エ	■	コ	ウ	ケ	ツ	ア	ツ
カ	■	キ	カ	ン	■	ン	■	カ	キ
イ	ツ	カ	ン	■	ジ	ム	イ	ン	■
■	イ	■	ゾ	ウ	ヨ	■	キ	■	ダ
シ	ン	ゾ	ウ	■	ギ	シ	■	コ	イ
ヨ	■	ク	■	ラ	ン	ソ	ウ	■	チ
ウ	ン	セ	イ	■	グ	■	シ	リ	ヨ
チ	■	ツ	■	カ	■	ジ	ン	ゾ	ウ
ヨ	カ	■	イ	チ	ヨ	ウ	■	ー	■
ウ	コ	ン	■	ク	イ	■	イ	ト	コ

A	B	C	D	E
イ	イ	カ	ラ	ダ

p.43

カ	ガ	ミ	モ	チ	■	シ	■	カ	オ
ド	■	ト	シ	コ	シ	ソ	バ	■	セ
マ	ト	ン	■	ク	ジ	■	エ	イ	チ
ツ	シ	■	シ	マ	■	キ	■	オ	リ
■	オ	オ	バ	■	マ	ン	ジ	■	ヨ
ミ	ン	ト	■	ネ	ン	ガ	ジ	ヨ	ウ
■	ナ	シ	ジ	■	ガ	■	ヨ	■	リ
ミ	■	ダ	■	コ	■	シ	■	オ	■
ア	ケ	マ	シ	テ	オ	メ	デ	ト	ウ
イ	イ	■	シ	イ	ク	■	カ	ソ	チ

A	B	C	D
ト	シ	ア	ケ

p.49

ハ	ヤ	ネ	ハ	ヤ	オ	キ	■	ド	ラ
ラ	ク	■	ナ	ゴ	ヤ	■	ト	ウ	ジ
ハ	■	ト	シ	■	ツ	キ	■	ホ	オ
チ	ヨ	ウ	ア	イ	■	カ	エ	ウ	タ
ブ	カ	■	イ	■	タ	イ	イ	■	イ
ン	■	オ	テ	ダ	マ	■	シ	キ	ソ
メ	ノ	ウ	■	イ	■	ウ	ン	ド	ウ
■	コ	ジ	キ	■	ア	ン	■	ウ	■
ク	リ	■	ツ	ケ	■	カ	ン	ラ	イ
ウ	ガ	イ	テ	ア	ラ	イ	■	ク	マ

A	B	C	D
ナ	ガ	イ	キ

p.46

カ	ガ	ミ	モ	チ	■	ザ	イ	サ	ン
イ	■	カ	■	ク	ビ	■	ズ	イ	■
ゴ	セ	ン	シ	■	ジ	ム	■	シ	ワ
■	カ	■	ゴ	ハ	ン	■	カ	■	ン
サ	イ	フ	■	ハ	■	ワ	イ	キ	キ
ン	■	セ	ミ	■	ネ	ス	コ	■	ヨ
ダ	サ	イ	■	ト	イ	レ	■	ア	ク
ン	■	ミ	ト	■	キ	モ	ス	イ	■
バ	シ	ヤ	ウ	マ	■	ノ	ウ	■	コ
ラ	■	ク	シ	カ	ツ	■	シ	ボ	ウ

A	B	C	D
ネ	ン	レ	イ

p.44

ラ	ブ	レ	タ	ー	■	ド	ア	■	オ
■	ン	■	マ	■	ソ	■	カ	ン	ミ
マ	カ	イ	■	ゴ	ウ	コ	ン	■	ア
ツ	■	ド	ク	サ	イ	■	コ	ウ	イ
チ	ク	バ	■	イ	レ	コ	■	イ	■
ン	■	タ	キ	■	バ	■	カ	ザ	ン
グ	チ	■	ス	リ	■	カ	■	ン	■
ア	カ	ゲ	■	ヨ	シ	ユ	ウ	■	ツ
プ	■	シ	ヨ	ウ	ワ	■	ガ	イ	ド
リ	シ	■	ル	リ	■	サ	イ	カ	イ

A	B	C	D	E
オ	ウ	ゴ	ン	キ

Answer

p.59

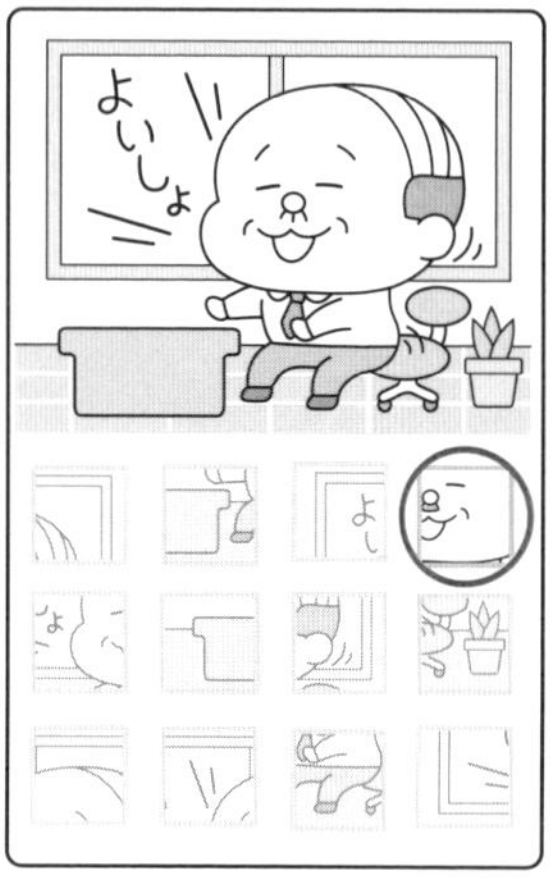

p.53

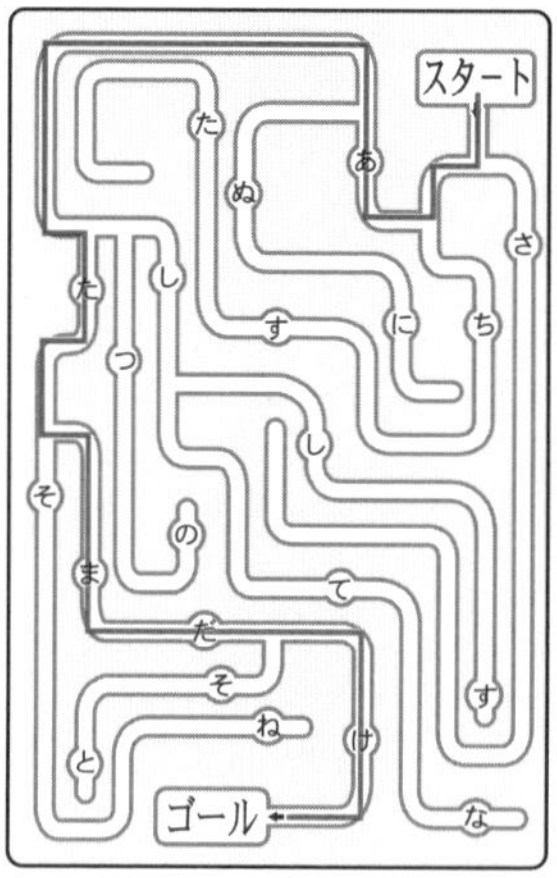

あたまだけ

p.50

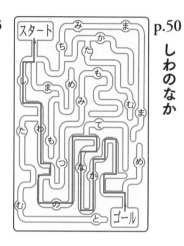

しわのなか

p.60

答え

01 開いていた

02 締めていない

03 1匹

p.54

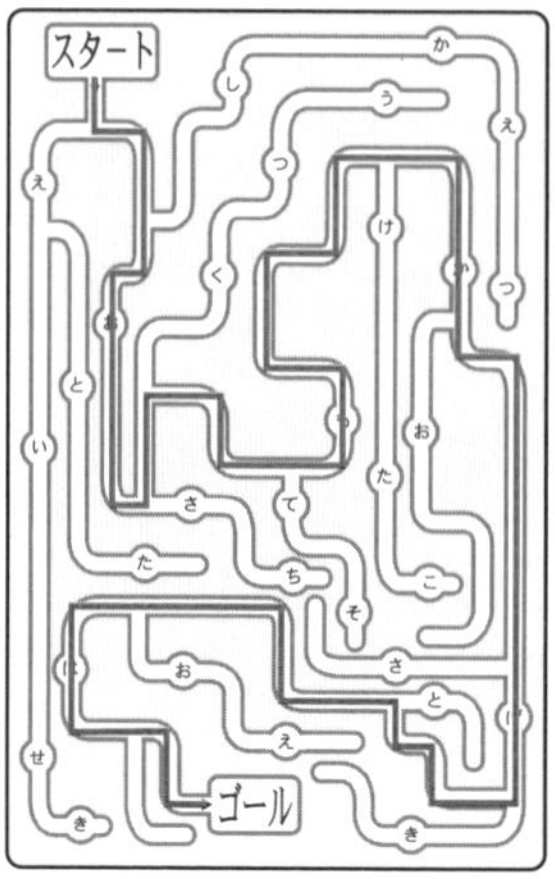

ないけれど

p.51

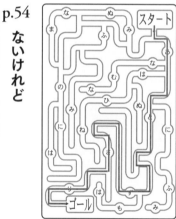

あとずさり

p.61

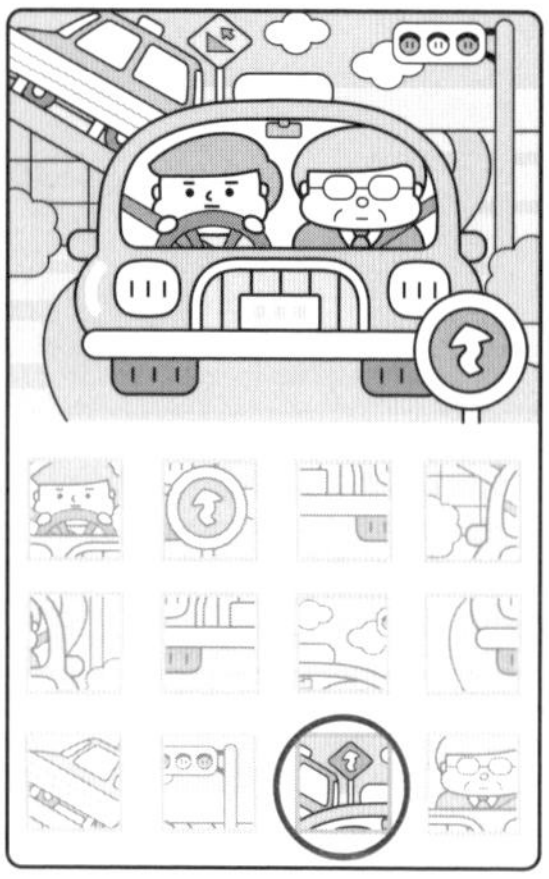

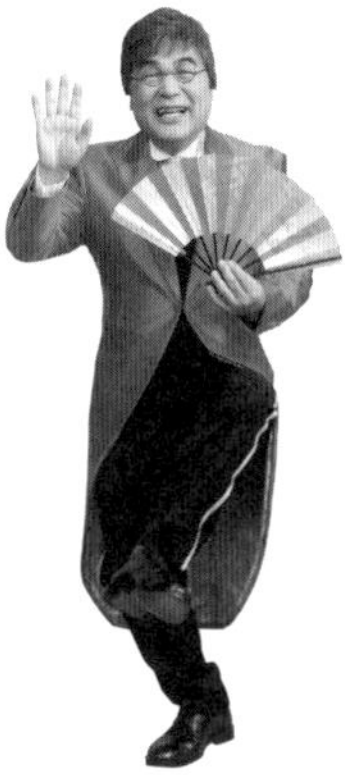

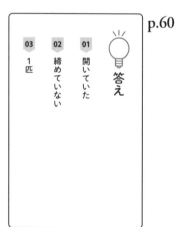

p.52

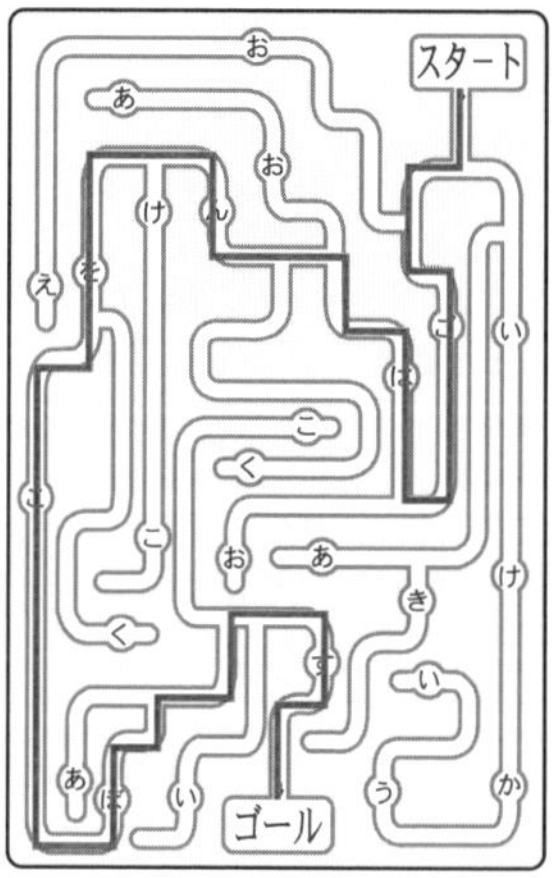

ごはんをこぼす

p.63

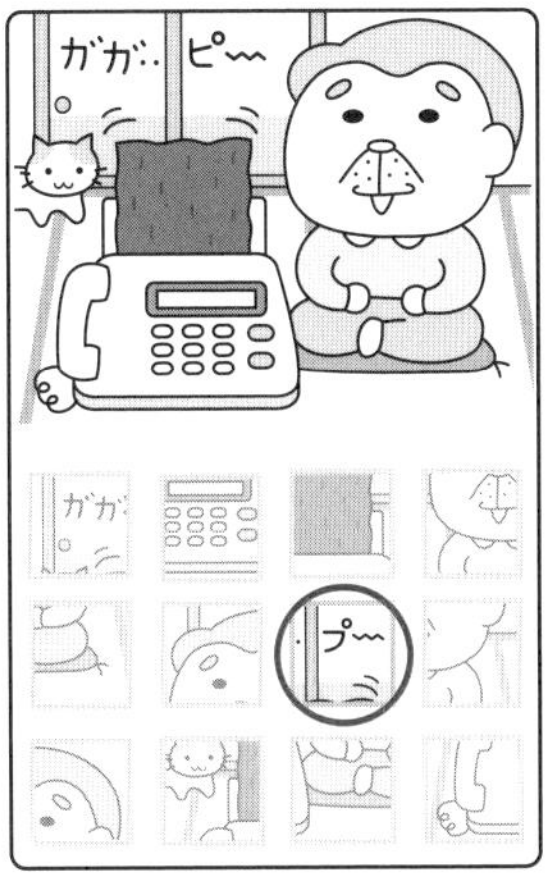

p.64

答え

01 6個

02 いた

03 1本

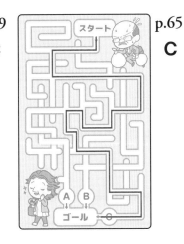

p.65

C

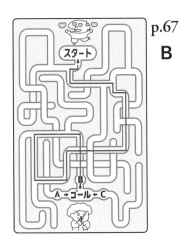

p.67

B

p.68

答え

01 はやしている

02 ついている

03 ある

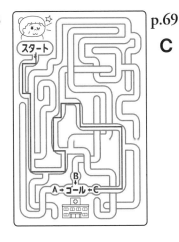

p.69

C

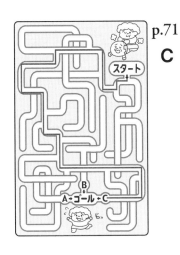

p.71

C

p.72

答え

01 3個

02 ない

03 ある

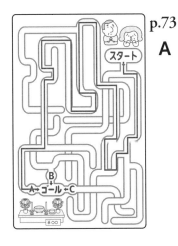

p.73

A

Answer

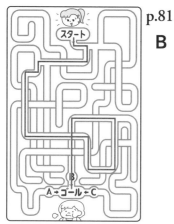

p.81
B

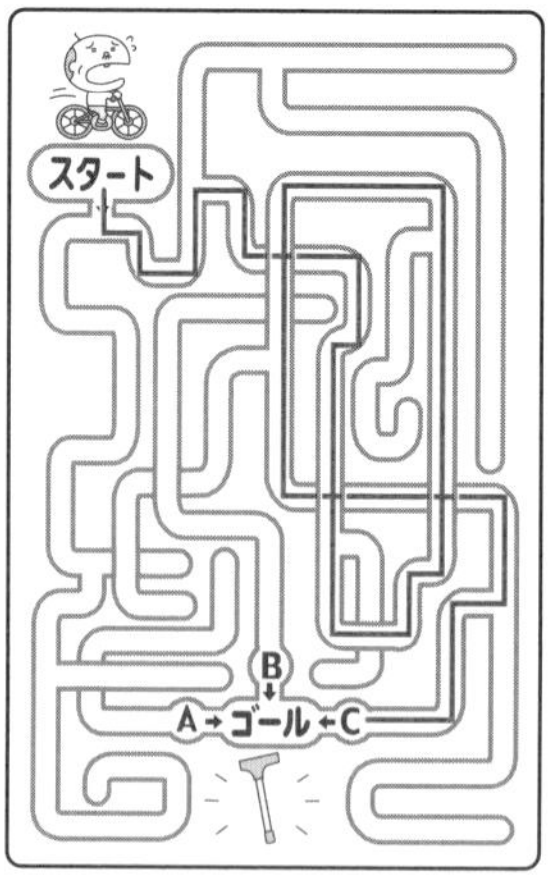

p.77
C

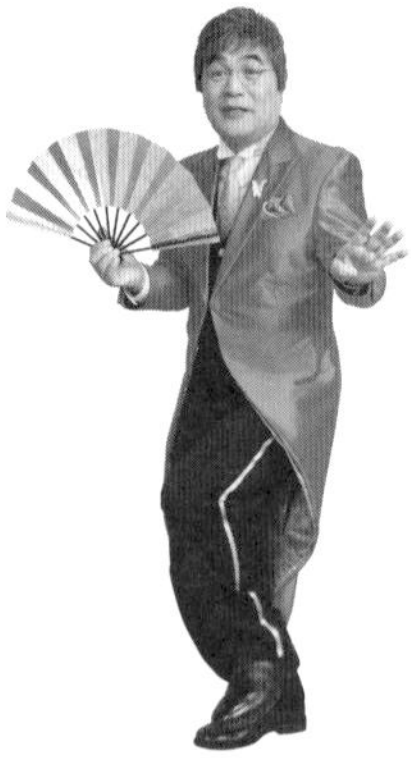

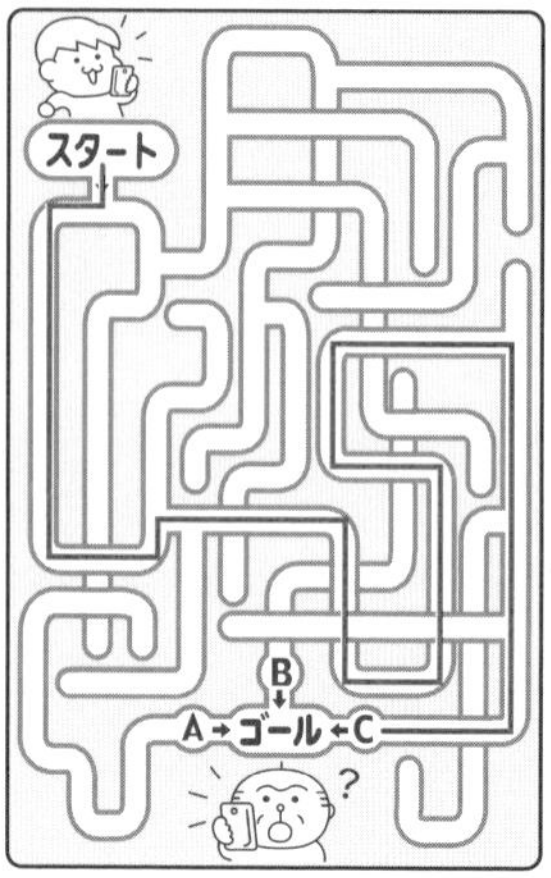

p.83
C

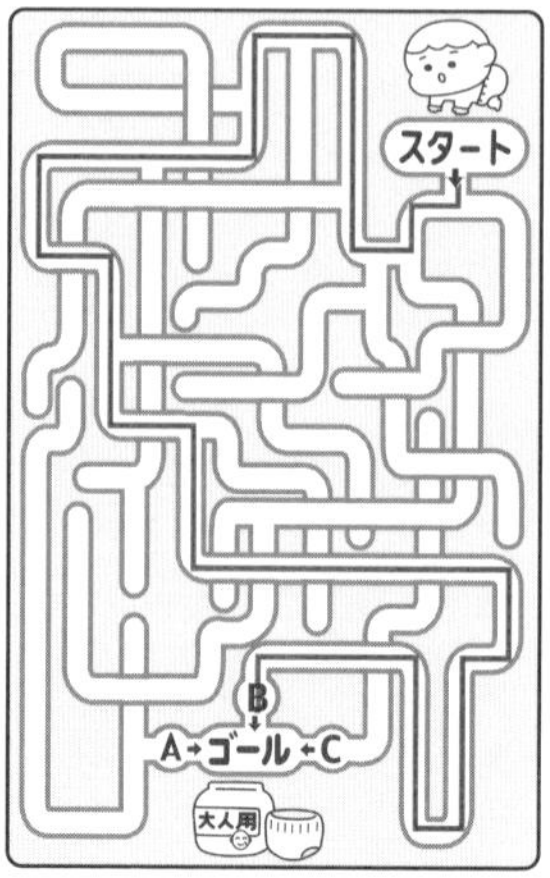

p.79
B

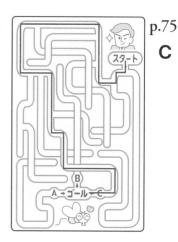

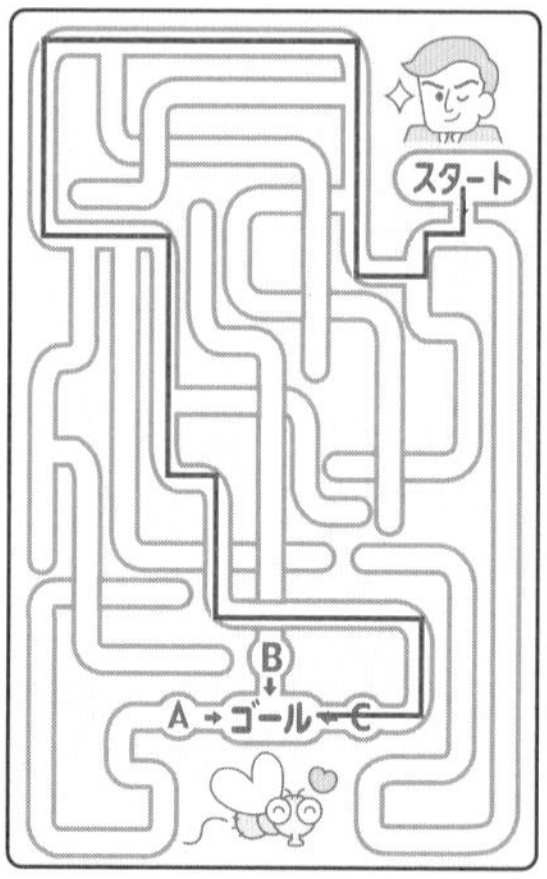

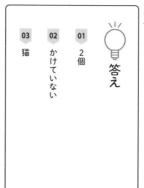

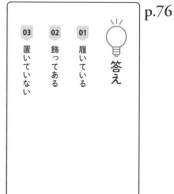

p.75
C

p.84

答え

01 箱

02 入っていた

03 開いていない

p.80

答え

01 2個

02 かけていない

03 猫

p.76

答え

01 履いている

02 飾ってある

03 置いていない

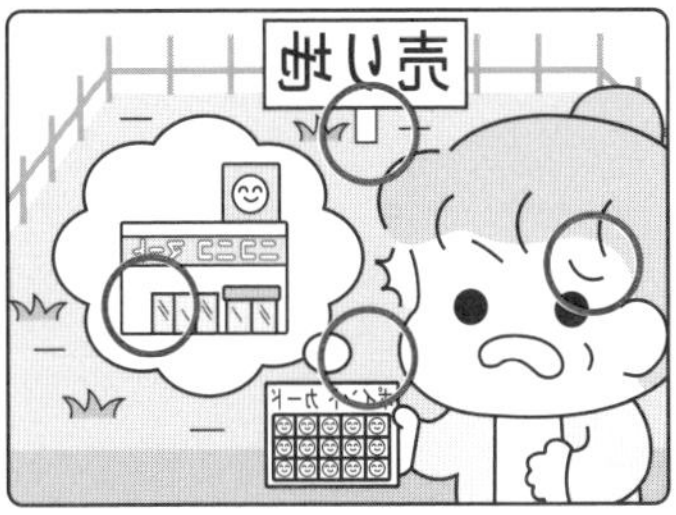

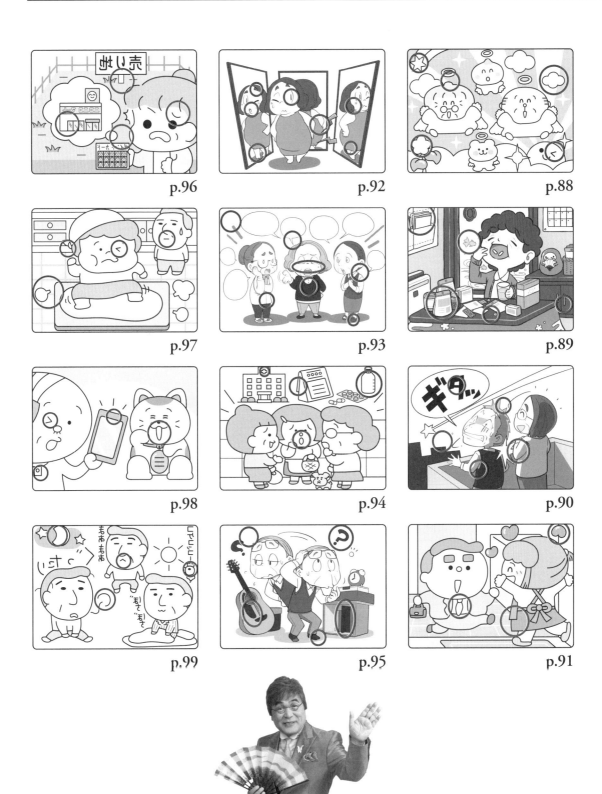

p.96

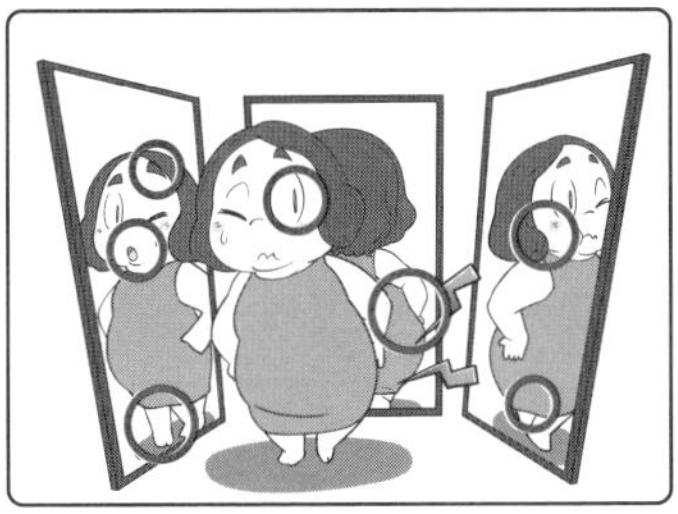

p.92

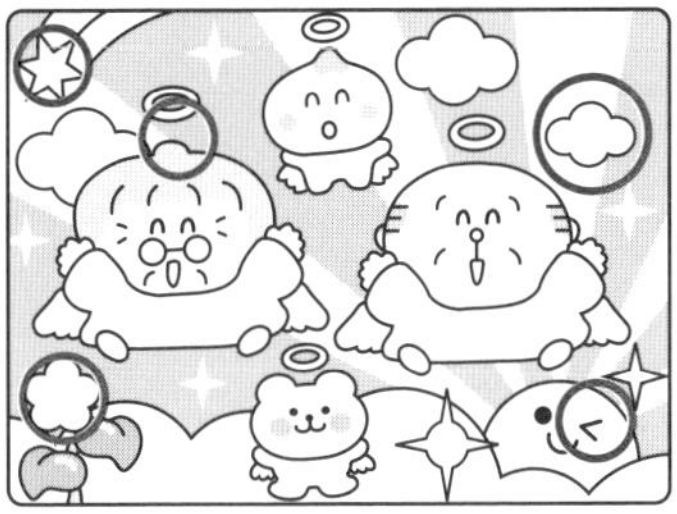

p.88

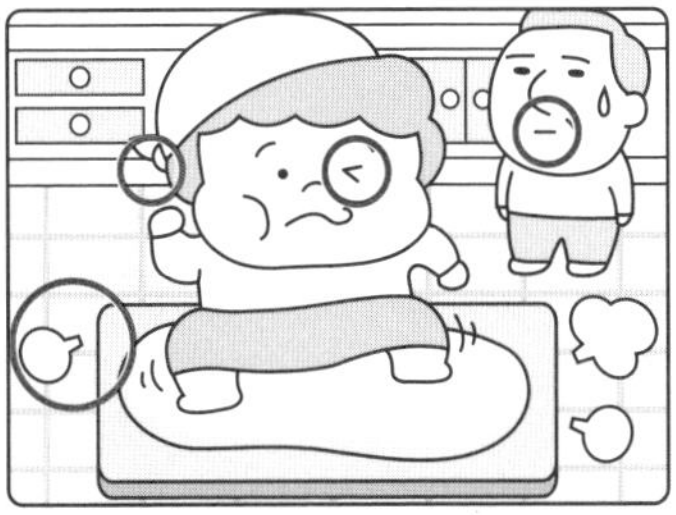

p.97

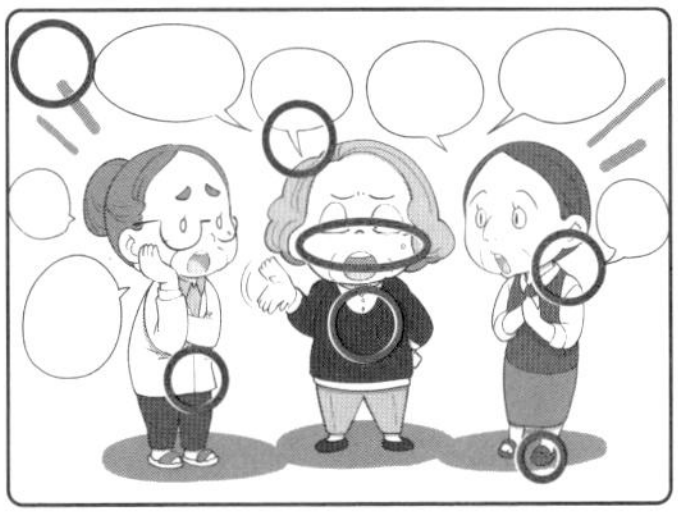

p.93

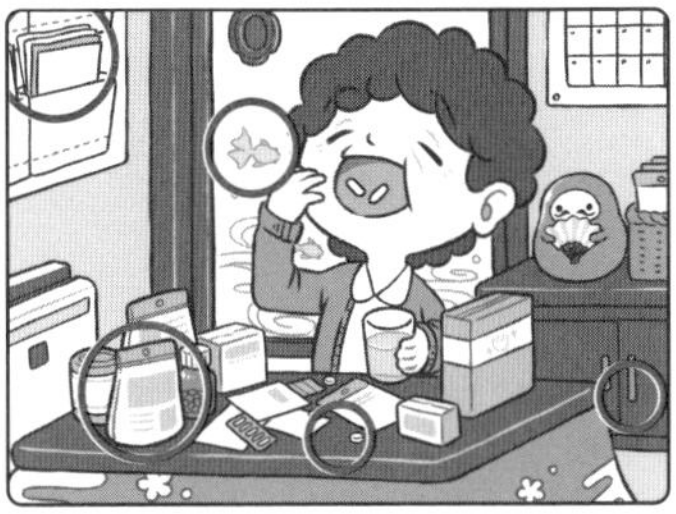

p.89

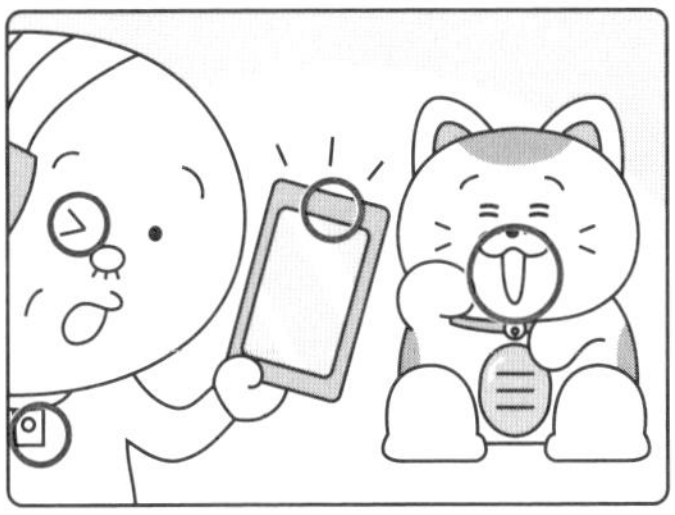

p.98

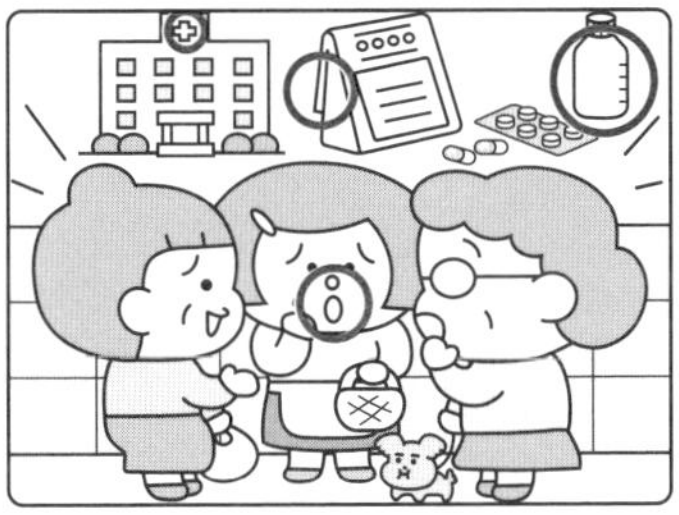

p.94

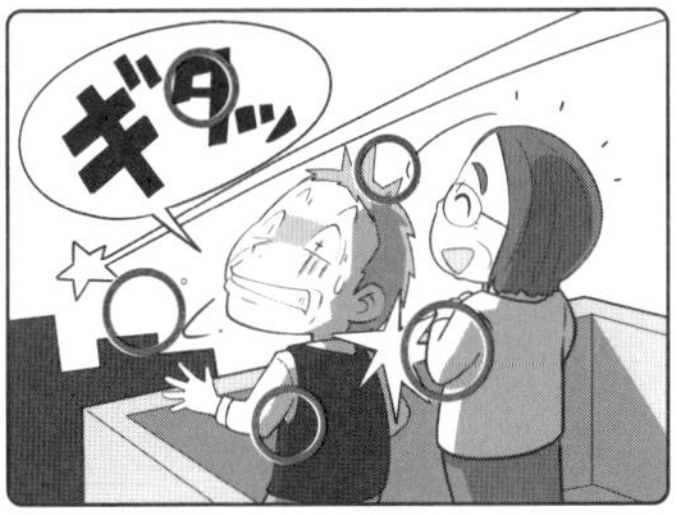

p.90

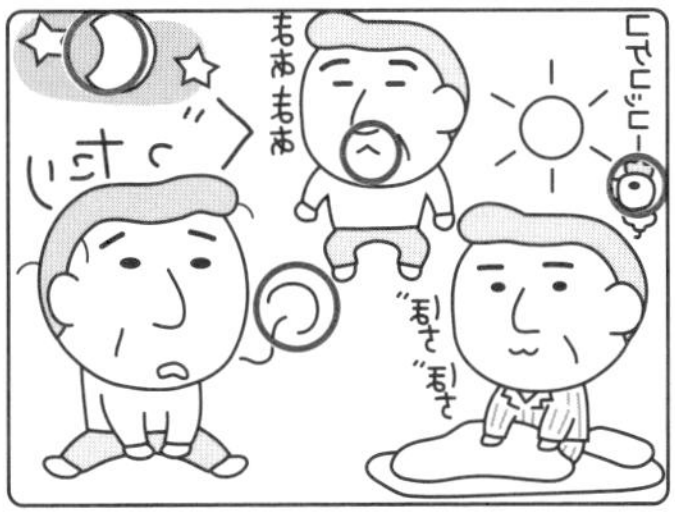

p.99

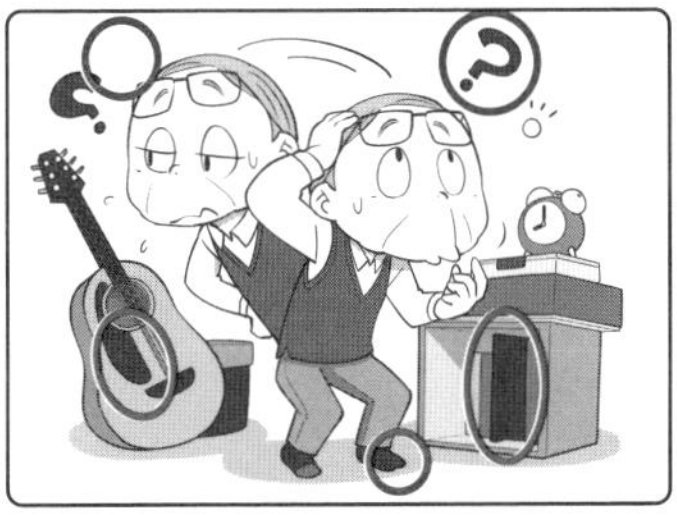

p.95

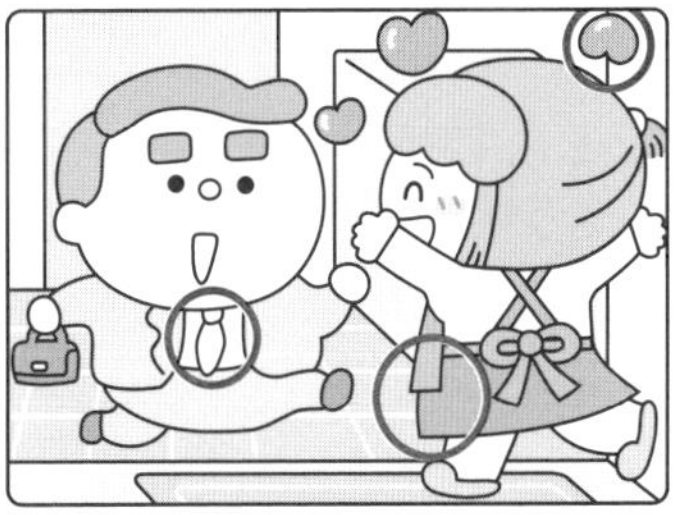

p.91

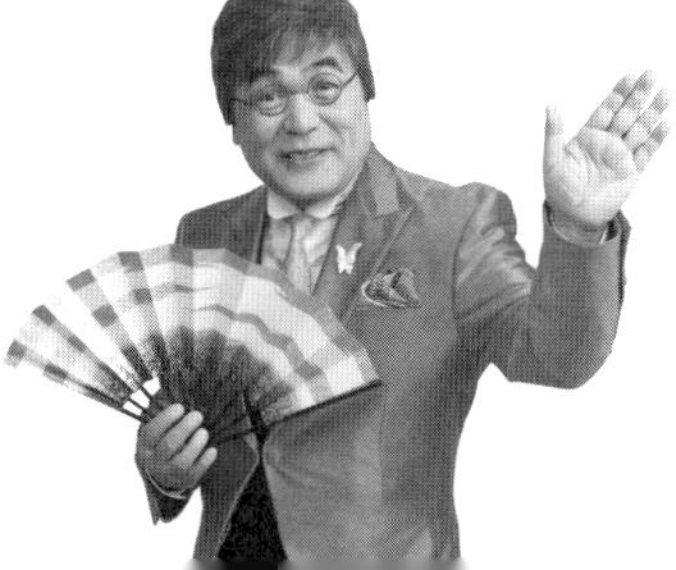

Answer

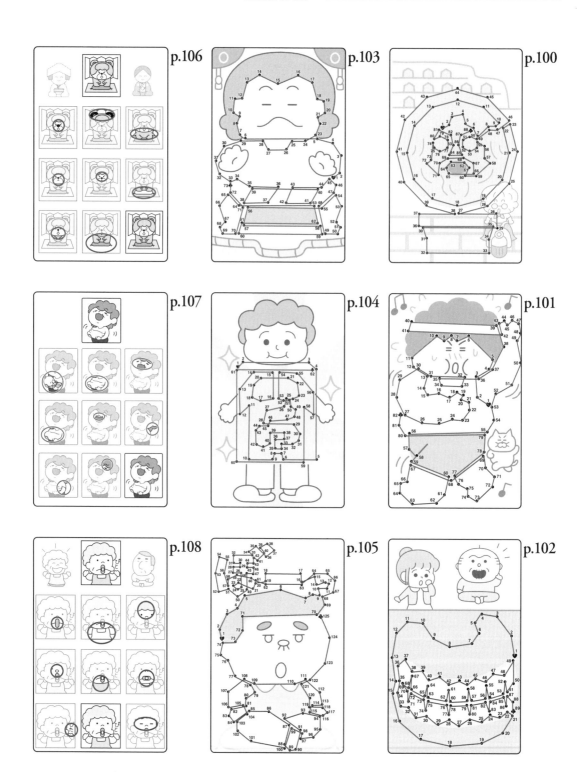

p.106

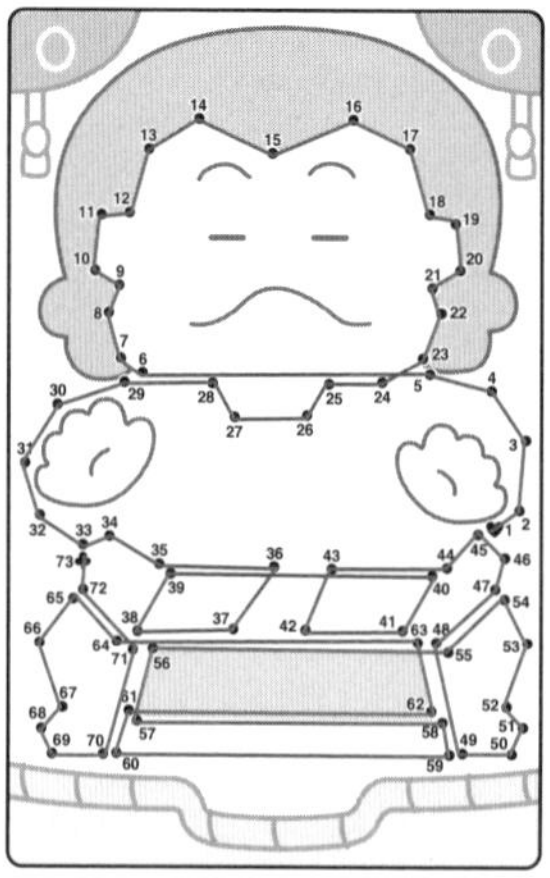
p.103

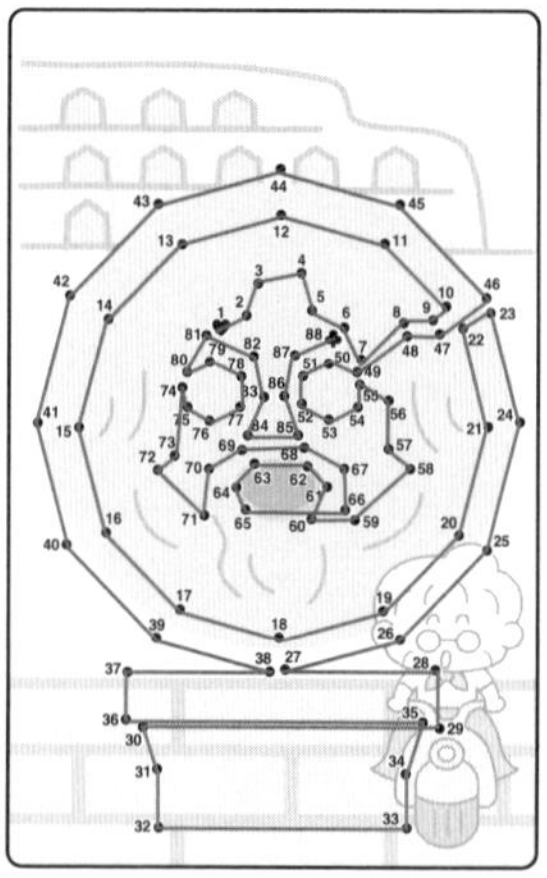
p.100

p.107

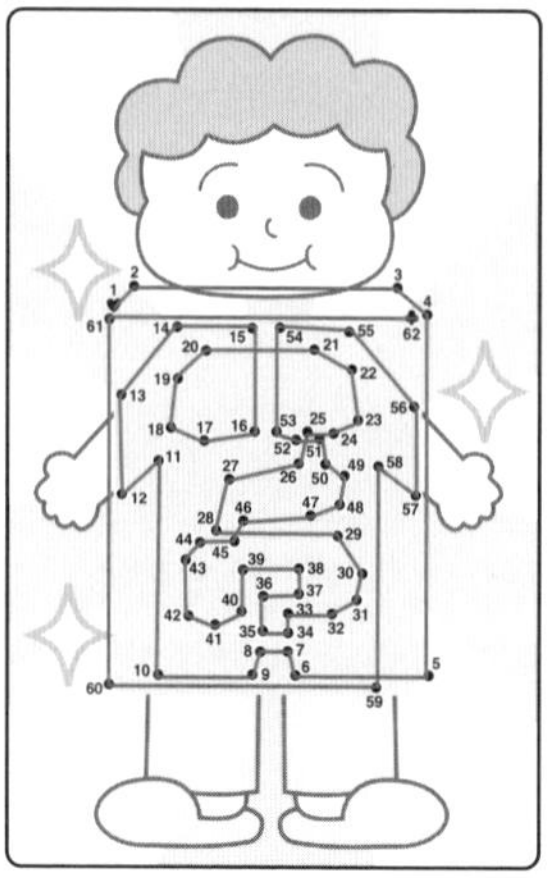
p.104

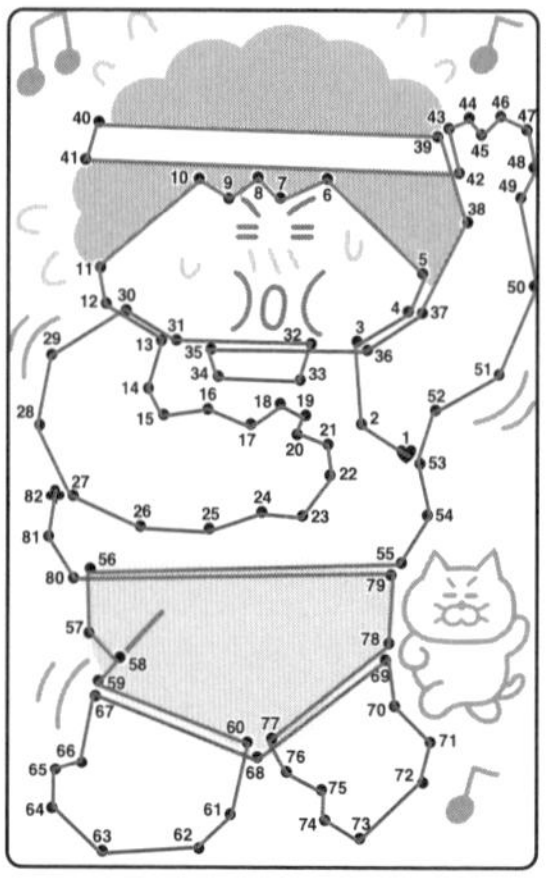
p.101

p.108

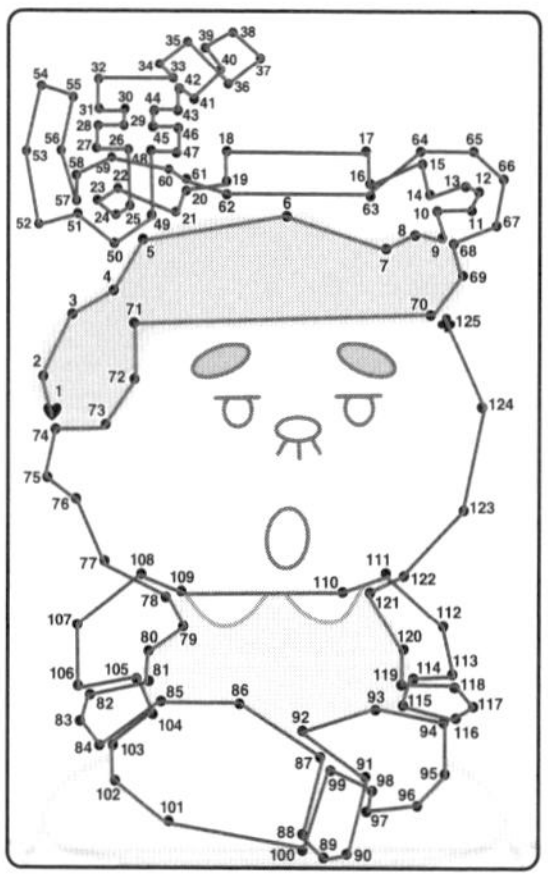
p.105

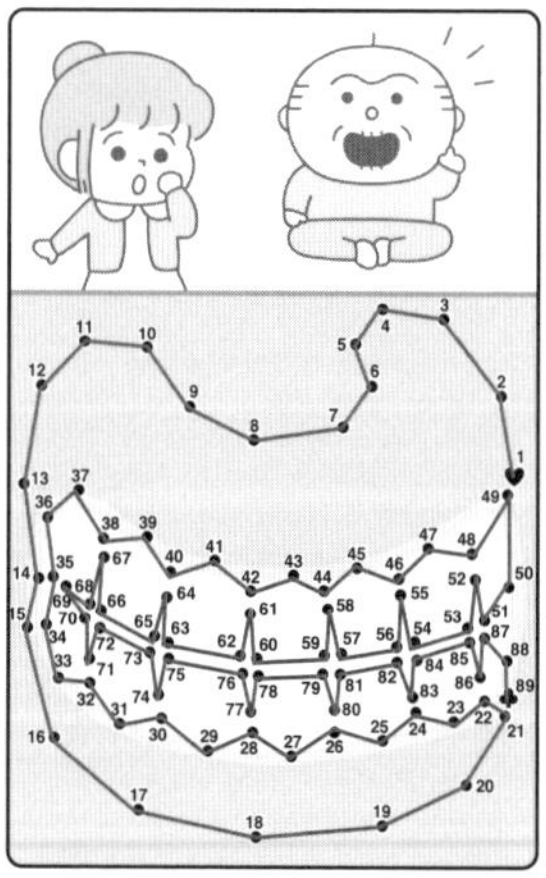
p.102

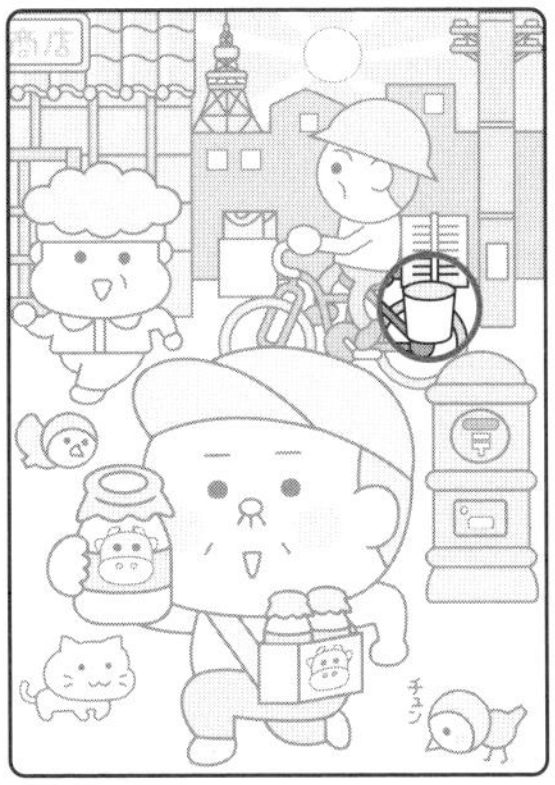

p.113

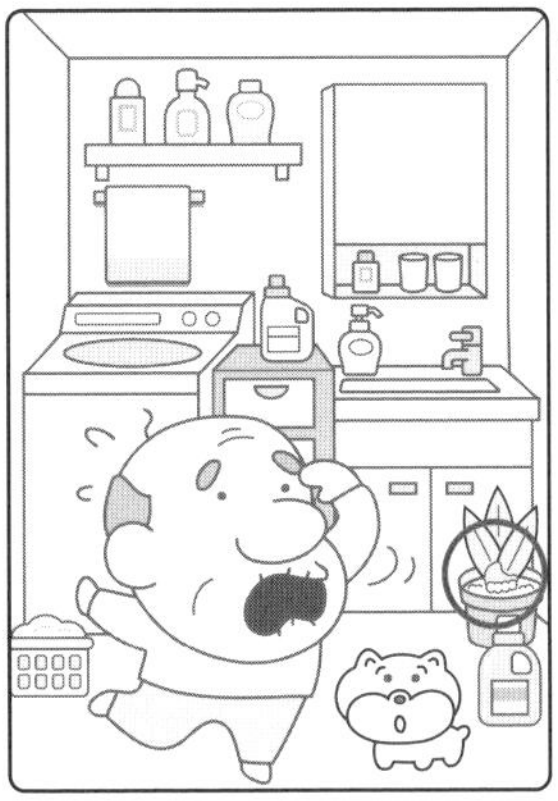

p.111

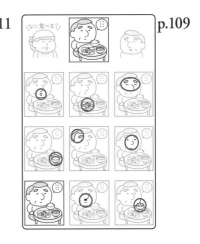

p.109

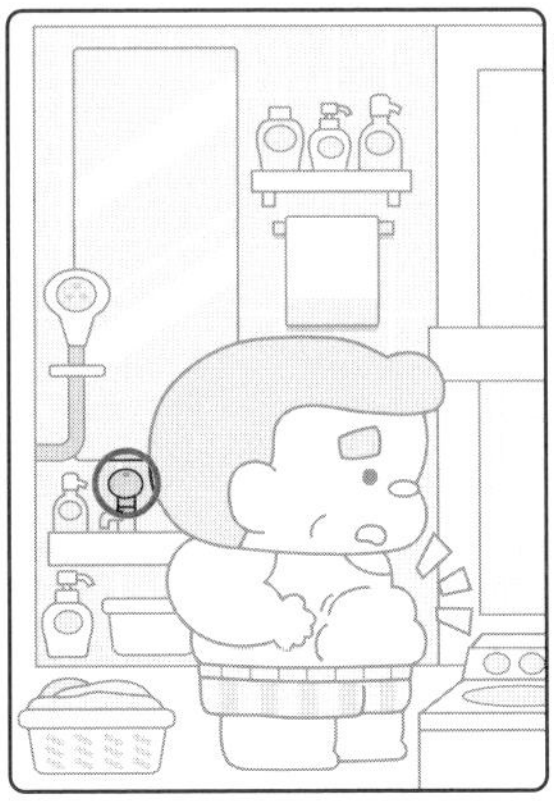

p.114

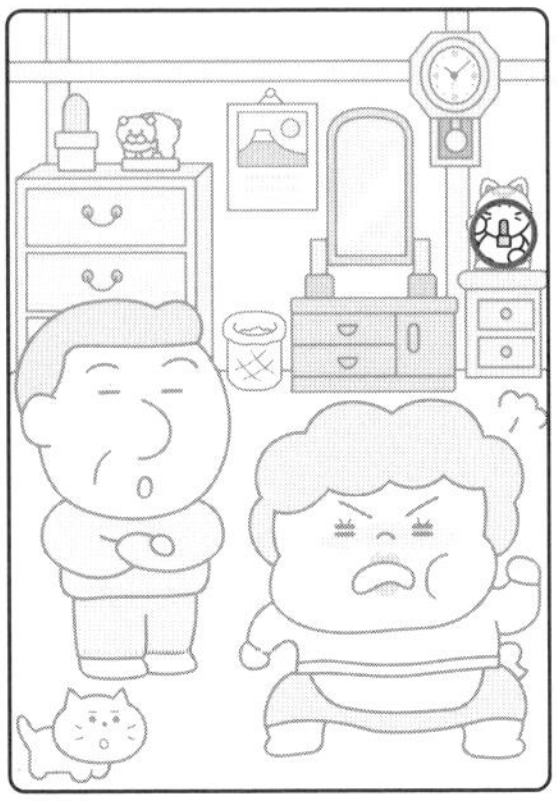

p.112

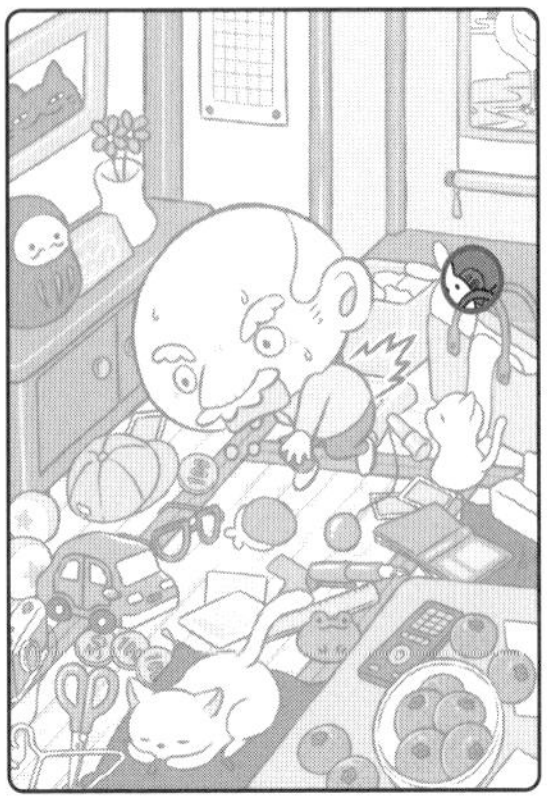

p.110

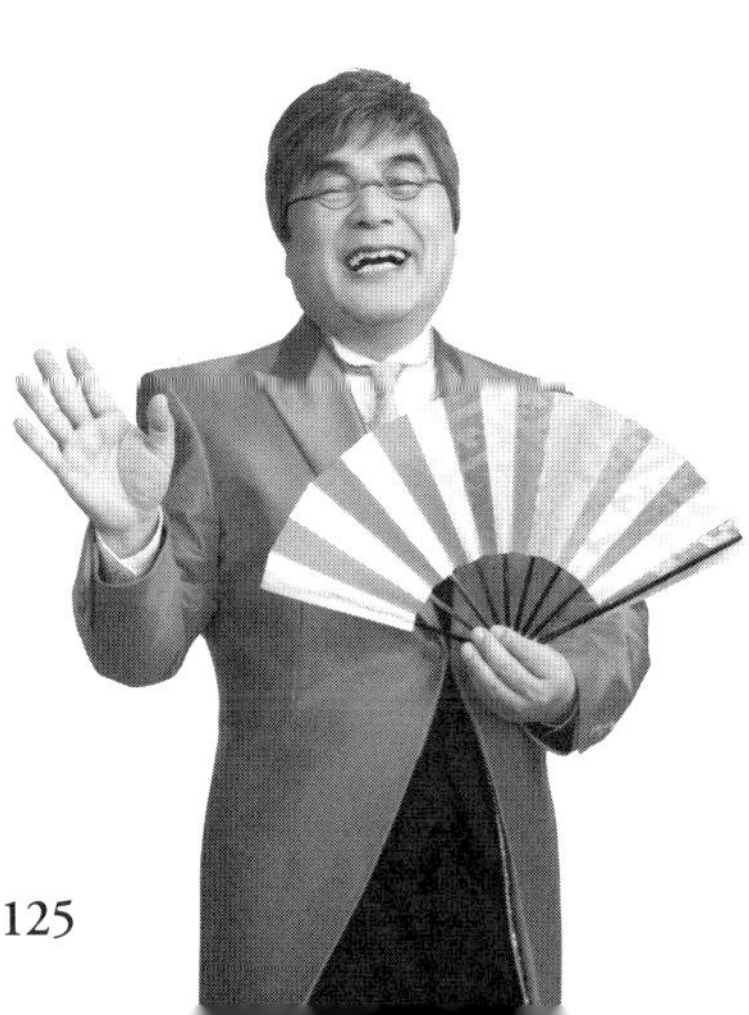

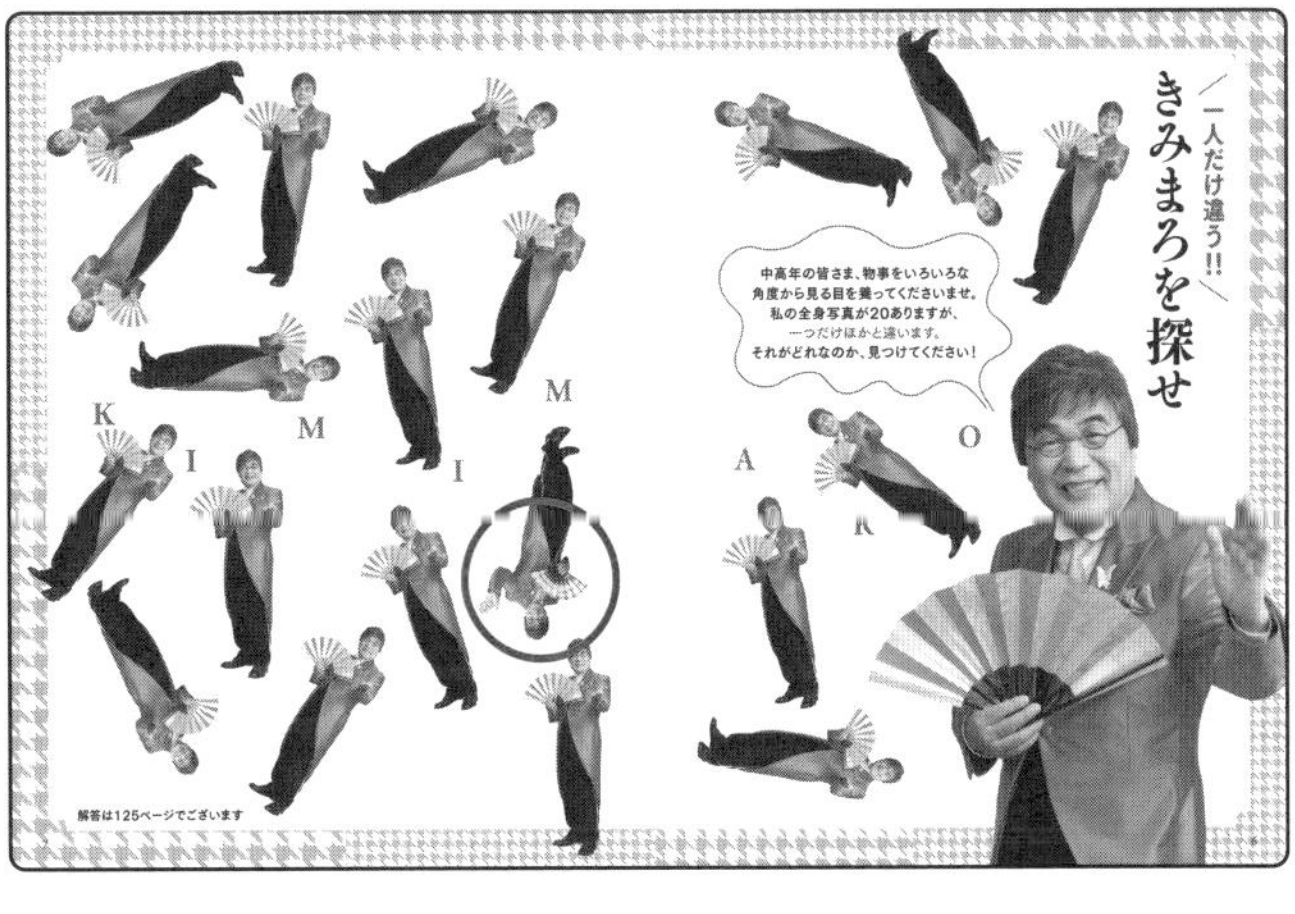

p.6-7

おわりに

私は、お客さまに笑いを届ける仕事をしています。仕事ですから、笑いに真面目に取り組んでいます。テレビでお笑い番組をやっていれば、思わず真剣に見入ってしまう。ふと気づけば、眉間にシワを寄せていたりします。

お客さまに笑っていただくのが仕事なのに、自分が笑えないのでは困ります。ですから、日々のちょっとしたことにも笑いの種を見いだすように意識しています。たとえば、パンツの上にパンツをはいちゃったとき。「いよいよ認知症の始まりか？」とガッカリするんじゃなく、「間抜けな格好だなあ」と笑い飛ばすわけです。

笑いを意識するのは、とても大事なことだと思うのです。落ち込みがちなことだって、発想を変えれば笑いのきっかけになる。毎日が笑いのトレーニングです。

私がブレークしたのは52歳のときでした。その前から中高年ネタをやっているのですが、当時は「年寄りをバカにしてる」なんて言われることがありました。あれから20年あまり。今の年齢になって、昔はあまりリアルに感じられなかった中高年の哀愁のあるおかしみが、実感としてわかるようになりました。

自分の体験がどんどんネタになる。しゃべっている本人が立派な中高年ですから、中高年ハラスメントだとお叱りを受けることもなくなりました。年齢を重ねるのは、漫談家の私にとってはありがたいことなんです。

73歳の私が今感じていること、74歳を迎えたあとに心に兆すこと、すべてが人生では初めての体験です。これからも、折々の初体験をおもしろがっていたい。最近では、公演関係者の中で私が最年長です。舞台監督も音響さんも守衛さんも、みんな私より年下。そういうかたたちにも「楽しそうに生きているなあ」と思っていただきたいのです。人生を楽しむ中高年のサンプルになりたいと思っています。

誰もが平等に年をとります。20歳の若者は50年たてば70歳。どんなにお金があっても、この事実を変えることはできません。どうせ年齢を重ねるなら、暗い顔をしているよりも笑っていたほうが絶対に楽しい。人生は笑った者勝ちです。今日と明日を笑って過ごすことができれば、きっとあさっても笑いの神様が出迎えてくれるはず。私はそう信じています。

この本が、皆さまの笑いのトレーニングの一助になれば、こんなにうれしいことはありません。さあ皆さま、今日も元気に笑って参りましょう！

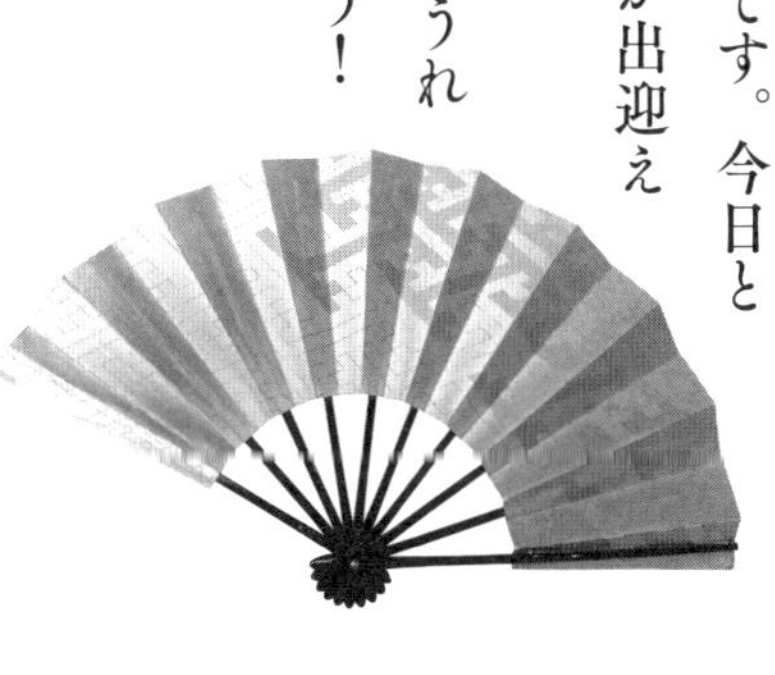

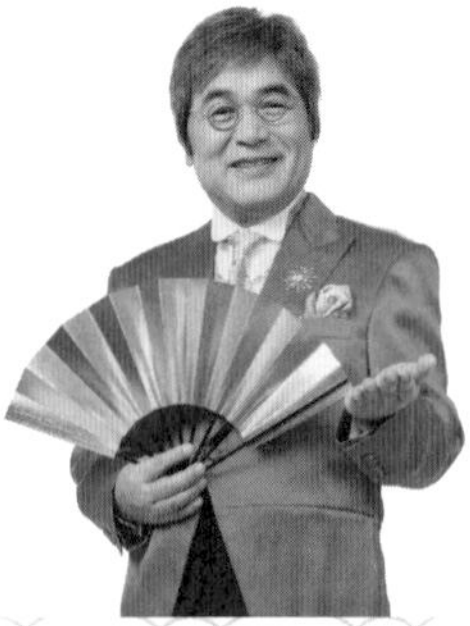

Profile

綾小路きみまろ

あやのこうじ・きみまろ◉1950年、鹿児島県生まれ。高校卒業後、上京。キャバレーの司会者、演歌歌手の専属司会者を経て、自作の漫談テープがきっかけとなり、2002年にCD『爆笑スーパーライブ第1集! 中高年に愛を込めて…』をリリース。185万枚超の売り上げを記録して大ブレーク。
現在もライブツアーのほか、YouTubeチャンネルを開設するなど、精力的な活動を続けている。

STAFF

ブックデザイン　佐藤 学(Stellablue)
パズル制作　エッグハウス
イラスト　オブチミホ(p.8〜p.16、p.36〜p.40)
撮影　柴田和宣(主婦の友社)
編集協力　中根佳律子
編集　新井麻子
編集デスク　山口香織(主婦の友社)

中《ちゅう》高《こう》年《ねん》のための
きみまろ式《しき》笑《しょう》ドリル

2024年4月30日　第1刷発行
2024年8月20日　第4刷発行

著　者／綾小路《あやのこうじ》きみまろ
発行者／大宮敏靖
発行所／株式会社主婦の友社

〒141-0021　東京都品川区上大崎3-1-1　目黒セントラルスクエア
☎03-5280-7537(内容・不良品等のお問い合わせ)
☎049-259-1236(販売)

印刷所／大日本印刷株式会社

Printed in Japan　ISBN 978-4-07-455640-3

■本のご注文は、お近くの書店または主婦の友社コールセンター(電話0120-916-892)まで。
*お問い合わせ受付時間　月〜金(祝日を除く)　10:00〜16:00
*個人のお客さまからのよくある質問のご案内　https://shufunotomo.co.jp/faq/